AF347177

DICTIONNAIRE ANATOMIQUE,

LATIN - FRANÇOIS.

A PARIS,

Chez JACQUES ROLLIN, Libraire
Quay des Augustins, à Saint Athanase,
& au Palmier.

M. DCC. LIII.

Avec Approbation & Privilége du Roi.

PRÉFACE

PERSONNE ne peut discon-
venir de l'utilité des Dictionnai-
naires ; c'est-là où l'on peut puiser
par une méthode courte & facile,
des connoissances justes & précises :
c'est dans ces sortes d'Ouvrages où
l'on voit un Art distinctement détail-
lé ; chaque partie y est isolée &
séparée de son tout, sans en être dé-
fectueuse.

Sous ces considérations j'ai entre-
pris de ranger par ordre Alphabétique, les termes dont on se sert dans
l'Anatomie ; & je crois qu'on en peut
tirer de grands avantages. 1°. Les
personnes de l'Art, parmi lesquelles
je comprends les Étudians. 2°. Ceux

 # PREÉFACE.

qui aiment les Sciences, & qui veulent en avoir quelques notions.

Combien de Médecins & de Chirurgiens, spécialement dans les Provinces, adonnés à la pratique de leur Profession, n'ont plus présentes à la mémoire les définitions exactes des mots Anatomiques ? Qui peut les leur présenter plus facilement qu'un Dictionnaire ?

Les jeunes Étudians vont dans les Écoles, y sont attentifs, retiennent nombre de mots ; mais ils en ont oublié l'usage : comment se les rappeller ? Feuilleteront-ils des Volumes ? Un Dictionnaire leur suffit, ils y trouvent promptement ce qui les a été, & se gravent dans la mémoire ce qui n'y étoit qu'ébauché.

Les personnes qui aiment les Sciences, celles qui les cultivent, même celles qui se piquent de bel esprit, entendent prononcer , n'importe en quelle circonſtance , des termes Anatomiques ; ces termes les frappent , elles les retiennent , & veulent le connoître , les approfondir : quel ſecours plus prompt qu'un Dictionnaire ?

Il eſt donc aiſé de comprendre le profit qu'on peut tirer de cet Ouvrage ; mais je ne ſçai trop comme o prendra la méthode que j'y ai ſui pour la définition des Veines. Je le commence par leurs branches , qui me paroiſſent être leur ſource , ou plûtôt leur naiſſance , & les détermine par leur tronc qui en eſt l'embouchure. Cette méthode , quoique peu uſitée , eſt cependant la plus naturelle , vû les notions que nous avons de la circulation du ſang.

Je m'attends qu'on pourra me chicanner ſur les déjinitions : on en trouvera de trop longues, & on en trouvera peut-être aussi de trop concises.

Quant à l'omission de plusieurs mots, elle est préméditée. Je n'ai pas voulu grossir l'objet sans nécessité. J'ai seulement pris les termes les plus utiles & les plus connus. Au reste, je me ferai un devoir de me conformer au goût du Public ; j'ajouterai & je retrancherai suivant ses décisions.

DICTIONNAIRE

DICTIONNAIRE
ANATOMIQUE,
LATIN-FRANCOIS.

DICTIONARIUM
ANATOMICUM,
LATINO-GALLICUM.

A B

ABDUCTOR, seu indignatorius. Musculus oculi, cujus origo à durâ matre, & ab omni circumferentiâ foraminis optici : orbitu fundum deserendo removetur, & parti anteriori sclerotica definit in tendinem planum, non procul ab ambitu corneæ.

ABDUCTOR, Musculus digiti indicatoris. Oriens à parte superiori & externâ primæ phalangæ pollicis, & ab osse metacarpi digiti indicis. Oblique posteà inseritur in partem superiorem & externam

DICTIONNAIRE
ANATOMIQUE,
FRANÇOIS ET LATIN.

A B

ABDUCTEUR ou dédaigneur, Muscle de l'œil qui prend son origine à la dure-mere, & à toute la circonférence du trou optique : à mesure qu'il s'éloigne du fond de l'orbite., il s'écarte pour se terminer à la partie antérieure de la sclérotique par un tendon plat, à une ligne ou environ de distance de la cornée.

ABDUCTEUR, ou muscle du doigt indicateur.

Ce Muscle prend son origine de la partie supérieure & externe de la premiere phalange du pouce, & de l'os

primæ phalangæ, digiti ejufdem. Digitum indicem ab aliis removet, & ad pollicem attrahit. •

A C

ACCELERATOR, Mufculus Virgæ cujus defcriptio, abfque fui congeneris delineatione dari nequit; cum unum fere mufculum fimul efficiant. Horum proinde mufculorum proceffus à fibrarum plano ex anteriori parte fphincteris & anus detracto. Infuper & ab alio, ex internâ parte tuberofitatis Ifchion prodeunte.

Per mutuos receffus totum amplectuntur bulbum, à quo procedit textura fpongiofa urethræ. In medio confpicitur tendo interpofitus, Raphæo refpondens. Paulò poft in duas dividuntur partes, quarum una quæque corporibus cavernofis, fupra unionem fefe inferit; ficque totum bulbum ambiunt.

ACCELERATOR, Mufculus Clitoridis.

du métacarpe du doigt indice , &
vient s'inférer obliquement à la partie supérieure & externe de la premiere phalange de ce doigt. Son ufage
eft d'écarter le doigt indice des autres
doigts , & de l'approcher du pouce.

A C

ACCÉLÉRATEUR , Mufcle de la
Verge.

Ce Mufcle d'un côté , ne peut être dé-
crit fans fon congénere, n'en faifant
pour ainfi dire qu'un. Ces Mufcles
prennent leur origine par un plan de
fibres qui fe détache de la partie antérieure du fphincter de l'*anus* & par
un autre qui fe détache de la partie
interne de la tubérofité de l'*Ifchium*.
Il manque quelquefois.

Par leurs écartemens , ils embraffent le
bulbe , qui eft la naiffance du tiffu
fpongieux de l'uréthre. Dans le milieu on voit un tendon mitoyen qui
répond au *Raphé*. A quelque diftance,
ils fe divifent en deux parties, qui
s'inférent chacune à un des corps caverneux au-deffus de leur union, &
par ce moyen ils embraffent le bulbe.

ACCELERATEUR , Mufcle du
Clitoris.

Duplex ex uno quoque latere unue ; ure-
thra canalis portionem ambo amplectun-
tur. Musculus unusquisque , in descensu
latissimus , diffunditurque ad imum su-
pra laterales partes ductus majoris. Am-
bo tuberositati Ischii adhærent.

A C C E S S O R E S octavi Paris.
Nervi quorum productio quandòque superius,
inferius. Aliquoties à pluribus filamen-
tis utriusque lateris medullæ colli. Horum
unius cujusque ascensus inter plana ner-
vosa , lateraliter è medullâ spinæ exeun-
tia , ad nervos vertebrales conficiendos.
In cranium deindè transeunt per magnum
foramen occipitale , & ex eodem egrediun-
tur cum octavo pari , seu cum nervis sim-
paticis mediis. Statim post egressum , dant
singuli ramum majorem in duos subdivi-
sum , quorum primus in truncum octavi
paris prosilit ; alter vero exigua cum par-
te paris ejusdem , ad Linguam tendentis ,
communicat : connexiones habent insuper
majori cum hypoglosso , & majori cum
simpatico nervo. Post hæc Accessorius re-
trò convertitur , musculum sternomastoy-
dæum perforat , musculumque trapezem
adeptus , huic sese distribuit , sicque de-
sinit , postquàm Romboïdi subministravit.
In decursu , partibus vicinis ramos emit-
tit.

Il y en a un de chaque côté, qui tous deux embraffent une portion du conduit de l'uréthre. Chaque mufcle devient fort large en defcendant, & fe répand jufqu'en bas fur les parties latérales du grand conduit. Ils s'attachent à la tuberofité de l'ifchion.

ACCESSOIRES de la huitiéme Paire. Les nerfs qu'on appelle ainfi naiffent par plufieurs filets des deux côtés de la moëlle du col, quelquefois plus haut, quelquefois plus bas. Ils montent chacun entre les plans nerveux qui fortent latéralement de la moëlle de l'épine pour former les nerfs vertébraux. Ces nerfs entrent dans le crâne par legrand trou occipital, & ils en fortent avec la huitiéme paire, ou nerfs fimpatiques moyens. Auffitôt après leur fortie ils donnent chacun un rameau confidérable qui fe divife en deux; l'un fe jette dans le tronc de la huitiéme Paire, & l'autre va communiquer avec la portion de la même Paire qui va à la langue. Ils communiquent encore chacun avec le grand nerf *hypogloffe*, & avec le grand nerf *fympatique*. Enfuite le nerf Acceffoire fe jette en arriere, perce le mufcle fternomaftoydien, & va gagner le mufcle trapeze auquel il fe diftribue, & fe termine après avoir

ACROMION, eo donatur nomine omoplatæ apophisis una.

AD

ADENOTOMIA. Dissectionem Glandularum, vox ista significat.

ADDUCTOR. Lector, seu bibitorius. Musculus oculi, cujus principium duræmatri, & circumferentiæ foraminis optici. Parti anteriori scleroticæ, desinit in tendinem planum; unâ tantum lineâ distanter à corneâ.

ADIPOSÆ. Arteriæ sunt, è capsularibus exeuntes, quæ ad renum pinguedini sese distribuunt.

ADIPOSÆ. Venæ quæ ex adiposo tegumine Renum procedentes, & in venas Renales depositæ.

ADIPOSA, Membrana Corporis humani secundùm tegumen, dictum vulgò, Membrana Adiposa, seu corpus adiposum; cujus compositio, non unica membrana, sed textura multiplicis folii Membranacæi inæqualiter suprà se positi, ex quâ

fourni au muscle Rhomboïde ; il donne dans ce trajet des rameaux à différentes parties.

Acromium, Nom qu'on donne à une
apophyse de l'omoplate.

AD

Adenotomie. Diſſection des Glandes.

Adducteur. Liſeur ou buveur.
Muſcle de l'œil dont l'origine eſt à la
dure-mere & à la circonférence du trou
optique. Il ſe termine à la partie antérieure de la ſclérotique par un tendon
plat, à une ligne ou environ de diſtance de la cornée.

Adipeuses. On donne ce nom aux
arteres, qui ſortant des capſulaires
vont ſe diſtribuer à la graiſſe des
Reins.

Adipeuses. Les Veines qui viennent
de l'enveloppe graiſſeuſe des Reins
ſont nommées Adipeuſes, & vont ſe
rendre aux veines Renales.

Adipeuse. La ſeconde enveloppe du
corps humain eſt ce qu'on appelle communément la membrane Adipeuſe, ou
le Corps graiſſeux. Ce n'eſt pas une
membrane ſimple, mais un tiſſu de
pluſieurs feuillets membraneux atta-

conficiuntur interstitia plurima, plus, minusve extensa, & sibi mutuò communicantia. Adiposæ Membranæ, non ubique æqualis densitas, pendet enim à majori numero foliorum illam componentium. Textura illa pelli firmiter adhæret ; inter musculos generatim intromittitur, speciatim inter eorum fibras, communicatque cum membranis, ventris infimi, & pectoris partem interiorem induentibus. Cellularia interstitia sunt, ut totidem saccula, oleoso succo repleta, plus, minusve solida, cujus major, minorve soliditas, non tantum à speciali succi illius consistentiâ pendet ; sedet ab extentione, vel exiguitate cellularum, pro minori earum divisione & subdivisione.

A I.

ALÆ. Sinum Antiqui vocarunt cavitatem longitudinalem, directè ad imum, à parte mediâ, & inferiori Pubis, prope Anum descendentem. Alas verò appellarunt partes laterales ejusdem cavitatis ; vulgòque

chés inégalement les uns aux autres de distance en distance ; de forte qu'ils forment quantité d'interſtices , plus ou moins étendus , qui communiquent enſemble. L'épaiſſeur de la membrane Adipeuſe n'eſt pas égale par-tout , & dépend de la pluralité des feuillets qui la compoſent. Ce tiſſu eſt fort adhérent à la peau , s'inſinue , entre les muſcles en général , entre leurs fibres en particulier, & communique même avec les membranes qui tapiſſent l'intérieur du bas-ventre & de la poitrine. Les interſtices cellulaires ſont comme autant de petits ſachets remplis d'un ſuc huileux plus ou moins ſolide , qu'on appelle *Graiſſe* , & dont le plus ou moins de fermeté dépend non-ſeulement de la conſiſtance particuliére de ce ſuc , mais auſſi de l'étenduc ou de la petiteſſe des cellules plus ou moins diviſées , ou ſubdiviſées.

A I.

AILES. Les Anciens ont appellés *ſinus* , la cavité longitudinale qui deſcend directement en bas , depuis la partie moyenne & inférieure du *pubis* , juſqu'à environ un pouce de diſtance de

cuntur Labia majorà. Junctiones Labiorum superiores & inferiores, commissuras, nominarunt, possunt æquali jure nuncupari extremitates, seu anguli sinus.

ALÆ seu labia majora superius magis prominent quam infrà, & strictiori gaudent unione infrà quàm suprà. Earum præcipua compositio, pellis, textum spongiosum & pinguedo. Pellis Labia exteriùs induens, est Pubis & inguinum cutis continuata productio. Majori vel minori pollet æqualitate; glandulosis conspersa granulis apparet; & Pubis instar, ætate quâdam, pilis adornatur.

Alarum aspectus internus, Labiorum oris parti rubræ fere similis tenuior enim & lævior est pelle circumdante. Conspiciuntur in parte internâ pori plurimi, & in densitate adsunt glandulosa granula, liquorem magis minusve sebaceum suppeditantia, quæ granula circa oras, quàm majori interne sunt volumine.

l'anus. Ils ont donné aux parties latérales de la cavité le nom d'*Ailes* ; c'eſt
ce qu'on appelle vulgairement les
grandes Lévres. Les endroits où elles
ſe joignent en haut & en bas , ſont appellés Commiſſures. On les peut auſſi
nommer ſimplement les extrémités , ou
les angles du ſinus.

Les Aîles ou les grandes Lévres ſont plus
ſaillantes en haut qu'en bas , & plus
jointes ou approchées en bas qu'en
haut. Elles ſont principalement compoſées de la peau , d'un tiſſu ſpongieux ,
de graiſſe ; la peau qui les couvre
extérieurement , n'eſt que la continuation de celle du *pubis* & des aines : elle
eſt plus ou moins égale & parſemée
de pluſieurs petits grains glanduleux ,
& elle eſt auſſi recouverte dans un certain âge de poils , ainſi que le pubis.

La face interne des Ailes , ou grandes
Lévres, reſſemble en quelque façon à
la partie rouge des lévres de la bouche ,
elle eſt même plus mince & plus unie
que la peau. On y obſerve un grand
nombre de pores , & dans ſon épaiſſeur
quantité de petits grains glanduleux
qui fourniſſent une liqueur plus ou
moins ſébacée. Ces grains ſont encore
plus gros vers le bord que vers le dedans.

A L.

ALVEOLÆ. Foveæ seu cavitates ad oram, unius cujusque maxillæ occurentes, quæ dentium radices continent , & sunt numero plerumque triginta duo , sexdecim in quâlibet maxillâ.

A M.

AMPHIARTROSIS. Articulatio mixta Diartrosi similis quando mobilis est, & Sinartrosi, quando immobilis.

AMYGDALÆ. Tonsillæ, vulgò Amygdalæ, sunt duæ notabiles glandulæ, Amygdalas sæpè repræsentantes , utrinque ad fauces juxta uvulam sitæ humorem lubricum, pro faucibus lubricandis, secernentes, & per varia conspicua irregularia foraminula excernentes.

A L.

ALVEOLES. Fosses ou cavités qui se trouvent au bord de chaque mâchoire pour renfermer les racines des dents. Ces fosses sont ordinairement au nombre de trente-deux, seize pour chaque mâchoire.

A M:

AMPHIARTROSE. Articulation mixte qui participe de la Diarthrose par sa mobilité, & de la Synarthrose par sa connexion ou immobilité.

AMYGDALES. Ce sont deux corps glanduleux, rougeâtres, qui occupent chacun l'interstice des demi - arcades latérales de la cloison du palais, l'un à droite, & l'autre à gauche de la base de la langue. Les Amygdales ressemblent en quelque façon par leur surface inégale & comme trouée, à la convexité d'une coque d'amande ; ces trous qui représentent une espéce de crible, répondent dans chaque Amygdale à une sinuosité irréguliere, remplie le plus souvent d'une humeur plus ou moins visqueuse, qui à mesure qu'elle s'amasse, se dégorge par ces trous dans le gosier.

A N.

ANCONÆUS. *Musculus extensor ulnæ ; qui tendo brevis ab humeri condito externo procedit ; olecranis faciem externam cooperit & oblique paulùm inseritur infrà eamdem ; includiturque in continuitate aponevrosis extensorum.*

ANFRACTUOSITATES. *Eminentiæ sunt, seu cavitates inæquales, sive interiùs, sive exteriùs in ossium superficie occurentes, sed præsertim in ossibus cranii conspicuæ.*

ANGULARIS. *Arteria que ab angulo majori oculorum nomen istud recipit, ramificatione emittit musculo orbiculari palpebrarum, musculo superciliari, musculoque frontali, ubi desinit.*

ANGULARIS. *Vena quæ ab angulo interno oculi flexuoso cursu, procedit ad angulum maxillæ inferioris, transit super musculum triangularem, à quo denominatur angularis, & in jugularem externam deponitur.*

ANNULUS. *Apertura quam conficiunt recessus partis anterioris & inferioris musculi obliqui externi ventris infimi. In homine, transitum permittit, spermaticis*

A N.

Anconæus. Muscle extenseur de l'avant-bras, qui prend son origine du condile externe de *l'humerus* par un tendon court ; il couvre la face de l'olecrâne, & s'insére un peu obliquement au-dessous de cette face. Il est renfermé de la continuation de l'aponévrose des extenseurs.

Anfractuosites. Eminences où cavités inégales qui se trouvent dans la surface des os, soit intérieurement, soit extérieurement ; c'est ce qu'on voit aisément aux os du crâne.

Angulaire. Artere qui prend ce nom au grand angle de l'œil, qui se ramifie au muscle orbiculaire des paupiéres, au muscle sourcilier, & au muscle frontal, où elle se perd.

Angulaire. On donne ce nom à une veine, qui de l'angle interne de l'œil, vient en serpentant à l'angle de la mâchoire inférieure, passe sur le muscle triangulaire, où elle prend son nom, & se rend à la jugulaire externe.

Anneau. Ouverture formée par les écartemens de la partie antérieure & inférieure du muscle oblique externe du bas-ventre. Elle donne passage dans

funiculis, & in fœmina ligamentis ro-
tundis.

ANGIOTOMIA. Vafium diffectionem, vox
ista fignificat.

ANNUENS major, mufculus hinc apophi-
fibus tranfverfis & corpori fex vertebra-
rum inferiorum colli affixus & indè exi-
guo in receffu ante condilum occipitalis
occurente inhærens.

ANNUENS parvulus.
Mufculus affixus, anteriori & laterali par-
ti, primæ colli vertebræ, ante condilum
occipitalis ad pofteriora majoris annuen-
tis.

ANNULARIS. Eo gaudet nomine, ma-
nuum digitus quartus.

ANTERIOR auris. Mufculus quem parvum
& brevem reddunt, fibræ carnofæ, origi-
nem ducens ab aponevrofi ad radicem apo-
phifis zigomaticæ occurente ; per tendi-
nem exiguum infcritur in fuperiorem emi-
nentiam extantem in anteriori parte adi-
tûs, cartilaginofi canalis.

ANTHELIX. Eo nomine donatur protu-
berantia notabilis oblonga auris curvatu-
ra quæ feu plexu circumdatur.

ANTITRAGUS. Eminentia eft pofterior

l'homme, aux cordons spermatiques, & dans la femme, aux ligamens ronds.

ANGIOTOMIE. Ce mot signifie la Dissection des vaisseaux.

ANNUENS, ou grand droit antérieur. Ce muscle s'attache aux apophyses transverses, & un peu au corps des six vertébres inférieures du col, & vient s'attacher dans un petit enfoncement qui est au-devant du condile de l'occipital.

ANNUENS, ou petit droit antérieur. Ce muscle est attaché à la partie antérieure & un peu latérale de la première vertébre du col, & au devant du condile de l'occipital derriére le grand droit antérieur.

ANNULAIRE. On appelle ainsi le quatriéme doigt de la main.

ANTERIEUR de l'Oreille. Petit muscle court par ses fibres charnues, tirant origine d'une aponévrose qui se trouve à la racine de l'apophyse zigomatique, & s'insérant par un petit tendon à l'éminence supérieure qui se trouve à la partie antérieure de l'entrée du conduit cartilagineux.

ANTHELIX. On appelle ainsi la bosse, ou grande éminence oblongue qui est entourée du pli de l'oreille.

ANTITRAGUS. C'est le bouton posté-

infra extremitatem inferiorem anthelicis posita.

ANTIPROSTATES. Non longè ab initio texti spongiosi urethræ, duæ lamnæ aliis majores & canales extensionis longissimæ inveniuntur. Quæ lamnæ & canales ducunt ad duo corpora glandulosa, ad latera texti spongiosi urethræ propè bulbam posita. Cerasei nuclei volumen adumbrant, oblonga tamen & plana, vulgòque nuncupantur Prostatæ inferiores, seu Antiprostatæ.

ANTITHENAR. Musculus pollicis, manus internam partem occupans ; & alios propè digitos pollicem attrahens. Latus est originem ducit à Metacarpi osse illo, digitum indicem & medium sustinente. Fibræ ejus obliquè feruntur, & sese inserunt in partem internam, secundæ phalangæ ejusdem digiti.

ANTITHENAR. Musculus majoris pollicis extremitatis inferioris alios propè digitos. Illius adductor cujus processus ab extremitate inferiori calcanei, & à cartilagine Calcaneum cooperiente, insuper à partibus quibusdam tendinosis, ossis tertii cuneiformis, & ab ossibus metatarsi, in-

rieur qui eſt au-deſſous de l'extrémité inférieure de l'Anthelix.

ANTIPROSTATES. Un peu après le commencement du tiſſu ſpongieux de l'uréthre, on trouve deux lammes plus conſidérables que les autres, & les canaux qui y répondent très-longs. Ces lames & ces canaux menent à deux corps glanduleux ſitués aux deux côtés de la convexité du tiſſu ſpongieux de l'uréthre près de la bulbe. Ils ſont chacun de la groſſeur d'un noyau de ceriſe, mais oblongs & applatis. On nomme ces deux corps communément Proſtates inférieures, ou Antiproſtates.

ANTITHENAR. Muſcle qui approche le pouce des autres doigts, & occupe le dedans de la main. Il eſt large, & prend ſon origine de l'os du Métacarpe, qui ſoutient le doigt indice & celui du milieu; ſes fibres ſe portent obliquement pour s'inſérer à la partie interne de la ſeconde phalange de ce doigt.

ANTITHENAR. Muſcle du gros Orteil qui l'approche des autres doigts. Ce Muſcle prend origine de l'extrémité inférieure du *Calcaneum*, du cartilage qui le couvre, & par quelques portions tendineuſes du troiſiéme os cuneiforme, & des os du métatarſe qui

dicem & medium suftentantibus. In partem superiorem & internam primæ phalangæ pollicis inferitur , & ibi tertiâ cum parte thenaris confunditur. Antithenar ab ortû suo extremitatis partis internæ , peronei posterioris , formam & compositionem juvat.

ANUS. Inteftini recti extremitas sese coarctando , definit in orificium ftrictiffimè finuatum , cui vulgò nomen Anus. Extremitas hæc pluribus circumdatur musculis , quorum alii ftrictè illam ambiunt , fpincteris in modum alii verò ipfi firmiter adhærent , funtque latæ fasciæ , quæ partibus aliis annexæ ; eam in ftatû naturali continent , & ab eo remotam per conatus excrementorum expulfores , eundem fitum refumere cogunt.

ANUS. Pari gaudet nomine apertura quædam producta à quatuor convexitatibus eminentiarium , quæ infrà triplici columnâ cerebri fornicem confpiciuntur.

A O.

AORTA. Arteria major , omnibus corporis partibus , ad earum nutritionem necefarium fanguinem diffundens , & ad

soutiennent le doigt indice & celui du milieu. Il s'insere à la partie supérieure & interne de la première phalange du pouce, où il se confond avec la troisiéme partie du *Thenar*. Ce muscle à sa naissance aide à former l'extrémité du parois de la gaine du Péronier postérieur.

ANUS. L'extrémité de l'intestin *Rectum* se rétrécit & se termine par un orifice étroitement plissé, auquel on donne le nom d'*Anus*. Cette extrémité est environnée de plusieurs muscles, dont les uns l'embrassent étroitement en maniére de *sphincters*, & les autres s'y attachent comme des bandes larges, qui étant aussi attachées à d'autres parties, le soutiennent dans sa situation naturelle, & l'y ramenent, quand il en est dérangé par les efforts qu'on fait pour se débarrasser du dépôt fécal.

ANUS. On a donné ce nom à une ouverture qui est formée par les quatre convexités des éminences qui se trouvent sous la voûte à trois piliers du cerveau.

A O.

AORTE, ou grande Artere.

Cette Artere distribue le sang à toutes les parties du corps pour la nutrition &

variorum liquorum secretionem.

Habitâ ratione basis cordis in dextram propensi, paululùmque retro inversi, Aorta primo aspectu relativè ad cor rectum absolvit: iter si verò situm naturalem corporis spectes, obliquè à levâ ad dextram, & à parte anteriori ad posteriorem ascendit: post hæc curvaturam obliquam describit, à parte anteriori, ad posteriorem usquè ad secundam vertebram dorsalem, undè detruditur arcum obliquum conficiendo. Exindè imam & lateralem partem anteriorem vertebrarum sequitur, usquè ad os sacrum, & ibi desinit in bifurcationem, quæ duabus arteriis Iliacis ortum præbet.

Hujuscæ arteriæ divisio in Aortam ascendentem, & descentem quàmvis sit truncus unicus.

Ab exitu suo, è basi cordis ad finem majoris suæ curvatura ascendentis nomen recipit, & ab eâdem curvaturâ, ad os sacrum descendens nuncupatur.

A P

APOPHYSIS. *Apophysis vocatur omnis inæqualitas*

pour la sécrétion de différentes liqueurs particuliéres.

Vû la situation de la base du cœur qui est fort incliné du côté droit, & un peu tourné en arriére, l'Aorte en sort d'abord directement par rapport au cœur ; mais eû égard à tout le corps elle monte obliquement de gauche à droite, & de devant en arriére ; après elle se courbe obliquement de droite à gauche, & de devant en arriére, jusqu'à la hauteur de la seconde vertébre du dos, d'où elle redescend en faisant une arcade oblique. Ensuite elle va directement en bas, tout le long & un peu vers le côté gauche de la partie antérieure des vertébres jusqu'à l'*os sacrum*, là elle se termine par une bifurcation qui forme deux arteres appellées Iliaques.

On divise cette grosse artere en Aorte ascendante, & en Aorte descendante, quoique ce ne soit qu'un même tronc.

On la nomme Aorte ascendante depuis sa sortie de la base du cœur jusqu'à la fin de sa grande courbure. Le reste de ce même tronc depuis cette courbure, jusqu'à l'*os sacrum*, est appellé Aorte descendante.

A P.

Apophyse. On appelle Apophyse

inæqualitas, seu protuberantia , cujus productio ab ipsomet osse.

APPENDIX. Vermicularis seu vermiformis.

In parte laterali & imâ Cœci animadvertitur appendix intestino gracili fere omnino similis. Eamdem habet extensionem ac intestinum cui adhæret. Trium linearum diametro plerumque constat , per unam extremitatem lateraliter & paululùm obliquè, sese aperit in Cœci fundum. Altera extremitas clausa remanet , & pollet capacitate , quandòque reliquâ suâ extensione, vel strictiori vel latiori. Structurâ generatim imitatur aliorum intestinorum figuram.

APPENDICES adiposæ , secus notabilem arcum , & alios circuitus intestini colon *adest fimbria quædam adiposa , cui nomen adiposæ Appendices.*

A Q

AQUOSUS humor Liquor est limpidissimâ fluidâ & limphathicâ substantiâ constans , capsulis caret ; in hoc vitreo & cristallino humori dissimilis. Totum replet spatium corneam lucidam inter & uvam con-

toute éminence ou inégalité qui eſt produite de l'os même.

APPENDICE Vermiculaire ou Vermiforme.

Sur le côté du fond du *Cæcum* ſe trouve un Appendice, comme un petit inteſtin extrêmement grêle. Sa longueur eſt preſque la même que celle de l'inteſtin où il tient. Son diamétre n'excéde guère trois lignes ordinairement, il s'ouvre par une de ſes extrémités latéralement & un peu obliquement dans le fond du *Cæcum*. L'autre extrémité fermée, eſt quelquefois plus étroite, & quelquefois plus ample que le reſte de ſa longueur. Sa ſtructure en général eſt à peu près comme celle des autres inteſtins.

APPENDICES graiſſeuſes. Il y a le long du grand arc, & le long des autres contours de l'inteſtin *colon* une eſpéce de franges adipeuſes, nommées Appendices graiſſeuſes du *colon*.

A Q.

AQUEUSE. L'humeur aqueuſe eſt une liqueur très-limpide, très-courlante, & comme une eſpéce de lymphe. Elle n'a point de capſule particuliére, comme l'humeur vitrée & le cryſtallin. Elle

tentum , spatiumque uvam inter & cris-
tallinum insuper & pupillæ foramen. Hu-
moris aquosi cellulæ vocantur , spatia illa
duo , & pro vario situ distinguntur in cel-
lulam anteriorem & posteriorem.

A R

ARACHNOIDES. Piæ-matris ambæ lamnæ
tàm strictè non uniuntur , quàm lamnæ
duræ-matris ; sibi tantùm modò cohærent
ope texturæ cellularis , communem earum
extensionem ubique concomitantis , excep-
tis quibusdam basis crânii locis , in quæ
lamna interna insertiones suas continuò
emittit, dùm lamna externa æqualiter ten-
sa remanet à partibus suis prominenti-
bus & penitus ab internâ separatur in par-
tium prominentium intervallis ; nullâ
texturâ cellurali inter eas positâ , par-
tes illæ lamnæ exterioris sic à se remotæ
causa fuerunt , cur tota lamna exte-
rior pró tertio tegumento , à primo dis-
tinćto habita fuerit & nuncupata Arach-
noïdes propter suam cum arachneâ tela
similitudinem.

occupe & remplit l'espace qui est entre
la cornée transparente & l'Uvée , &
l'espace qui est entre l'Uvée & le *Crys-
tallin* , de même que le trou de la prunelle. On donne le nom de Chambre
de l'*humeur aqueuse* à ces deux espaces,
& on les distingue par rapport à leur
situation , en chambre antérieure , &
chambre postérieure.

A R.

ARACHNOÏDES. Les deux lames de
la pie-mere ne sont pas si étroitement
unies que celles de la dure-mere , elles
ne tiennent ensemble que par un tissu
cellulaire qui accompagne toute leur
étendue commune , excepté quelques
endroits de la base du cerveau, où la
lame interne continue ses insertions
pendant que la lame externe reste également tendue par ses parties saillantes, & entiérement séparée de la lame
interne dans les intervalles de ces parties saillantes, sans tissu cellulaire entre les deux lames. Ces portions particuliéres de la lame externe ainsi écartées, ont donné lieu de regarder toute
la lame externe en général , comme
une troisiéme enveloppe distinguée de
la première , & de l'appeller *Arachnoï-*

ARBOR VITÆ. Uno cerebelli lobo superiùs ad imum verticaliter amputato ; substantia medullaris diffusa videbitur in
substantiam corticalem, ramificationis in
modum. Hujusce modi amputatio, fuit
causa cur ramificationes illæ Arbor Vitæ
dictæ sunt.

ARTERIÆ. Vasa sunt figura conica, sanguinem cordis recipientia, ut ad omnes
omninò corporis partes illum pervehant.

Arteria quæ libet tribus composita tunicis,
quarum prima textum est vasium sanguinosorum & nervorum exiguissimorum, ad
nutritionem arteriæ tunicarum. Secunda
circularibus, potiàsve spiralibus constat
fibrillis, quæ majori vel minori sunt numero, pro varia arteriæ capacitate. Tertia
quæ & interior, soluta & expedita membrana est densa tamen, & lucida, in vasis
continens sanguinem, qui profecto fibras
à se invicem dissolveret, dùm Arteria
dilatarerur.

ARTICULATIO. Nihil aliud est quam
unius ossis, vel plurium uniq.

de, à cause de sa ressemblance avec une toile d'araignée.

Arbre de Vie. En coupant un des lobes du cervelet verticalement de haut en bas, la substance médullaire paroîtra dispersée dans l'épaisseur de la substance corticale comme par ramifications. Cette façon de couper le cervelet a donné lieu de nommer ces ramifications, l'Arbre de Vie.

Arteres. Ce sont des vaisseaux de figure conique, qui reçoivent le sang du cœur pour le distribuer à toutes les parties du corps.

Chaque Artere est composée de trois tuniques, dont la première paroît être un tissu de vaisseaux sanguins, & de nerfs très-déliés, qui servent à nourrir les tuniques de l'Artere. La seconde est composée de fibres circulaires, ou plutôt spirales, dont le nombre est plus ou moins grand, suivant la grosseur de l'Artere. La troisiéme, qui est la plus intérieure, est une membrane déliée, épaisse & transparente, qui retient dans les vaisseaux le sang, qui ne manqueroit pas de séparer les fibres les unes des autres, lorsque l'Artere vient à se dilater.

Articulation. C'est l'union d'un ou de plusieurs os.

ARTHRODIA. Articulatio mobilis , offis convexi , in exiquâ concavitate recepti.

ARYTÆNOIDES. Duæ funt Cartilagines laringis exiguæ pares & fimmetricæ fupra cartilaginis cricoïdis pofitæ.

ARYTHÆNOIDES. Glandulæ. In fuperficie anteriori cartilaginum Arithenoïdium invenitur receffus exiguus ferè deletus à corpufculo glandulofo , feu ab Arithenoïdibus glandulis , quæ majori funt volumine , & facilius confpiciuntur in quibuſdam quam in aliis ; fub membrana partes vicinas induente latitant , & lucis fuæ proditum debent. D D. Morgagny.

ARYTÆNOIDES. Mufculus   Laringis. Oritur fæpè à parte fuperiori cartilaginis Arytænoïdis. Sefe contrahendo , cartilagini oppofiti lateris jungitur , ante duas cartilagines , ubi fibrarum ope, fefe in tranfverfum fecant. Definunt ambo cartilagini lateris oppofiti ; mufculus hic dùm contrahitur glottidem ftringit.

A S.

ASTRAGALUS. Sic vocatur os primum tarfi ; offibus aliis anteriorem & fuperiorem fitum occupans.

Artrodie. Articulation mobile, lorfqu'une petite tête d'os eft reçue dans
une petite cavité.

Arythenoïdes. Ce font deux petits cartilages pairs & fymétriques du
Larynx. Ils font fitués fur le fommet
du cartilage *cricoïde*.

Arythenoïdes. Glandes. Sur la
face antérieure des cartilages Arythénoïdes, il y a un petit enfoncement,
qui eft comme effacé par un petit corps
glanduleux. Ces glandes font plus
groffes & plus vifibles dans les uns que
dans les autres; elles font cachées par
les membranes qui tapiffent les parties
voifines. M. Morgagny les a mifes au
jour.

Arytenoïdien. Mufcle du La-
rynx, dont l'origine eft à la partie fupérieure du cartilage *Arythénoïde*, en fe
rétréciffant, il fe joint avec celui du
côté oppofé au-devant des deux cartilages, où ils s'entrecroifent par leurs fibres, & fe terminent chacun au cartilage oppofé. Ce mufcle fe mettant en
contraction diminue l'entrée de la
glotte.

A S.

Astragal. On appelle ainfi le premier os du Tarfe, il eft fitué antérieurement & le plus fupérieur.

AT.

ATLAS. Eo gaudet nomine colli prima vertebra.

AV.

ULNA. Extremitatis superioris pars, in scheleto duobus composita ossibus quæ sunt Cubitus *&* Radius.

AUDITIVI. Nervi septimi paris medullæ oblongatæ, quorum processus à parte laterali & posteriori majoris protuberantiæ transversalis medulla oblongata. Nervus unusquisque duplex, & in duos divisus funiculos ; simul vergant ad foramen Auditivum internum apophisis petrosæ.

Ex his funiculis, unus gracilis solidus & anterior, vocaturque Auditivi nervi portio dura : alter verò debilior & posterior diciturque Auditivi nervi, Portio mollis, qua deponitur in majorem foveam foraminis Auditivi interni, pluraque alia foraminula perineans, auditivo organo distribuitur.

AT.

Atlas. On appelle ainſi la premiere vertébre du col.

A V.

Avant-Bras. Partie de l'extrémité ſupérieure compoſée dans le Squélette de deux os, qui ſont le *Cubitus* & le *Radius*.

Auditifs. Nerfs de la ſeptiéme Paire de la moëlle allongée. Ils naiſſent de la partie latérale & un peu poſtérieure de la groſſe protubérance tranſverſale de la moële allongée. Chacun de ces nerfs eſt double & partagé en deux cordons; ils vont enſemble gagner le trou Auditif interne de l'apophyſe pierreuſe.

L'un de ces cordons eſt grêle, ferme & antérieur; on l'appelle *portion dure* du nerf Auditif. L'autre eſt moins ferme & poſtérieur, & on le nomme *portion molle* du nerf Auditif. Cette portion va ſe terminer dans la grande foſſette du trou Auditif interne, & s'inſinue par pluſieurs autres petits trous pour ſe diſtribuer à l'organe de l'ouïe.

*Huic portioni proprie convenit , auditivi
nervi nomen.*

*Portio dura per exiguiorem foveam fora-
minis auditivi interni transit in tortuo-
sum ductum apophisis petrosæ ab eodem
egreditur per foramen stylomastoydæum,
ut vultui, & partibus vicinis diffundatur;
portio hæc auditivi nervi vocata fuit
nervulus simpaticus à D D. Winslow.*

Vide tractatum nervorum ab eodem.

*AUDITIVA interna. Arteria cujus origo
ab arteriâ basilari, progressus ad auditivum organum. Nervum auditivum con-
comitatur, postquam membranæ arach-
noïdi plures suppeditavit ramulos.*

A X

AXILLARIS , seu Articularis.
*Nervus hic prodit à duobus ultimis paribus
cervicalibus , quandòque sumitur pro uno
ramo majori nervi radialis. In cavitatem
axillæ transit per partem posteriorem capitis ossis brachii, inter musculos majorem & minorem rotundum. Deindè à
parte anteriori ad posteriorem paululùm,
& extus circa collum ejusdem ossis convertitur, sese immittit postea, inter arti-*

C'eſt à cette portion que convient proprement le nom de nerf Auditif.

La portion dure paſſe par la petite foſſette du trou Auditif interne dans le conduit tortueux de l'apophyſe pierreuſe, & en ſort par le trou ſtylomuſtoydien, pour ſe diſtribuer au viſage & aux parties voiſines. Cette portion du nerf Auditif eſt nommée petit Nerf ſympatique par M. Winſlow.

Voyez-en la deſcription dans ſon Traité des Nerfs.

AUDITIVE interne. Artere qui part du tronc réuni, qu'on peut appeller Artere Baſilaire. Elle va à l'organe de l'ouïe, & accompagne le nerf Auditif, après avoir fourni pluſieurs petits rameaux à la membrane Arachnoïde.

A X.

AXILLAIRE, ou Articulaire.
Ce nerf prend ſon origine des deux dernié. res paires cervicales, & paroît quelquefois n'être qu'une groſſe branche du nerf Radial. Il va dans le creux de l'aiſſelle, derriére la tête de l'os du bras, entre les muſcles grands & petits ronds, & ſe contourne de devant en arriéré, & en dehors autour du col de cet os, en ſe gliſſant entre l'articulation &

culationem & extremitatem superiorem musculi Anconei, & adepto deltoïde, musculis vicinis distribuitur.

AXILARIS. Arteria subclavia immediatè suprà primam costam è pectore egressâ, Axillaris vocatur ; ob transitum sub Axillâ : sed nomen istud non diù servat propter varias sui divisiones.

AXILLARIS. Reperitur in utro quoque latere hujusce nominis vena. Eamdem habet extensionem, ac axilla per quam transit. A pluribus videtur producta ramulis, & finis ejus subclaviæ origo.

A Z.

AZIGOS, seu Vena sine pari.
Vena major, cujus initium sæpè sæpiùs variat ; aliquoties venæ emulgenti incipit quandòque oritur à venâ lumbari vicinâ, crebro à venâ cava inferiori. Ad partem posteriorem diaphragmatis vergit, dextram sequitur secus vertebras dorsuales pulmonaria majora vasa ambit & in truncum venæ cavæ superioris propè & supra diaphragma deponitur

l'extrémité supérieure du muscle Anconé, pour aller gagner le Deltoïde,
où il se distribue à quelques muscles
voisins.

AXILLAIRE. L'artere soûclaviere étant
sortie de la poitrine, immédiatement
au-dessus de la première côte, reçoit
le nom d'Axillaire, à cause de son passage sous l'aisselle; & par ses divisions
elle perd son nom à très-peu de distance.

AXILLAIRE. Il y a une veine de ce
nom de chaque côté; son étendue est
bornée à celle de l'aisselle, où elle
passe. Elle est formée par plusieurs petites branches, & sa fin est la naissance
de la soûclaviere.

A Z.

AZIGOS, ou Veine sans paire.
Cette Veine est fort considérable. Son
commencement varie; quelquefois elle
s'anastomose, ou commence à la veine
émulgente, d'autres fois elle naît d'une
veine lombaire voisine, & souvent elle
sort de la veine cave inférieure. Elle se
glisse derriére le diaphragme, va du
côté droit le long des vertébres du dos,
embrasse les gros vaisseaux pulmonaires,
& se rend dans le tronc de la veine cave
supérieure, au-dessus & proche le diaphragme.

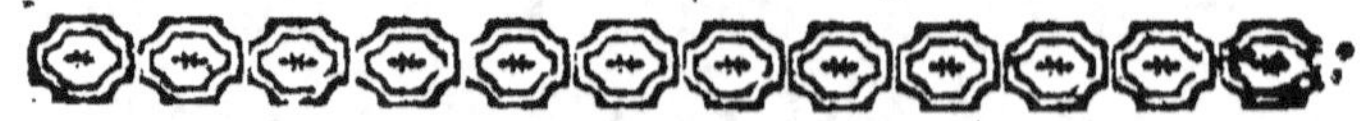

B A.

FASCIÆ ligamentosæ.
*In tunicâ membranaceâ, seu communi
Cæci conspiciuntur tres albæ fasciæ ligamentosæ, huic & carnosæ tunicæ firm.
adherentes. Ex his fasciis una ligamin
Mesocolon cooperitur: attamen ab illis
tribus fasciis in tres partes magis, minusve æquales longitudinaliter cæcum
dividitur.*

*Deindè tres illæ fasciæ uniuntur supra ap-
pendicem vermiformem, totamque ejus
convexitatem cooperiunt immediatè infra
tunicam externam.*

*Quamvis suprà Cæcum exterius ligamen-
tosæ oculis appareant, attamen interiùs
carnosis sunt compositæ fibris, longitudinales fibras tunicæ musculosæ ejusdem intestini corroborantibus & concomitantibus.*

*BASILARIS. Arteria producta ab unione
duarum vertebralium suprà extremitatem
basilaris apophisis ossis occipitalis. Sese
immittit infrà majorem protuberantiam
medullæ oblongatæ cui ramificationes
spargit, & partibus ejus vicinis aliquoties*

B A.

BANDES ligamenteuses.
On voit au travers de la tunique membraneuse ou commune du *Cæcum*, trois Bandes blanchâtres & ligamenteuses, fort adhérentes à cette tunique & à la tunique charnue. Une de ces Bandes est couverte de l'attache du *Mésocolon*, & toutes trois partagent longitudinalement le *Cæcum* en trois parties plus ou moins égales.

Ces Bandes se réunissent toutes trois sur l'appendice vermiforme dont elles couvrent toute la convexité, immédiatement sous la tunique externe.

Quoiqu'elles paroissent extérieurement ligamenteuses sur le *Cæcum*, elles sont intérieurement composées de fibres charnues, qui accompagnent & fortifient les fibres longitudinales de la tunique musculeuse de cet intestin.

BASILAIRE. Artere formée par l'union des deux vertébrales sur l'extrémité de l'apophyse Basilaire de l'os occipital. Cette artere se glisse en avant sous la grosse protubérance de la moëlle allongée, en y donnant des ramifications,

prope extremitatem apophisis, in duos dividitur ramos quorum unusquisque posteriorem carotidis interna vicina partem tangit, & lobo posteriori cerebri desinit.

BASIOGLOSSUS. Musculus linguæ demissoræ. Parti superiori & laterali basis hyoïdis affigitur & parti laterali radicis linguæ.

BASILICA. Vena cujas origo præcipua ab uno mediana trunco. Secus partem internam ossis brachii ascendit in axillarem inquam deponitur.

ACETABULULUM, Renis substantia tertia desinit in mammulas quarum unaquaque in calice, seu membranaceo infundibulo, mansionem habet. Hujusce infundibuli orificium aperitur in cavitatem communem seu in alveolum, in quem omnes calices scorsim aperiuntur.

Membranaceus est Alveolus sicut & calices quorum est continuata productio, in homine, pro cavitate uniformi non habetur, sed in tria distinguitur colla communia quorum unumquodque plures calices, & mammulas contentas amplectitur quan-

ainſi qu'aux parties voiſines de la moëlle. Quelquefois elle ſe diviſe en deux
branches latérales vers l'extrémité de
l'apophyſe , dont chacune communique avec la branche poſtérieure de la
Carotide interne ꞏ ꞏ ꞏ ne , & ſe perd
dans le lobe poſtérieur du cerveau.

BASIOGLOSSE. Muſcle abbaiſſeur de
la langue. Il eſt attaché à la partie ſupérieure & latérale de la baſe de l'os
hyoïde , & à la partie latérale de la
racine de la langue.

BASILIQUE La principale ſource de
cette Veine eſt faite par un des troncs
de la Médiane. Elle monte le long de la
partie interne de l'os du bras, juſqu'à
l'axillaire où elle ſe rend.

BASSINET. La troiſiéme ſubſtance du
Rein ſe termine par des mammelons ,
dont chaque eſt niché dans une eſpéce
de calice, ou entonnoir membraneux.
Le bord de cet entonnoir s'ouvre dans
une cavité commune qu'on appelle
Baſſinet , dans lequel tous les calices ou
entonnoirs s'ouvrent ſéparément.

Le Baſſinet eſt membraneux comme les
calices dont il eſt la continuation. Il
n'eſt pas une cavité uniforme dans
l'homme , mais diſtingué en trois
fonds , ou goulots communs, dont chacun embraſſe pluſieurs entonnoirs ,

doque in eodem infundibulo duæ vel tres inveniuntur mammulæ

ACETABULUM. Trunci tertia pars inferior à duobus ●●●us innominatis præcipuè confecta. In pueris tribus constans partibus, quarum prima latior, & lateraliter sita; Os Ileum vocatur; secunda anterior, & exiguor, Os Pubis, & tertia inferior, Os Ischium. Acetabuli formam juvat, Os Sacrum posteriùsque locatur.

B E.

ROSTRUM cochlearis. Sic vocatur processus osseus, ad partem superiorem & anteriorem fundi, cavitatis auditivi organi positus.

B I.

BICEPS. Musculus flexor cubiti.

Cujus caput primum prodit ex parte superiori cavitatis glenoidis omoplatæ; in

avec les mammelons qui y font conte-
nus. Quelquefois on trouve deux , &
même trois mammelons dans un meme
entonnoir.

BASSIN. Le Baſſin eſt la troiſiéme partie du tronc & la plus inférieure , formée principalement par deux grands
os appellés Os des Hanches , ou Os ina-
nomimés,qui dans les jeunes ſujets ſont
compoſés de trois piéces , dont l'une ,
qui eſt la plus large , eſt ſituée latéralement , & eſt appellée *Os Ileum* , la
ſeconde plus antérieure & plus petite
eſt appellée *Os Pubis* , & la troiſiéme
ſituée inférieurement eſt nommée *Os
Iſchium.* L'*Os Sacrum* aide à former le
Baſſin , il eſt ſitué poſtérieurement.

B E.

BEC DE CUILLIER. On a donné ce
nom à un petit prolongement oſſeux
qui eſt placé à la partie ſupérieure &
un peu antérieure du fond de la caiſſe
de l'ouie.

B I.

BICEPS. Muſcle fléchiſſeur de l'avant-
bras.

Il prend ſon origine par deux têtes : la
premiére vient de la partie ſupérieure

*capſulâ quam perforat includitur ; tran-
ſit deindè in ſinuoſitatem partis ſuperioris
& anterioris humeri, quo in loco à vaginâ
fibras carnoſas concomitante involvitur.
Bicipitis caput ſecundum ab apophiſi coracoideâ procedit , ibique coracobrachiali intime unitur. Duo illa capita ad partem
inferiorem humeri deſcendunt , confluunt-
que ibi in unum tendinem , ex quo prc-
fiſcitur aponevroſis , rotundum pronatorem operiens , ſicque definit ſeſe diffun-
dendo in aponevroſim cubiti extenſorum.*

*Bicipitis tendo oblique inſeritur in partem in-
feriorem eminentiæ ſuperioris & internæ
partis Radii.*

BICEPS. *Muſculus tibiæ flexor. Duabus
conſtans partibus quarum una brevis longior altera , una tuberoſitati Iſchii hæret,
altera, parti mediæ femoris. Duæ illa partes in unam coeunt , unicumque efficiunt
tendinem peronæi capiti affixum.*

de la cavité glénoïde de l'omoplatte, renfermée dans la capsule qu'elle perce ; ensuite elle s'engage dans la sinuosité qui est à la partie supérieure & antérieure de l'humérus, où elle est enveloppée dans une gaine continuée jusqu'à ses fibres charnues. La seconde tête du Biceps a son origine à l'apophyse Coracoïde, où elle se joint intimément avec le Coracobrachial. Ces deux têtes descendent jusqu'environ la partie inférieure de l'humerus, où elles s'unissent en un seul tendon, duquel part une aponévrose, qui couvre le rond pronateur, & vient se perdre en s'épanouissant dans celle des extenseurs de l'avant-bras.

Le tendon du Biceps vient s'insérer obliquement à la partie inférieure de l'éminence qui est à la partie supérieure & interne du Rayon.

B I C E P S. Muscle fléchisseur de la jambe. Il est composé de deux portions, l'une courte, & l'autre longue. Celle-ci est attachée à la tubérosité de l'os *Ischium*, l'autre à la partie moyenne du *Fémur*. Ces deux portions s'unissent ensemble, & ne forment qu'un seul tendon qui s'attache à la tête du *Péroné*.

BR.

BRACHIALIS. *Musculus flexor brachii supra ulnam oblongus densus & latus est Immediatè partem anteriorem medie latis inferioris ossis brachii occupat omni superficiei humeri adhæret, ope plurium fibrarum carnosarum ab inferiori connexione deltoidis, ad partem superiorem duarum fovearum extremitatis ossis. Hujusce musculi fibræ in descensu coëunt ; firmissimumque tendinem planum efficiunt, affixum infrà apophisim coronoideam cubiti.*

BRACHIALIS. *Arteria axillaris continuata productio, nomen istud recipiens ante tendinem magni pectoralis. Secus partem internam brachii, supra musculos coracobrachiales & anconeum internum descendit ; ramulos hinc & inde spargit musculis vicinis periosteo & ossi.*

BRACHIALES. *Extremitatis superioris nervi. Sex sunt numero ex unoquoque latere, quibus sequentia nomina dederunt scilicet .* Musculocutaneus, Medianus, Cubitalis, Cutaneus, Internus, Radialis, *& Axillaris seu* Articularis. *Horum-ce nervorum definitionem & viam in ordine*

B R.

BRACHIAL. Muscle fléchisseur du bras sur l'avant-bras. Il est oblong, épais & large, il occupe immédiatement la partie antérieure de la moitié inférieure de l'os du bras. Il est attaché à toute la surface de l'*Humerus* par quantité de fibres charnues, depuis l'attache inférieure du Deltoïde, jusqu'à un peu au-dessus des deux fossettes de l'extrémité de l'os. Les fibres de ce muscle s'assemblent en descendant, & forment un tendon fort & plat qui s'attache au-dessous de l'apophyse coronoïde du *cubitus*.

BRACHIALE. Artere qui n'est qu'une continuation de l'axillaire, & qui prend son nom devant le tendon du grand pectoral. Elle descend le long de la partie interne du bras, sur les muscles cora-cobrachial & anconé interne; donnant plusieurs rameaux de côté & d'autre aux muscles voisins, au périoste & à l'os.

BRACHIAUX. Nerfs de l'extrémité supérieure. Ils sont au nombre de six de chaque côté, à qui on donne les roms suivans. Le *Musculocutané*, le *Médian*, le *Cubital*, le *Cutané interne*, le *Radial*, & l'*Axillaire*, ou *Articulaire*. La définition & la route de chacun de ces nerfs

C

ordine alphabetico curiosus inveniet.

BRONCHICE. *Vasa pulmonis substantiam partim componentia triplicis quadruplicisve sunt speciei scilicet. Ætherea, sanguinosa ; Lymphatica quibus addi possunt nervi. Vasa ætherea, precipua pars ; & sunt Bronchiæ quæ strictè loquendo nihil aliud sunt , quàm tracheæ ramificationes.*

BRONCHIALES. *Arteriæ quarum origo à parte anteriori Aortæ descendentis superioris , aliquoties à primâ intercostali , quandòque ab Arteriâ œsophageâ. Scorsim quandoque ad unumquemque pulmonem procedunt , quandoque solitariè nascuntur , vel ex trunco communi , à dextrâ & à sinistrâ diviso versus bifurcationem arteriæ tracheæ , ut Bronchiarum ramificationes sequantur. Arteria bronchialis sinistra sæpè sæpiùs ab Aortâ proficiscitur , dùm dextra ab intercostali ejusdem lateris procedit.*

Bronchialis suprà auriculam vicinam cordis ramulum immittit , cùm arteriâ coronariâ communicantem.

sont à leur rang alphabétique.

BRONCHES. Les vaisseaux qui composent en partie la substance du poulmon, sont de trois ou quatre sortes;
sçavoir, les Aëriens, les Sanguins, les
Lymphatiques, ausquels on peut ajouter les Nerfs. Les vaisseaux Aëriens en
font la partie principale, & sont nommés *Bronches*; à proprement parler,
les Bronches sont des ramifications de
la trachée artere.

BRONCHIALES. Arteres qui viennent
quelquefois de la partie antérieure de
l'aorte descendante supérieure, quelquefois de la premiere intercostale, &
quelquefois d'une artere œsophagien-
ne. Elles viennent quelquefois séparé-
ment de côté & d'autre, pour chaque
poulmon; quelquefois elles naissent
solitairement, ou par un petit tronc
commun qui se partage à droite & à
gauche vers la bifurcation de la trachée
artere, pour aller suivre les ramifications des Bronches.

L'Artere Bronchiale du côté gauche vient
assez souvent de l'aorte, tandis que
celle du côté droit naît de l'intercostale
supérieure du même côté. La Bronchiale jette sur l'oreillette voisine du cœur
une petite branche, qui communique
avec l'artere coronaire.

C ij

B U.

BUCCALES. *Glandulæ. Genarum superficies interna ex parte oris plurimis glan-
dulofis granulis, fcilicet buccalibus confperfa videtur ; habentque Buccales orificia
parvula in oris parte interna.*

BUCCINATOR. *Mufculus, fpaticum intra
duas maxillas contentum lateraliter occupans. Faciei internæ alveolarum dentium
molarium fuperiorum, & inferiorum affigitur. Fibrarum recipit planum extremitati Apophifis pterigoidis alligatum,
anterius labiorum commiffura adhæret. In
medio perforatur à ductu falivari, non
longè à quintâ dente molari.*

BULBUS URETHRÆ. *Textura invenitur
fpongiofa urethræ canalem circumdans,
priùs tamen corpus oblongum in modum
piri efficiens, affixum folum modo inferiori faciei convexitatis ductus urethræ,
fed paulò poft hinc & indè divifum. Corpus hoc, Bulbus feu cepa urethræ vocatur.
Majori conftat volumine ipfâmet urethræ
& interiùs à clauftro membranaceo, &
exiguiffimo, in duas dividitur partes laterales.*

B U.

Buccales. Glandes. La furface interne des joues du côté de la bouche eft
parfemée de beaucoup de grains glanduleux , appellés *Glandes Buccales* ,
lefquelles ont de petits orifices dans
l'intérieur de la bouche.

Buccinateur. Ce Mufcle occupe latéralement l'efpace qui eft entre les
deux mâchoires. Il a des attaches à la
face extérieure des alvéoles des dents
molaires fupérieures & inférieures. Il
reçoit un plan de fibres attaché à l'extrémité de l'apophyfe ptérigoïde. Is'attache antérieurement à la commiffure
des lévres. Ce mufcle éft percé dans fon
milieu par le conduit falivaire , aux environs de la cinquiéme dent molaire.

Bulbe de l'Urethre. Il y a un tiffu
fpongieux qui entoure le canal de l'U-
réthre , mais qui avant forme un corps
oblong , en manière de poire , qui ne
s'attache qu'à la face inférieure de la
convexité du canal , & peu après fe
fend de côté & d'autre. On appelle ce
corps part culier la Bulbe , ou l'Oignon
de l'Uréthre. Il eft plus gros que le refte
de l'Uréthre , & il eft divifé au dedans
en deux parties latérales , par une cloifon membraneufe & très-fine.

C A.

CANINUS. *Musculus labiorum communis, superius ligamina habens in foveâ ossis maxillaris, infrà foramen orbitarium externnum ; descendendo constringitur, & propè labiorum commissuram Zigomatica jungitur.*

DUCTUS THORACHICUS. *Lucidus est, & tenius ductus è receptaculo chili, secus spinam dorsi ; ascendens inter venam azigos & aortam, & ad quintam vertebram dorsi, vel superius progrediens ; per partem aortæ posteriorem à sinistrâ transit venam subclaviam sinistram posterius ascendit, & ibi desinit quandòque in tumorem, aliquoties in plures ramos, & in partem posteriorem venæ subclaviæ aperitur, propè latus externum jugularis internæ.*

Ductus Thorachicus, quandoque duplex reperitur, unus videlicet, ex uno quoque latere, quandoque pampiniformes appendices pro comitibus habet.

CANALIS, *seu arteriale ligamentum.*

C A.

CANIN. Muscle commun aux lévres. Il est attaché supérieurement dans la fosse de l'os maxillaire, au-dessous du trou orbitaire externe; il se rétrécit à mesure qu'il descend, & vient à la commissure des lévres se joindre au Zigomatique.

CANAL THORACHIQUE. C'est un conduit très-mince & transparent, qui du réservoir du chile, monte le long de l'épine du dos, entre la veine azigos & l'aorte, jusqu'à la cinquiéme vertébre du dos, ou plus haut, passe-là derriére l'aorte à gauche, & monte derriére la veine soûclaviere gauche, où il se termine dans les uns par une ampoule, & dans les autres par plusieurs branches réunies, & s'ouvre dans la partie postérieure de la veine soûclaviere, attenant le côté externe de la jugulaire interne.

Le Canal Thorachique est quelquefois double, un de chaque côté, quelquefois accompagné des appendices pampiniformes.

CANAL, ou Ligament artériel.

C iiij

Ductus hic in fœtibus & in parvulis ple-
rumque tantum modo conspicitur, oritur-
que ab aortâ descendente, immediatè post
subclaviam sinistram, vulgo angustissi-
mus est, & in adultis omninò clausus,
ligamenti brevissimi figuram exhibet, per
unam extremitatem aortæ, & per alteram
arteriæ pulmonari adhærentis, ita ut nun-
cupari debeat arteriale ligamentum.

Est & adhuc canalis venosus qui in fœti-
bus, è sinu venæ portæ cavâ cum venâ
communicat, sed in adultis ligamenti
fere plani figuram præsefert.

CAVITAS TYMPANI, *Cavitas est irregu-*
lariter semi-spherica, in fundo foraminis
auditivi externi occurrens, in quâ repe-
riuntur quatuor ossicula, auditivo orga-
no inservientia ; & sunt, Incus, Malleus, Stapes, & Os Lenticulare.

CALAMUS SCRIPTORIUS. *A tuberculis*
quadragiminis, ad partem inferiorem,
incissuræ posterioris cerebelli, conspicitur
oblonga cavitas Calami Scriptorii, in
modum posteriùs desinens, cui ventriculi
quarti nomen dederunt anatomici, aliter
Calamus Scriptorius.

Ce Canal ne se trouve pour l'ordinaire que dans le Fœtus & dans les petits enfans, & naît de l'aorte descendante, immédiatement après la soûclaviere gauche. Il est ordinairement fort rétréci, & tout-à-fait bouché dans les Adultes, & ne paroît que comme une espéce de ligament fort court qui tient par un bout à l'aorte, & par l'autre à l'artere pulmonaire ; de sorte qu'on doit le nommer le Ligament artériel.

Il y a aussi le Canal veineux, qui, dans le Fœtus, communique de la veine porte à la veine cave ; mais dans l'Adulte, ce Canal prend la forme d'un ligament presque plat.

CAISSE DU TAMBOUR. On appelle ainsi une cavité irréguliérement demi sphérique, qui se trouve au fond du trou auditif externe, dans laquelle il y a quatre petits osselets qui servent à l'organe de l'oüie ; sçavoir, l'*Enclume*, le *Marteau*, l'*Etrier*, & l'*Os Lenticulaire*.

CALAMUS SCRIPTORIUS. Depuis les tubercules quadrigemeaux, jusqu'au dessous de l'échancrure postérieure du corps du cervelet, on voit une cavité oblongue, qui se termine en arriére comme le bec d'une plume, & c'est ce que l'on appelle le quatriéme Ventricule, ou *Calamus Scriptorius*.

C v

CALCANEUM. Tarsi os secundum omnium
majori constans volumine, irregulari figurâ ad partem tibiæ inferiorem locatum,
& ex quo conficitur talus.

APONEVROTICUM tegumentum. Vide
NIVOLUCRUM.

CAPSULÆ Atrabilares, seu Glandulæ super renales.

Immediatè suprà unumquemque renem, corpus glandulosum occurit, dictum ab antiquis Capsulæ Atrabilares ; quæ per
situm, extremitatem superiorem unius
cujusque renis occupant. Quælibet glandula corpus est oblongum, triplicem
aspectum, & inæqualis semi-circuli figuram exhibens. Colore subrubro est, & superficie plerumque inæquali. Pars interior triangulari & strictissima cavitate gaudet, continetque succum pinguem, plus,
minusve glutinosum colore subrubro, pur-
pureo vel obscuro, vel nigro, pro variis
ætatis gradibus.

Capsularum usus sicut & succi in eis con-
tenti adhuc incertus. In fœtibus maximo
sunt volumine, crescente vero ætate mi-
nuunt.

CAPSULÆ. Membranæ sunt quæ articulationes involvunt.

CAPSULARES. Eo nomine donantur

CALCANEUM. Second os du Tarse, le plus gros de tous, & fort irrégulier, situé à la partie inférieure de la jambe; c'est celui qui forme le talon.

CALOTTE Aponévrotique. *Voyez* COEFFE.

CAPSULES Atrabilaires, ou Glandes surrenales.

Immédiatement au-dessus de chaque Rein, se trouve un corps glanduleux que les Anciens ont nommés *Capsules Atrabilaires*. Elles sont placées sur l'extrémité supérieure de chaque Rein. Chacune de ces glandes est un corps oblong à trois faces, à peu près semblable à un croissant inégal. Sa couleur est jaunâtre. La surface en général est inégale. L'intérieur est une espéce de creux triangulaire fort étroit qui renferme un suc onctueux, plus ou moins gluant, d'une couleur jaune rouge, jaune pourpré, jaune obscure, jaune noire, selon les dégrés de l'âge.

L'usage de ces Capsules n'est pas démontré, ni celui du suc qu'elles renferment. Elles sont dans le Fœtus extrêmement grosses, & diminuent de volume avec l'âge.

CAPSULES. Membranes qui enveloppent les articulations.

CAPSULAIRES. On a donné ce nom

gamenta quæ capsulas vel conficiunt, v el corroborant.

CAPSULARES. *Arteriæ quandoque ab Aortâ nascentes , quandoque à trunco Cœliacæ. Capsularis dextra sæpè sapius oritur ab arteriâ renali ejusdem lateris. Sinistra verò ab impsâmet Aortâ proficiscitur , tendunt nihilòminus ambæ ad capsulas renales.*

CAPSULARES. *Venæ quæ è glandulis super renalibus , in venas renales deponuntur.*

CAPSULA *Venæ-portæ , seu Capsula Glissonis.*

Capsula *Venæ-portæ vocatur, Vaginæ membranaceæ species quædam jecoris vasium majorem partem involvens.*

VASA *deferentia.*

Duo sunt canales albi firmi , plani paululum , quorum , unus à dextrâ alter à sinistrâ , sunt epididimidis continuata productio. In vasium cellularem vaginam per ascensum intromittuntur , donec transeant per musculos ventris infimi peritonei , lamnâ membranosâ ab ipsis assecutâ, quo in loco , lamna hæc orificium Vaginæ cooperit , ambo à vasis spermaticis sanguinosis recedunt , textura cellularis peritonei partem posteriorem attingunt , vesicæ corpus posterius amplectuntur &

à des ligamens qui forment des Capsules, ou qui les fortifient.

CAPSULAIRES. Arterés qui naissent quelquefois de l'aorte, au-dessus des Renales, & quelquefois du tronc de la Cœliaque. Celle du côté droit vient le plus souvent de l'artere Renale du même côté ; la gauche part ordinairement de l'aorte même, elles vont aux Capsules Renales.

CAPSULAIRES. Les veines Capsulaires viennent des glandes sur-Renales se rendre dans les veines Renales.

CAPSULE de la Veine-porte, ou Capsule de Glisson.

On a donné ce nom à une espéce de gaine membraneuse qui enveloppe la plus grande partie des vaisseaux du foie.

CANAUX déférens.

Ce sont deux tuyaux blancs, fermes & un peu applatis, un à droite, l'autre à gauche, dont chacun prend naissance à l'Epididime dont il est la continuation, monte dans la gaine cellulaire des vaisseaux, jusqu'à leur passage par les muscles du bas-ventre. Etant parvenu à la lame membraneuse du péritoine, à l'endroit où cette lame couvre l'orifice de la gaine, s'écarte des vaisseaux spermatiques sanguins, & va en arriére dans le tissu cellulaire du péritoine, se

*tunc ſibi mutuo occurrunt & in veſicu-
las ſeminales deponuntur.*

CAROTIDES. *Arteriæ quas producit Aorta in parte ſuperiori arcus ſui, duæ ſunt
numero. Directè ad caput aſcendunt, &
ante adventum ; unaquæque in internam
& externam dividitur. Exerna ad duram
matrem & ad partes capitis externas præcipuè vergit : interna verò in cranium intrat pér oſſeum canalem petroſi, cerebro-
que diſtribuitur.*

CAVA (*Vena.* **)** *Perſæpè Cava vena à pluribus ut truncus unicus conſiderari ſolet.
Attamen duabus conſtat venis majoribus
ex auriculâ cordis dextrâ proſilientibus,
duplicis trunci in modùm à ſe remoti, &
in ſenſum oppoſitum locati in eâdem ferè
perpendiculari lineâ. Unus excelſior Vena
Cava ſuperior dicitur, infimus alter,
Vena Cava inferior nuncupatur.*

*Vena ſuperior cava duobus pollicibus auri-
culam cordis dextram ſuperat. E pericar-
do egreſſa paululum ad ſiniſtram fertur,
& pollicis extenſionem adhuc in altum
percurrit. Donec ante cartilaginem primæ*

gliſſe derriére le corps de la veſſie , où
les deux Canaux déférens ſe rencontrent, & vont ſe rendre dans les véſicu-
les ſeminales.

CAROTIDES. Arteres que produit l'aorte à la partie ſupérieure de ſon arcade.
Ces Arteres ſont au nombre de deux.
Elles montent droit vers la tête , &
chacune avant d'y arriver ſe diviſe en
deux, l'une externe, & l'autre interne.
L'externe va principalement aux parties externes de la tête, & à la dure-
mere ; l'interne entre dans le crâne par
le canal oſſeux de l'os pierreux , & ſe
diſtribue au cerveau.

CAVE (Veine.) On parle ordinairement de la Veine Cave comme ſi ce
n'étoit qu'un ſeul tronc. Ce ſont cependant deux groſſes veines qui ſortent de l'oreillette droite du cœur,
comme deux troncs ſéparés, & poſés à
contre-ſens preſque dans une même
ligne perpendiculaire, l'un en haut,
appellé Veine Cave ſupérieure , & l'autre en bas, qu'on nomme Veine Cave
inférieure.

La Veine Cave ſupérieure monte depuis
l'oreillette droite du cœur , preſque directement environ deux travers de
doigt. A ſa ſortie du péricarde , elle
s'incline tant ſoit peu à gauche , & fait

*vera coſta , & ad ejus partem poſteriorem
pervenerit , quo in loco vulgò deſinit in
bifurcationem ſeu diviſionem in duos ramos majores , quorum unus à dextrâ , alter à ſiniſtrâ fertur.*

*Vena Cava inferior, tantum modò portiun-
culam iu diaphragmate incluſam habet ,
ſubitò namque diaphragma penetrat. Per
majorem inciſſuram partis poſterioris jecoris tranſit , ad ſpinam dorſi paululùm
convertitur , & ad aortam inferiorem
quam comitatur in ventrem inſimum , &
oſſe ſacro aſſecutus nomine mutat , & in
bifurcationem deſinit.*

CARUNCULÆ *Mirtiformes. Vide* **HIMEN.**

CARUNCULA *Lacrimalis. Eo donatur
nomine corpuſculum quoddam ſubrubrum,
granoſum & oblongum inter palpebrarum angulum internum & globum oculi
præciſe poſitum. Carnoſo non conſtat corpore , prout nomen audit , nam exqui-
ſiti microſcopii auxilio , glanduloſa tota
apparet , & conglomeratis glandulis na-
turâ ferè omninò ſimilis eſt.*

CAROTICUM. *Oſſis temporalis foramen*

encore environ un pouce de chemin en haut, jufqu'à ce qu'elle foit parvenue à peu près vis-à-vis, & derriére le cartilage de la premiére vraie côte, où ordinairement elle fe termine par une bifurcation, ou divifion en deux branches groffes, dont l'une fe porte à droite, & l'autre à gauche.

La Veine Cave inférieure n'a qu'une petite portion renfermée dans le péricarde, elle perce d'abord le diaphragme, paffe derriére le foye par fa grande échancrure, biaife un peu, & fe contourne vers l'épine du dos & vers l'aorte inférieure, qu'elle accompagne dans le bas-ventre jufqu'à l'*os facrum*, où elle perd fon nom en fe terminant par une bifurcation.

CARONCULES Mirtiformes. *Voyez* HYMEN.

CARONCULE Lacrymale. On a donné ce nom à une petite maffe rougeâtre grenue & oblongue, fituée précifément entre l'angle interne des paupiéres & le globe de l'œil. Elle n'eft point un corps charnu, comme le nom le marque ; car étant vûe à l'aide d'un microfcope, elle paroît toute glanduleufe, & à peu près comme les glandes qu'on appelle Conglomerées.

CAROTIQUE. Trou de l'Os temporal

arteriæ Carotidi transitum præbens.

CARPUS. *Manus prima pars in scheleto. Octo constans ossibus inæqualibus, & irregulari figurâ basi tamen Cubiti præcipuè affixis. Horum duplex distinguitur ordo, unus spectans ulnam, alter ad latus metacarpi. Ordo unusquisque quatuor componitur ossibus, eo tamen discrimine, quod os quartum quasi extra ordinem sit positum.*

CE.

CENTRUM OVALE. *A Domino Vieussens ovalis centri nomen recepit. Arcus medullaris oblongus, paululùm & ferè ovalis confectus à simultaneâ junctione, & continuitate corporis callosi cum substantiâ medullari, quæ corticali in totâ suâ extensione perfectè adhæret. Arcu illo perito defecto, nuclei medullaris cerebri figuram exhibet.*

CEPHALICA. *Nominis istius venæ, duæ sunt numero, major & minor. Major, in flexione brachii à duobus conficitur ramis, secùs partem externam brachii ascendit, in hoc decursu plures recipit ra-*

qui donne paſſage à l'artere carotide.

CARPE. Première partie de la main, en parlant du Squélette. Le Carpe eſt compoſé de huit os inégaux & irréguliers, attachés principalement à la baſe du *Cubitus*. On les diſtingue en deux rangs, un qui regarde l'avant-bras, & un qui eſt du côté du métacarpe. Chaque rang eſt compoſé de quatre os, avec cette différence, que le quatriéme du premier rang eſt comme hors de place.

C E.

CENTRE OVALE. Le corps calleux ſe continue avec la ſubſtance médullaire, qui dans toute ſon étendue, eſt entiérement unie à la ſubſtance corticale, & forme conjointement avec le corps calleux, une voûte médullaire, un peu oblongue & comme ovale ; quand on ſçait la découvrir artiſtement, elle paroît comme une eſpéce de noyau médullaire du cerveau, laquelle M. Vieuſſens a donné le nom de Centre-Ovale.

CEPHALIQUE. Il y a deux veines de ce nom, une grande & une petite. La grande Céphalique ſe forme au pli du bras par deux branches, monte le long de la partie externe du bras, reçoit dans

mulos, & capitis humeri, latere adepto in
axillarem profilit. Minor verò Cephalica
quandòque duplex est, & pariter in axil-
larem deponitur.

CEREBELLUM. *Transverso sub claustro, à*
durâ matre in cranio confecto includitur
cerebellum. In parte laterali latius est
quàm à parte anteriori ad posteriorem.
sicut & cerebrum in duos dividitur lobos
& duplici constat substantiâ; attamen in su-
perficie non reperiuntur circum volutiones
præter divisionem cerebelli in duos lobos,
adhuc dividi potest unusquisque lobus, in
tres protuberantias, quarum una ante-
rior, altera media seu lateralis, & alia
posterior.

CEREBRUM. *Medulosâ substantiâ medio-*
criter solidâ superficie subcinericiâ com-
ponitur cerebrum. Cavitatem superiorem
cranii occupat. In duas dividitur partes
laterales, vulgò Hemispheria : *unaqua-*
que pars in duabus gaudet extremitati-
bus, anteriori scilicet. & posteriori quas
vocarunt cerebri lobos, inter quos infe-
rius eminentia major, vulgò Protube-

son trajet plusieurs petits rameaux , &
parvenue à côté de la tête de l'*humerus* ,
elle se jette dans l'axillaire. La petite
Céphalique est quelquefois double ,
elle se rend aussi dans la veine axillaire.

CERVELET. Le Cervelet , ou petit
Cerveau est renfermé sous la cloison
transversale que forme la dure-mere
dans le crâne. Il est plus large latéralement , que de devant en arriére. Il est
distingué en deux lobes , & composé
de deux substances comme le grand
cerveau ; mais il n'a point de circonvolutions dans sa surface , outre la division qu'on en fait en portions latérales ,
comme en deux lobes , il paroît encore
y avoir une espéce de subdivision de
chacun de ces lobes en trois bosses , ou
protubérances , une antérieure , une
moyenne ou latérale , & une postérieure.

CERVEAU. Le Cerveau est une masse
moëlleuse , médiocrement ferme , su-
perficiellement grisâtre , qui occupe
toute la portion supérieure de la cavité
du crâne. Il est divisé en deux portions
latérales , qu'on appelle communément
Hémisphères. Chacune de ces portions est distinguée en deux extrémités ,
une antérieure , l'autre postérieure ,

rantia cerebri, sic que qualibet portio lateralis tribus pollet lobis, anteriori scilicet, medio & posteriori. Duabus insuper constat substantiis, quibus color dissimilis distinctionem affert. Prima substantia mollior, & colore cinereo est. Partem exteriorem cerebri occupat, eamque exterius ferè corticis in modum involvit, ex quo substantia corticalis fuit nuncupata, altera substantia, alba & solidior, cerebri partem interiorem implet, vocaturque substantia medullaris, seu alba.

CERVICALIS. Musculus adhærens, ope tendinum gracilium apophisibus transversis, quatuor vertebrarum superiorum dorsi, & apophisibus iisdem duarum ultimarum vertebrarum cervicalium. Ex inde hæsiones emittit apophisibus transversis vertebrarum superiorum colli.

CERVICALIS. Vena quæ è musculis vertebralibus colli, in jugularem externam posteriorem deponitur.

CERVICALES. Septem sunt paria nervorum vertebralium colli, dicti vulgò nervi cervicales.

qu'on appelle Lobes du Cerveau, entre lesquels il y a inférieurement une grosse protubérance, à laquelle on donne le même nom; de sorte que chaque portion latérale a trois lobes, un antérieur, un moyen, & un postérieur. Il est composé dedeux substances distinguées par les couleurs, l'une est grisâtre, ou cendrée & plus molasse. L'autre est très-blanche & plus ferme. La cendrée occupe principalement l'extérieur du Cerveau, & en fait comme une espéce d'écorce; ce qui a donné occasion de la nommer Substance Corticale, ou substance Cendrée. La substance blanche domine en dedans du cerveau, & est appellée Substance médullaire, ou simplement Substance blanche.

CERVICAL. Muscle qui s'attache par des tendons grêles, aux apophyses transverses des quatre premiéres vertébres supérieures du dos, & aux mêmes apophyses des deux derniéres vertébres Cervicales; il va ensuite s'attacher aux apophyses traverses des vertébres supérieures du col.

CERVICALE. Veine qui vient des Muscles vertébraux du col, se rendre à la jugulaire externe postérieure.

CERVICAUX. Il y a sept paires de Nerfs vertébraux du col, qu'on appelle Nerfs Cervicaux.

Primum par primam inter & secundam col-
li vertebram transit. Paribus aliis pos-
teriori, situ gaudet & ganglionibus majo-
ris volumine. Horum-ce nervorum trun-
cus anterius & posterius componiutr fila-
mentis partibus vicinis sese distribuenti-
bus.

Secundum par, secundam inter & tertiam
colli vertebram transitum habet, antror-
sùm communicat, majori cum ganglione
nervi intercostalis, seu magni simpatici.

Superiùs primo cum pari cervicali, & infe-
rius cum tertio junctiones habet; exindè
truncus ex unoquoque latere dividitur in
plures ramos.

Tertium par, tertiam inter & quartam col-
li vertebram transit. Superiùs secundo
cum pari communicat. Antrorsùm ma-
gno cum simpatico, insuper cum filamen-
to noni paris cranii, deniquè cum nervo
accessorio simpatici medii, ope filamenti
ad trapezem tendentis.

Hujusce tertii paris truncus ramos emittit
partibus anterioribus, posterioribus, &
lateralibus colli.

Quatuor

La première paire passe entre la première & la seconde vertébre du col, elle est plus postérieure que les paires suivantes, & ses ganglions sont les plus gros.

Le tronc de l'un & de l'autre de ces nerfs, antérieurement & postérieurement, a des filets qui s'épanouissent aux parties voisines.

La seconde paire passe entre la seconde & la troisiéme vertébre du col. Elle communique d'abord en devant avec le gros ganglion du nerf intercostal, ou grand sympatique.

Elle communique aussi en haut avec la première paire cervicale, & en bas avec la troisiéme; ensuite le tronc de chaque côté, se divise en plusieurs branches.

La troisiéme paire passe entre la troisiéme & la quatriéme vertébre du col, communique en haut avec la seconde paire, en devant avec le grand sympatique, & avec un un filet de la neuviéme paire du crâne; elle communique encore avec le nerf accessoire du sympatique moyen par un filet qui va au muscle trapeze.

Chaque tronc de la troisiéme paire jette des branches aux parties antérieures, postérieures & latérales du col.

D

Quatuor ultima paria, sicut & alia transeunt inter vertebras inferiores colli, inter
se & cum intercostali nervo communicant.
Paribus aliis sunt volumine, sibi invicem
per truncos adhærent, simulque cum ramis
tertii paris cervicalis, & trunco primi paris dorsalis, plexum majorem conficiunt,
vaginâ membranaceâ circumvolutum, sex
funiculos producentem, brachio distributos vocanturque vulgò nervi brachiales.

CERVICALIS. Arteria est à subclaviâ superiùs oriens, in duos subitò divisa. Quandòque seorsim, aliquoties ex uno trunco
communi procedunt. Harum Arteriarum
una anterior, posterior altera. Anterior
ad partem posteriorem carotidis ejusdem
lateris vergit, & bronchiis, æsophago,
pluribusque aliis musculis distribuitur.

Posterior quandòque paulò post vertebralem,
aliquoties ex ipsâmet vertebrali ducit originem, infrà apophisim transversam ultima colli vertebræ transit, & musculis
scalenis, trapesibus sese diffundit.

les quatre derniéres paires Cervicales paſſent de même que les autres entre les vertébres inférieures du col, communiquent entre elles, & avec le nerf intercoſtal. Elles ſont plus groſſes que les précédentes ; elles s'uniſſent enſemble par leur tronc, & forment avec une branche de la troiſiéme cervicale, & le tronc de la premiére paire dorſale, une eſpéce de lacis, ou gros *plexus*, qui eſt comme enveloppé d'une gaine membraneuſe, qui produit ſix cordons conſidérables, qui vont ſe diſtribuer au bras, qu'on appelle généralement Nerfs Brachiaux.

CERVICALE. Artere qui naît ſupérieurement de la ſoûclaviere, & qui ſe diviſe d'abord en deux. Quelquefois elles viennent ſéparément, quelquefois par un petit tronc commun. L'une de ces arteres eſt antérieure, & l'autre eſt poſtérieure. L'antérieure ſe gliſſe derriére la carotide du même côté, & ſe diſtribue aux bronches, à l'œſophage, & à pluſieurs muſcles.

La Cervicale poſtérieure naît quelquefois un peu après la vertébrale, & quelquefois de la vertébrale même ; elle paſſe ſous l'apophyſe tranſverſe de la derniére vertébre du col, & ſe diſtribue aux muſcles ſcalénes, trapézes, &c.

D ij

CEPHALOPHARINGÆUS. Musculus Pharingis cujus origo à protuberantiâ partis mediæ proceſſus occipitalis. Fibras habet ſolutas & tenuiſſimas. Ramificationis in modum diffunduntur fibræ illæ, ad partem poſteriorem & ſuperiorem Pharingis extenduntur & diſtanter evaneſcunt, aliæ inter ſtilopharingæi, aliæ inter æſophagæi fibras.

Hujuſce Muſculi finis aſſignari poſitivè nequit, illius exiſtentiam plures negarunt Anatomici, alii admiſerunt. Originem illius ab articulatione capitis cum primâ vertebrâ penderè quidam aſſerebant. DD. Duverney demonſtrator Regius, pluries in robuſto cadavere muſculum hunc invenit, eique tribuit figuram rotundam ſtilopharingeo volumine æqualem.

CERUMEN. Eo donatur nomine materia quædam craſſa, ſubflava, quæ in auribus invenitur, & à glandulis ceruminoſis produćta.

C H

CHOROIDES. Triplici columnâ arcu cerc-

CÉPHALOPHARYNGIEN. Muſcle du Pharynx.

Il prend ſon origine de l'éminence qui eſt à la partie moyenne de l'avance occipitale. Les fibres de ce muſcle ſont très-minces & déliées; elles s'épanouiſſent en forme de pattes d'oyes, pour s'étendre à la partie poſtérieure & ſupérieure du Pharynx. Elles ſe perdent de diſtance en diſtance; les unes entre celles du ſtylopharyngien, & les autres entre celles des plans de l'œſophagien.

On ne peut préciſément déterminer la fin de ce muſcle; ſon exiſtence a été niée par quelques Anatomiſtes, & admiſe par quelques autres. Ils le faiſoient venir de l'articulation de la tête avec la première vertébre. M. Duverney, Démonſtrateur au Jardin du Roi, l'a obſervé une fois ou deux, dans des ſujets forts & robuſtes, fait d'un corps rond, & à peu près de même volume que le ſtylopharyngien.

CÉRUMEN. On donne ce nom à une matiére jaunâtre & épaiſſe qui ſe trouve dans l'oreille; elle vient des petites glandes appellées Cérumineuſes.

C H.

CHOROIDE. La Voûte à trois piliers

bri retrò inverso: penitusque sublato oculis adest, tela vasculosa, qua plexus Choroïdes dicitur. Tenuis est, & in numeris
conspersa ramificationibus, arterialibus
& venosis. In duos coit globulos mobiles
ad cavitatem ventriculorum lateralium sese extendentes & partim disseminatur
partibus vicinis in modum tegumenti,
plures cerebri partem immediatè coope-
rientis.

CHOROIDES. Oculorum globi secunda tunica. Subnigra est, rubra paulisper, corneæ opacæ adhærens, ope plurium vascu-
lorum, ab insertione nervi optici, ad occursum & unionem duarum cornearum,
quò in loco globi circumferentiam deserit,
conficitque perforatum claustrum minus
oculi segmen, à majori separans.

Choroïdes duabus exurgit lamniis, externâ
scilicet internâ fortiori.

C I.

CILIARES Glandulæ. Secùs oram palpebrarum propè membranam internam,

du cerveau étant renverſée en arriére, & antérieurement enlevée, on apperçoit une toile vaſculeuſe appellée *plexus* ou *lacis chòroïde*. Elle eſt très-fine, remplie d'un grand nombre de ramifications artérielles & veineuſes, & en partie ramaſſée en deux paquets flottans, qui s'étendent dans les cavités des ventricules latéraux, & en partie épanouie aux environs en maniére d'enveloppe qui couvre immédiatement pluſieurs parties du cerveau.

CHOROIDE. C'eſt la ſeconde tunique du globe de l'œil. Elle eſt noirâtre plus ou moins tirant ſur le rouge, & elle eſt adhérente à la cornée opaque par le moyen de quantité de petits vaiſſeaux, depuis l'inſertion du nerf optique juſqu'à la rencontre & à l'union des deux cornées, où elle quitte la circonférence du globe de l'œil, & forme une cloiſon percée qui ſépare le petit ſegment de l'œil d'avec le grand ſegment.

Elle eſt compoſée de deux lames, une interne, une externe ; l'externe eſt plus forte que l'interne.

C I.

CILIAIRES. Glandes. Le long du bord applati des paupiéres vers la membrane

conspicitur ordo foramiculum, vulgò puncta ciliaria. Totidem sunt orificia glandularum, quæ in sulcis faciei internæ tarsorum locantur, quæ glandulæ albo sunt colore, & ex illis fluit substantia sebacea ceræ molli ferè omninò similis.

114. Cujuslibet palpebræ ora pilorum ordine de corata conspicitur, & sunt Cilia.

C L

CLAVICULÆ. Duo sunt ossa extensa, irregulariter cylindrica, antrorsùm curvata ad latus sterni, retrò ad latus omoplatæ. Pectoris partem superiorem & lateralem occupant.

CLAVES. Sic vocantur ossa quædam in cranio quandoque reperta, præcipuè, ossa parietalia inter & occipitale. Suturarum continuitatibus nocent, diversasque configurationes exhibent.

CLITORIS. Positivè infrà superiorem commissuram labiorum majorum, mansionem habet Clitoris. Aspectu primo glanduli imperforati figuram exhibet à præputio

interne, paroît une rangée de petits trous, qu'on peut appeller Trous ou points Ciliaires. Ce font les orifices d'autant de petites glandes longuettes, logées dans les fillons ou rainures de la face interne des tarfes. Ces petites glandes Ciliaires font blanchâtres, desquelles il fort une matiére fébacée, comme une efpéce de cire molle.

CILS. Le bord applati de chaque paupiére eft garni d'une rangée de poils qu'on appelle *Cils*.

C L.

CLAVICULES. Ce font deux os longs irréguliérement cylindriques, courbés en devant du côté du *fternum*, en arriére du côté de l'omoplatte ; ils font fitués à la partie la plus fupérieure & latérale de la poitrine.

CLEFS. On a donné ce nom à des os particuliers qui fe trouvent au crâne de quelques fujets, fpécialement entre les os pariétaux & l'occipital. Ils interrompent les futures, & ont différentes configurations.

CLITORIS. Directement au-deffous de la commiffure fupérieure des grandes lévres eft fitué le Clitoris. Il paroît d'abord comme un petit gland, excepté

quodam superiùs , & lateraliter cooperitur. Iisdem partibus , ac virga , gaudet.
Attamen urethrâ caret , nihilôminus in-
tumescentiæ & erectionis capax.

SEPTUM LUCIDUM. *Vid.*

C O.

CŒCALIS. *Suprà intestinum* Cœcum *, ejus-*
que appendicem vermi-formem , invenitur
arteriola , oriens ab una divisione mesen-
terica superioris.

CŒCALIS. *Vena confecta à ramulis suprà*
Cœcum *, ejusque appendicem vermicu-*
larem diffusis ; in Mesaraicam majorem
deponitur.

CŒCUM. *Nihil aliud est , quam intestini ex-*
tremitas sacci rotundi ferè in modum. Cæ-
cum , breve latum, imò clausum & superiùs
apertum, dextrum super renem positum, à
ultimâ circumvolutione Ilœi *coopertum.*
trium pollicum extensionem habet ; dia-
metro intestinorum gracilium duplô ma-
jus est.

APONEVROTICUM Tegumentum. *Præ-*
ter externa capitis tegumenta , reperitur

qu'il n'eſt pas percé. Il eſt recouvert en deſſus & latéralement d'un eſpéce de prépuce. Il eſt compoſé à peu près des mêmes parties que le penis, ou la verge, mais il eſt ſans uréthre ; il eſt même ſuſceptible de gonflement.

Cloison tranſparente. Voyez **Septum Lucidum**.

C O.

Cœcale. Il y a ſur l'inſteſtin *Cæcum* & ſur ſon appendice vermiforme, une petite artere qui vient d'une des diviſions de la méſentérique ſupérieure.

Cœcale. Cette veine eſt formée par de petites branches qui ſont épanouies ſur l'inteſtin *Cæcum*, & ſur ſon appendice vermiculaire ; elle ſe rend dans la grande Méſaraïque.

Coecum. Ce n'eſt qu'un bout d'inteſtin comme une eſpéce de ſac arrondi, court & large, dont le fond eſt en bas, & l'ouverture, ou la largeur, en haut. Il eſt ſitué ſur le Rein droit, & caché par la derniére circonvolution de l'inteſtin *Ileum*. Sa longueur eſt environ de trois travers de doigt plus ou moins ; ſon diamétre a plus que le double des inteſtins grêles.

Coeffe Aponevrotique. Outre les tégumens externes de la tête, il y a

expansio aponevrotica , caput involvens, circa collum pergens ad summum scapularum. Tegumenti nomine donatur, & portio superior , aponevroticum tegumentum dicitur.

CŒLIACA. *Arteriâ est anteriùs & paululùm à sinistrâ , oriens ab Aorta descendente, statim atque Aorta transiit per diaphragma , ferè ante cartilaginem positam inter ultimam dorsi vertebram , & primam lumborum. Hujusce arteriæ truncus brevis, non longè ab ortu suo. Aliquoties subitò dividitur in tres ramos qui ab origine angulariter à trunco removentur, ex quo Cæliaca axis vocatur.*

COCCIX. *Os parvulum appendicis ossis sacri , ferè omninò simile extremitati cujus adhæret.*

COLICA. *E concavitate arcus , Arteriæ mesentericæ superioris exit in ramus , in Mesocolon, versus partem dextram Colon sese ferens. Ramus hic in duos subdivitur quorum major secùs partem superiorem Colon ascendit , communicatque inferiori cum mesentericâ ramus hic, arterio collica nuncupari potest. Ramus secundus seu minor , àd portionem dex-*

une eſpéce d'expanſion Aponévrotique qui la couvre en maniére de calotte, & ſe continue autour du col juſqu'au haut des épaules. On lui donne le nom de Coëffe, & on appelle ſa portion ſupérieure, Calotte Aponévrotique.

COELIAQUE. Artere qui provient antérieurement, & un peu à gauche, de l'aorte deſcendante, immédiatement après ſon trajet par le diaphragme, environ vis-à-vis le cartilage qui eſt entre la derniére vertébre du dos & la premiére des lombes. Son tronc eſt fort court, & quelquefois elle ſe diviſe tout-à-coup à très-peu de diſtance de ſon origine, en trois branches, qui dès leur naiſſance s'écartent angulairement ſur leur tronc; c'eſt ce qui a donné lieu de l'appeller le Pivot de la Cœliaque.

COCCIX. Petit os qui eſt comme une appendice de l'*Os Sacrum*, à l'extrémité duquel il eſt attaché.

COLIQUE. A la concavité de l'arc de l'artere méſentérique ſupérieure ſort une branche, qui ſe porte dans le *Meſocolon* vers la portion droite du *Colon*. Cette branche ſe partage en deux, dont la plus conſidérable monte le long de la partie ſupérieure du *Colon*, & va communiquer avec la méſentérique inférieure. On pourroit nommer cette

tram Colon vergit. Sunt & aliæ duæ
arteriolæ suprà Colon *in ramificationes
diffusæ*, oriuntur ab unâ mesentericæ superioris divisione. Mesenterica inferior arterias Colon suppeditat, unam præcipuè
colica sinistra vocata, quæ mesentericæ superiori jungitur.

COLICA. Vena quæ per duos ramos unitur, unumque truncum efficit, propè
partem mediam Colon, deponitur ex in-
indè majorem mesaraïcam. Est & insuper
vena, vulgò Colica dextra. A parte superiori Colon procedit, partem dextram
assequitur, & in venam gastrocolicam
deponitur.

COR Corpus musculosum est cor, in cavitate
pectoris positum, subdiaphrgmate reclina-
tum, cujus figura conica est, partes laterales planè, acumen rotundum & centrum ovale. Pars ejus major in cavitatem pectoris fertur, & acumen extremitatem osseam sexta verâ costâ conspicit.
Basis ad dextram pectoris cavitatem vergit, & auriculæ præcipuè dextrâ supra
diaphragma conquiescunt.

branche, Artere colique fupérieure ; la feconde branche, ou la moins confidérable, defcend le long de la portion droite du *Colon*. Il y a encore deux petites arteres qui fe ramifient fur le *Colon* ; elles viennent d'une des divifions de la Méfentérique fupérieure. La Méfentérique inférieure donne auffi des arteres au *Colon*, une entr'autres, qu'on appelle Colique gauche, qui eft celle qui communique à la Méfentérique fupérieure.

C o l i q u e. Cette veine vient par deux branches s'unir & ne former qu'un tronc vers la partie moyenne du *Colon*, & va fe rendre dans la grande Méfaraïque. Il y a de plus une veine qu'on nomme Colique droite, elle vient de la partie fupérieure de l'inteftin *Colon*, gagner la portion droite, & fe rendre dans la veine gaftrocolique.

C o e u r. Le Cœur eft un corps mufculeux fitué dans la cavité de la poitrine, & prefque tranfverfalement couché fur le diaphragme. Il a en quelque maniére la forme d'un cône applati par deux côtés, arrondi à la pointe, & ovalaire à la bafe. Sa plus grande portion avance dans la cavité gauche de la poitrine, & fa pointe eft tournée vers l'extrémité offeufe de la fixiéme vraie côte ; la bafe

COMPLEXUS *Major.* Musculus capitis extensor, apophisibus transversis septem octove vertebrarum superiorum dorsi affixus, iisdemque apophisibus sex vertebrarum inferiorum cervicalium; ab externo ad internum fertur, & parti mediæ occipitalis adhæret.

COMPLEXUS *Minor.* Musculus capitis extensor apophisibus transversis quinque & sex vertebrarum inferiorum colli affigitur, & iisdem apophisibus sex vertebrarum superiorum dorsi, ex inde ope fibrarum plano parti posteriori apophisis Mastoïdis alligatur positivè infrà sternomastoydeum.

DUCTUS *Hepaticus.* Jecoris vasculi plurimi pori biliares dicti, in plures coeunt ramificationes, truncumque communem efficiunt seu quod idem est Ductum Hepaticum.

DUCTUS *Cholidocus,* hepatico ductu paululùm progresso, cistico seu vesiculari ductui unitur. Ex illo mutuo concursu, & unione, oritur truncus communis seu Ductus Cholidocus, cujus processus ad curvaturam duodeni, intromissto intuni-

regarde la cavité droite de la poitrine,
& les oreillettes posent sur le diaphragme, principalement la droite.

COMPLEXUS Major. Muscle extenseur
de la tête, qui a des attaches aux apophyses transverses des sept à huit vertébres supérieures du dos, & aux mêmes
apophyses des six vertebres inférieures
cervicales. Il se porte de dehors en
dedans & va s'attacher à la partie
moyenne de l'occipital.

COMPLEXUS Minor. Muscle extenseur
de la tête, qui a des attaches aux apophyses transverses des cinq à six vertébres inférieures du col, & aux mêmes
apophyses des six vertébres supérieures
du dos. Ensuite il va par un plan de
fibres s'attacher derriére l'apophyse
mastoïde, au-dessous du sternomastoy-
dien.

CONDUIT Hépatique. Plusieurs petits
vaisseaux du foye nommés Pores bi-
liaires, s'unissent par plusieurs ramifications, & forment un tronc général,
qu'on appelle Conduit Hépatique.

CONDUIT Cholidoque. Le Conduit
hépatique ayant fait un peu de chemin, s'unit à un autre conduit appellé
Cistique, c'est-à-dire, vésiculaire. Le
concours de ces deux conduits forme
un tronc commun, nommé Conduit

cas , & apertura , in capacitate inteſtini
ejuſdem.

DUCTUS *Ciſticus.* Minor extremitas veſiculæ fellis conſtringitur , conficitque
collum , ſtatim per curvaturam , ita diſ-
poſitum ut originem præbeat canali cuidam , vulgò *Ductus Ciſticus.*

DUCTUS *Pancreaticus.* Separata paululùm Pancreatis ſubſtantiâ oculis adeſt ,
in medio latitudinis ductus quidam con-
flatus ex multis minoribus huic , & indè
lateraliter accedentibus.

Pancreaticus ductus tenuis , albus , & ferè
lucidus : per unam trunci extremitatem ,
aperitur , vulgò in Cholidoci extremum ;
deindè diametro paulatim minuitur , deſi-
nitque in acumen propè lienem.

Quandoque duplex in homine Pancreaticus , alius ſuper aliam poſitus , tunicas
duodeni *ingreditur,* & aliquoties , in in-
teſtinum illud , quandoque in Cholidocum
ſeſe aperit.

DUCTUS *Stenonis,* ſeu ſalivaris Supe-

cholidoque. Ce Conduit va gagner la courbure du *duodenum*, se glisse entre les tuniques de cet intestin, & s'ouvre dans sa capacité.

Conduit Cistique. La petite extrémité du corps de la vésicule du fiel se rétrécit, & forme ce qu'on appelle le Col, lequel ensuite se courbe d'une maniére particuliére, & produit un canal nommé Conduit Cistique.

Conduit Pancréatique. Quand on sépare un peu la substance dont est formé le Pancréas, on trouve le long du milieu de sa largeur un conduit particulier, auquel plusieurs petits conduits aboutissent latéralement de côté & d'autre.

Ce conduit, qu'on appelle Conduit Pancréatique, est très-mince, blanc, & presque transparent. Il s'ouvre par l'extrémité de son tronc, dans l'extrémité du conduit cholidoque pour l'ordinaire ; de-là le diamétre de ce tronc diminue peu à peu, & se termine en pointe du côté de la rate.

Le Conduit Pancréatique se trouve quelquefois double dans l'homme, l'un au-dessus de l'autre. Il traverse les tuniques du *duodenum*, où il s'ouvre quelquefois, & quelquefois dans le canal cholidoque.

Conduit de Stenon, ou Conduit

rior. *Vide* PAROTIDES.

CONDYLI. *Condyli vocantur eminentiæ oblongatæ planæ paululùm, quales reperiuntur, in extremitate inferiori femoris, pro sua articulatione cum tibiâ.*

CONDYLOIDÆI. *Quatuor sunt foramina ad occipitalis partem inferiorem posita, propè apophises condyloïdeas, in anteriora & posteriora distinguuntur.*

CONDYLOIDÆA. *Apophisis est maxillæ inferioris dicta, quoque Apophisis articularis.*

CONJUNCTIVA, *Membrana tenuis est, cujus pars una, superficiem internam palpebrarum cooperit, ad oram orbitæ convertitur, dùm pars altera procedit, in medietatem anteriorem, globi oculi, quo in loco albugineâ tunicâ adhæret.*

Solùmmodò conjunctiva dicitur pars oculi globum induens. Altera portio simpliciter nuncupatur palpebræ Membrana interna.

COMMISSURÆ *posteriores hemispheriorum cerebri.*

salivaire supérieur. *Voyez* PAROTIDES.

CONDYLES. On donne ce nom aux éminences des os , lorsqu'elles sont oblongues & un peu applaties , telles que celles qui se trouvent à l'extrémité inférieure du fémur, pour son articulation avec le tibia.

CONDYLOIDIENS. On appelle ainsi quatre trous situés à la partie inférieure de l'occipital , proche les apophyses Condyloïdiennes. On les distingue en deux antérieures , & deux postérieures.

CONDYLOIDIENNE. Apophyse de la Mâchoire inférieure, qu'on appelle Apophyse Articulaire.

CONJONCTIVE. C'est une membrane très-mince dont une portion couvre la surface interne des paupiéres; elle se replie vers le bord de l'orbite, & par l'autre portion se continue sur la moitié antérieure du globe de l'œil, où elle est adhérente à la tunique albuginée.

On ne donne communément le nom de Conjonctive, qu'à la portion qui revêt le globe de l'œil. L'autre portion est simplement nommée la Membrane interne de la paupiére.

COMMISSURES postérieures des Hémisphères du cerveau.

Eo gaudet nomine funiculus quidam me-
dullaris, infrâ glandulam pinealem in
opticorum nervorum thalamis positus.

CORACOBRACHIALIS. *Musculus bra-*
chium antrorsùm ferens, cujus processus
ab apophise coracoideâ omoplatæ. Bicipi-
tis caput unum assequitur, sese postea
constringit, inseriturque in humeri partem
mediam nervorum brachialium funiculo
cuidam transitum præbet.

CORACOIDES. *Apophisis omoplatæ dic-*
ta Coracoïdes, propter suam cum rostro
corvi similitudinem.

CORNEA OPACA. *Sclerotica divisio est:*
pluribus strictissimis membranularum
constat adhærentiis; texto duro & com-
pacto. Perforata videtur in mediâ parte
posteriori convexitatis suæ, ibi optico ner-
vo oneratur, & ibidem densissima est, pau-
latimque densitate minuitur propè partem
oppositam. Densitatem illius dissanter &
obliquè permeant sanguinosa vascula; spe-
ciali modò adhuc penetratur à pluribus
filamentis nervorum, non longè ab opti-
co nervo convexitatem illius ingredien-
tibus, densitatem tunicæ assequuntur, &

On a donné ce nom à un cordon médullaire, qui eſt au-deſſous de la glande pinéale, dans l'épaiſſeur des couches des nerfs optiques.

CORACOBRACHIAL. Muſcle qui ſert à porter les bras en devant, & dont on aſſigne l'origine à l'apophyſe coracoïde de l'omoplate, où il ſe joint avec une des têtes du *Biceps* ; ſe rétréciſſant il va s'inſérer à la partie moyenne de l'*Humerus*. Ce muſcle donne paſſage à un cordon des nerfs brachiaux.

CORACOHIOIDIEN. *Voyez* **COSTOHYOIDIEN.**

CORACOIDE. Apophyſe de l'omoplatte, ainſi appellée, par rapport à la reſſemblance qu'on dit qu'elle a avec le bec d'un corbeau.

CORNÉE OPAQUE. C'eſt une diviſion de la ſclérotique : elle eſt compoſée de pluſieurs couches étroitement collées enſemble. Son tiſſu eſt dur & compacte. Elle eſt comme percée vers le milieu de la portion poſtérieure de ſa convexité, où elle porte le nerf optique ; elle eſt fort épaiſſe à cet endroit, & ſon épaiſſeur diminue par degrés vers la portion oppoſée : cette épaiſſeur eſt percée d'eſpace en eſpace, & très-obliquement, par de petits vaiſſeaux ſanguins. Elle eſt encore traverſée d'une

concavitatem illius, propè corneam lucidam perforant.

CORNEA LUCIDA. Anterior sclerotica divisio, pluribus composita lamellis sibi
invicem strictissimè unitis, cornea opaca
continuata videtur productio; texturâ
tamen dissimili, insensibilibus & infinitis
perforata porulis è quibus continuò fluit
liquor, seu serositas, quæ exeundo in va-
porem, evadit.

ARIETIS CORNUA. Arcus cerebri columnæ posteriores curvantur in imum, & in
modum cornuum Arietis vergunt in ventriculorum partes inferiores, desinuntque
eorumdem extremitatibus, ex quo Arietis
Cornua vocantur.

CORTICALIS. Substantia corticalis. Vide
CEREBRUM.

CORONALE. Os in anteriori parte cranii
positum. Faciei partem Frons dictam, ef-
format, ex quo frontale os pariter nuncupatur.

CORONARIÆ. Arteriæ sunt parvulæ,
quarum processus ab ortâ; distributio
ad

maniére particuliére par des filets de
nerfs, qui entrent dans sa convexité à
quelque distance du nerf optique ; se
glissent dans l'épaisseur de la tunique,
& percent sa concavité vers la cornée
transparente.

CORNÉE TRANSPARENTE. C'est la
division antérieure de la sclérotique.
Elle est composée de plusieurs couches
ou lames intimément unies ensemble.
Elle paroit une continuation de la cornée opaque, quoique d'un tissu différent. Elle est percée d'un nombre de
pores imperceptibles , par lesquels
suinte continuellement une liqueur ou
sérosité très-fine , qui s'évapore à
mesure qu'elle en sort.

CORNES DE BÉLIER. Les piliers postérieurs de la voûte du cerveau se cour-
bent en bas, & se continuent dans les
portions des ventricules jusqu'à leur
extrémité, en maniére & sous le nom
de Cornes de Bélier.

CORTICALE. Substance corticale ou
cendrée. *Voyez* CERVEAU.

CORONAL. Os situé à la partie antérieure du crâne ; il forme cette partie de
la face qu'on appelle Front, d'où il est
aussi nommé Frontal.

CORONAIRES. Petites arteres qui
prennent leur origine à la naissance de

ad cor , & ad ejus auriculas ; harum arteriarum una anterius diſtribuitur alteɾa poſteriùs , quandòque tres inveniuntur.

CORONATA , ſeu Coronoides. Apophiſis exigua in parte ſuperiori cubiti poſita.

CORONOIDES. Apophiſis maxillæ inferioris.

CORONARIA Stomachi , ſeu Arteria Gaſtrica , ſeu Gaſtrica ſuperior.

Cujus origo à Cæliacá progreſſus primus , ad partem ſiniſtram ſtomachi , tranſ- orificium ſuperiùs , & undique ſupra ſtomachum emittit ramos communicantes, ramulis è ſtomachi fundo , propè pylorum accedentibus : ex indè ad latus dextrum ejuſdem orificii progreditur , tranſit per curvaturam ſtomachi propé pilorum , ibíque cum arteriâ piloricâ communicat ; con-vertitur ad lobulum jecoris cui ramulos ſuppeditat. Poſt hæc ſuprà canale , ſeu li-gamentum venoſum procedit , lobulum jecoris ſiniſtrum attingit , ibique mergitur, propè initium ejuſdem canalis in itinere quoſdam emittit ramulos , partibus viciniſ diaphragmatis & epiploon.

l'aorte, & qui vont se distribuer au
cœur, & à ses oreillettes. L'une de ces
arteres se distribue antérieurement, &
l'autre postérieurement ; quelquefois il
s'en trouve trois.

Coronée, ou Coronoïde. Petite apophyse située à la partie supérieure du
cubitus.

Coronoïde. Apophyse de la Mâchoire inférieure.

Coronaire Stomachique , ou Artere Gastrique , ou Gastrique supérieure.

Cette artere prend naissance de la cœliaque , elle va d'abord à la portion gauche de l'estomach, un peu au-delà de
son orifice supérieur, & jette des rameaux autour de cet orifice , & de
tous côtés sur l'estomach, qui communiquent avec ceux qui viennent tout le
long du fond de l'estomach vers le Pylore. Ensuite elle va au côté droit du
même orifice, passe le long de la petite
courbure de l'estomach presque vers le
Pylore, où elle communique avec l'artere pylorique, & se contourne vers le
lobule du foye, en lui donnant quelques petits rameaux. Elle s'avance après
cela sur le canal, ou ligament veineux,
& va gagner le lobe gauche du foye, où
elle se plonge près le commencement

C *ORONARIA Stomachi. Vena cujus pro-*
ductio à pluribus ramulis, suprà ventri-
culi curvaturam minorem diffusis, pro-
gressus ad orificium superius stomachi ; &
post plures circuitus ibi confectos, ple-
rumque in venam splenicam, aliquoties
in extremitatem trunci majoris venæ por-
tæ ad partem posteriorem arteriæ hepaticæ
deponitur.

C *ORPORA CAVERNOSA. Duo sunt cana-*
les ligamentosi flexibiles in extensione ma-
joris sibi invicem adhærentes in extremi-
tatibus clausi, quarum ambæ sibi invicem
uniuntur, & sunt rotundæ ambæ verò
aliæ à se invicem removentur, & per re-
cessum figuram Y enhibent, paulatim postea
volumine minuuntur, & obliquè in acu-
men desinunt. Remotæ extremitates radi-
ces, & rotundæ, capita, meritò vocari
possunt.

Radices adhærent orificio ramuli, ossis If-
chii, & orificio ramuli, ossis Pubis. Si-
bi mutuò occurrunt propè simphisim, for-
mamque canalis cylindrici ambæ induunt.

du même canal. Elle donne en paffant quelques petits rameaux aux parties voifines du diaphragme & de l'épiploon.

CORONAIRE Stomachique. Cette veine eft formée par quantité de petits rameaux qui font répandus fur la petite courbure du ventricule, vient gagner l'orifice fupérieur de l'eftomach, où elle fait plufieurs contours, & va fe rendre le plus ordinairement dans la veine fplénique ; quelquefois elle va dans l'extrémité du gros tronc de la veine porte, derriére l'artere hépatique.

CORPS CAVERNEUX. Ce font deux tuyaux ligamenteux fort fouples, unis latéralement l'un à l'autre par la plus grande partie de leur longueur, fermés par les extrémités, dont deux tiennent enfemble & font arrondis ; les deux autres s'écartent comme les branches d'un Y Grec, diminuent peu à peu de groffeur après l'écartement, & fe terminent obliquemen· en pointe. On peut donner aux extrémités écartées le nom de Racines, & aux arrondies celui de têtes.

Les racines font attachées chacune au bord de la petite branche de l'os *Ifchium*, & à celui de la petite branche de l'os *Pubis*. Elles fe rencontrent enfem-

Capita verò junguntur basi, corporis cujusdam cui vulgò nomen Balanus.

CORPUS CALLOSUM. Cristâ Galli *falce sublatâ & retrò inversâ, leviterque à se remotis partibus lateralibus, seu hemispheriis cerebri ; statim oculis adest longitudinalis portio arcus albi, cui nomen, corpus callosum.*

CORPORA FIMBRIATA. *Posteriores columnæ arcus cerebri in latere externo, gaudent collaterali orificio, tenui & plano fasciolæ in modum, unde corpora fimbriata dicta sunt.*

CORPORA STRIATA. *Triplici columna cerebri arcum tolle , oculis aderunt quatuor paria eminentiarum , quarum priores duæ* Corpora striata *vocantur.*

COSTOHYODEUS *,seu Coracohyodeus.*

Musculus ossis hyoidis demissor , cujus origo à superiori costâ omoplatæ, secus collum oblique transit , & ad jugularem in-

ble vers la symphise, où elles prennent chacune la forme d'un tuyau cylindrique. Les têtes se rencontrent avec la base d'un corps particulier appellé *Gland.*

CORPS CALLEUX. Ayant détaché la faulx du *Crista Galli*, & l'ayant renversée en arriére ; si on écarte légérement les deux parties latérales du cerveau, communément appellées Hémisphères, on voit d'abord une portion longitudinale d'une voûte blanche, à laquelle portion on donne le nom de Corps calleux.

CORPORA FIMBRIATA. Les piliers postérieurs de la voûte du cerveau, ont chacun à leur côté externe un petit rebord collatéral mince & plat, comme une espéce de bandelettes. Ces bandelettes ont fait inventer le nom de *Corpora Fimbriata*, ou corps bordés.

CORPS CANELÉS. La voûte à trois piliers du cerveau étant enlevée, on apperçoit quatre paires d'éminences, dont les deux premiéres font appellées *Corps canelés.*

COSTOHYODIEN, ou Coracohyodien.

Muscle abbaisseur de l'os hyoïde. Il prend son origine de la côte supérieure de l'omoplatte, passe obliquement le long

E iiij

ternan perventus , ibi conquiescit o[?]
tendinis medii , ne sanguinis fluxum im[?]
pediat , ex indè corpus fit musculosum[?]
inseriturque parti laterali & inferiori o[?]
sis hyoydis.

COTHILOYDES. *Profunda cavitas ab o[?]
sibus* Ileorum , Ischion *&* Pubis *confec[?]
ta. Ex usu caput femoris recipit.*

THALAMI *Nervorum opticorum. Triplic[?]
columnâ arcu cerebri sublato quatuor inveniuntur eminentiarum paria ; duo scilicet majora , totidemque minora ? Majorum par secundum vocatur nervorum
opticorum thalami , qui nervi illi ab illo
secundo pari præcipuè ducunt originem.*

SARTORIUS. *Adductor & elevator tibiæ
Musculus. Intus à spinâ ilæi anteriori ,
& superiori prodit , atque obliquè descendens , interiori ac superiori cruris seu tibiæ parti affigitur , quàm , unâ cum fe-
more super alterum femur movit , ut sar-
tores sedere solent.*

COSTÆ. *Ossa plana & curvatæ , semi arcum describentia , transversaliter & obliquè in uno quoque latere pectoris positæ.
Viginti quatuor sunt numero , duodecim
ex unoquoque latere , & septem superiores
dicuntur, veræ, quinque inferiores , spuriæ.*

du col. Etant parvenu vers la jugulaire interne, il pose dessus par un tendon mitoyen pour ne pas gêner le cours du sang ; de-là il se porte par un corps musculeux à la partie latérale & inférieure de l'os hyoïde, où il s'insére.

)C O T Y L O Ï D E. Cavité profonde formée par les os *Ileum*, *Ischium* & *Pubis*, pour recevoir la tête du *Fémur*.

)C O U C H E S des Nerfs optiques. La voûte à trois piliers du cerveau étant enlevée, il y a quatre paires d'éminences ; sçavoir, deux grandes & deux petites. La seconde paire des grandes est appellée Couche des Nerfs optiques, parce que ces Nerfs en tirent principalement leur origine.

C O U T U R I E R. Muscle de la Jambe fort long. Il est attaché à l'épine antérieure & supérieure des os des îles, & se termine à la partie antérieure & supérieure du tibia.

C Ô T E S. Os plats & courbés formant une espéce d'arcade, situés transversalement & obliquement à chaque côté de la poitrine. Elles sont au nombre de vingt-quatre, douze de chaque côté. Les sept supérieures ont été appellées Vraies, & les cinq inférieures Fausses.

CR.

CRANIUM. *Offa est Cavitas octo compo-*
sita offibus & sunt coronale, occipitale,
parietalia duo, temporalia duo, os Eth-
moides & Sphenoïdes.

CREMASTER. *Musculus testis elevator,*
cujus origo à fasciolâ ligamentosâ Fallo-
pii, & ab ora inferiori musculi ventris
infimi inter duas ejus columnas transit,
exteriùsque diffunditur secundùm tunicam
vaginalem, extenditurque in aponevrosim
propè testem ubi desinit.

CRICOARYTHENOIDES *posterior. Mus-*
culus Laringis cujus origo à posteriori fa-
cie Cricoydis. Finis tendo brevis in par-
tem anteriorem basis Arythenoïdis, in
articulationis suæ loco sese inserens.

CRICOARYTHENOIDES *lateralis. Mus-*
culus Laringis, ferè ab omni laterali par-
te Cricoïdis interiùs procedit, inseritur-
que lateraliter Arythenoidi propè articu-
lationem.

C R.

CRANE. Le Crâne est une boîte osseuse composée de huit os, le coronal, l'occipital, deux pariétaux, deux temporaux, un appellé Ethmoïde, & un nommé Sphénoïde.

CRÉMASTER, improprement appellé Tunique. Ce muscle qui sert à soutenir le testicule, prend naissance en partie de la bande ligamenteuse de Falloppe, & en partie du bord inférieur du muscle oblique interne du bas-ventre, passe entre les deux piliers, s'épanouit le long de la tunique vaginale extérieurement, s'étendant en une aponévrose jusqu'au testicule, où il se perd.

CRICOARYTHÉNOÏDIEN postérieur. Muscle du Larinx qui prend son origine d'une des faces postérieures du *Crycoïde.* Il se termine par un tendon court qui s'insére à la partie antérieure de la base de l'Aryténoïde, à l'endroit de son articulation.

CRICOARYTÉNOÏDIEN latéral. Muscle du Larinx, dont l'origine naît de presque toute la partie latérale du crycoïde intérieurement, & s'insére latéralement à l'Aryténoïde proche son articulation.

CRICOTHYROIDES. *Musculus Laringis*, oritur ab anteriori parte cartilaginis Cricoidis. Fibras habet affixas parti inferiori & exteriori alæ Thyroïdis , & alias parti internæ & inferiori ejusdem cartilaginis, ex quo pro duobus musculis habetur.

CROTAPHITES , seu temporalis. Musculus inferioris maxillæ elevator. Superiùs adhæret parti squammojæ ossis temporum apophisi temporali sphenoïdis , parti anteriori & inferiori parietatis , & parti laterali & inferiori coronalis , hujujce musculi fibræ omnes , è circumferentiâ ad centrum coeunt . firmissimumque efficiunt tendinem sub arcu zigomatico transeuntem , inseriturque processui acuto maxillæ inferioris.

CRURALIS. *Vena* cujus origo infra poplitem ; inter condylum internum femoris, & arteriam cruralem , retrò ascendit inter Bicipitem & alios flexores, ad intus convertitur & anteriùs transit infrà ligamentum Fallopii nomen suum amittit , vacatur Iliaca externa.

Cricothyroïdien. Muscle du Larinx qui prend origine de la partie antérieure du cartilage crycoïde. Il a des fibres qui s'attachent ou s'insérent à la partie inférieure & extérieure de l'aile du thyroïde, & les autres, à la partie interne & inférieure du même cartilage. C'est ce qui a donné lieu d'en faire deux muscles.

Crotaphite. Muscle reléveur de la mâchoire inférieure. Il est attaché supérieurement à la partie écailleuse de l'os des tempes, à l'apophyse temporale du sphénoïde, à la partie antérieure & inférieure du pariétal, & à la partie latérale & inférieure du coronal. Toutes les fibres de ce muscle se rassemblent de la circonférence au centre, pour former un fort tendon, qui passe sous l'arcade zigomatique, & vient s'insérer à l'apophyse coronoïde de la mâchoire inférieure, qui l'entoure de tous côtés.

Crurale. Cette veine prend naissance au-dessous du jarret, entre le condyle interne du *Fémur* & l'artere crurale; monte en arriére entre le *Biceps* & les autres fléchisseurs; se contourne en dedans, & vient antérieurement passer sous le ligament de Falloppe, où elle change son nom, en celui d'Iliaque externe.

CRISTALLINUS *Humor. Corpus est lentiformæ, posteriùs convexitate majori, quàm auteriùs, reliquis solidiori substantiâ, & colore lucido in foveâ vitrei humoris, ope tunicæ tenuissimæ includitur; colore & consistentiâ pro variis ætatis gradibus variatur.*

CRICOIDES. *Cartilago Laringis habenda, pro extremitate superiori tracheæ arteriæ.*

CRURALIS. *Musculus extensor tibiæ inter vastos positus, anteriori parti femoris affixus à magno Trochantere, ad partem inferiorem femoris tendinosus & aponevroticus est in parte suâ inferiori, sese immiscet aliis cum extensoribus tibiæ, simulque producunt tendinem parti superiori & externæ rotulæ desinentem.*

CRURALIS. *Arteria Iliacæ continuata productio, egressa è ventre infimo, supra caput femoris descendit, suprà venam cruralem circuitum absolvit, & ad latus internum hujus venæ; suprà musculum pecti-*

CRISTALLIN. Le Cristallin eſt un petit corps lenticulaire, dont la face poſtérieure eſt plus convexe que l'antérieure. Il eſt d'une conſiſtence médiocrement ferme, & d'une tranſparence à peu près ſemblable à du criſtal. Il eſt renfermé dans une capſule membraneuſe, tranſparente, & logé dans la foſſette de la partie antérieure de l'humeur vitrée. Sa couleur & ſa conſiſtance varient ſuivant les différens âges.

CRICOÏDE. C'eſt un des cartilages du Larinx, qu'on peut regarder comme l'extrémité ſupérieure de la trachée artere.

CRURAL. Muſcle extenſeur de la jambe, placé entre les deux vaſtes, & qui eſt attaché à la face antérieure du *Fémur*, depuis le grand *Trockanter*, juſqu'à la partie preſque inférieure de la cuiſſe. Il eſt tendineux & aponévrotique à ſa partie inférieure, qui ſe confond avec les autres extenſeurs de la jambe, & forment enſemble un tendon qui ſe termine à la partie ſupérieure & externe de la rotule.

CRURALE. Cette artere eſt une continuation de l'iliaque. Après être ſortie du bas-ventre, elle deſcend ſur la tête du Fémur, fait un contour ſur la veine crurale, & ſe place au côté interne de

næum locum occupat , & suprà primam
tricipitis partem. E circuitu suo prosiliunt
tres rami majores , nomine carentes & distincti in externum , medium, & internum,
variis femoris partibus diffunduntur. Exindè cruralis inter Sartorium , Vastum
internum & Triplicem descendit, partibusque vicinis ramos emittit, propè partem inferiorem femoris retrò convertitur
ad imum & per ultimum Tricipitem ; &
ad vicinum perventa Condylum Popli-
tæa vocatur.

CRURALIS. Nervus cujus productio ab
unione sacrorum nervorum ; transitus suprà ligamentum Fallopii , & ab infimo
ventre egreditur ad latus externum arteriæ cruralis. Post egressum in plures dividitur ramos ad varias partes femoris &
tibiæ tondentes. Invenitur namque ramus
parti superiori & internæ pedis distributus.

C U

CUBOIDES. Eo donatur nomine unum ex
ossibus Tarsi.

cette veine, fur le mufcle Pectiné, & fur la premiére portion du *Triceps*. Dans l'endroit de fon contour elle produit trois branches confidérables, qui n'ont point de noms particuliers. On les divife en une externe, une moyenne, & une interne; ces branches fe répandent à différentes parties de la cuiffe. Enfuite l'artere crurale defcend entre le *Couturier*, le *Vafte* interne, & le *Triceps*, en jettant des rameaux aux environs. Vers la partie inférieure de la cuiffe, elle fe tourne en arriére au bas & au travers du dernier *Triceps*. Lorfquelle eft arrivée au condyle voifin, on lui donne le nom de *Poplitée*.

CRURAL. Ce nerf eft formé par l'union & la complication des Nerfs facrés. Il paffe deffous le ligament de Falloppe, & fort du bas-ventre, au côté externe de l'artere crurale. En fortant il fe divife en plufieurs branches, qui vont à différentes parties de la cuiffe & de la jambe. Il y a même un rameau qui va jufqu'à la partie fupérieure interne du pied, où il fe diftribue.

CU

CUBOÏDE. On appelle ainfi un des os du Tarfe.

CUBITALIS. *Nervus cujus origo ab unione septimi paris cervicalis & primi paris dorsalis. Ad latus internum brachii descendit inter arteriam brachialem, & venam basilicam, inter condylum internum ossis brachii intromittitur, & olecranium, & ibi tantùm modò cooperitur à ligamentis & tegumentis. Ex indè secùs musculum internum cubitalem descendit, ad extremitatem inferiorem cubiti, & dividitur in duos ramos quorum major unus, minor alter. Major propè os pisiforme carpi, transit suprà majus ligamentum annulare transversum, assequitur palmæ manus partem illam duobus ultimis digitis respondentem, & in plures subdividitur ramos ad vicinas partes tendentes. Minor extus convertitur ad posteriorem partem tendinis, musculi cubitalis interni, attingit manus partem convexam, & duobus ultimis respondentem digitis, & partibus viscinis distribuitur nervus hic; in toto illo decursu filamenta huic & indè spargit.*

CUBITALIS *internus. Musculus flexor Carpi. Superius humeri condilo interno, & paulisper olecranio affigitur. Musculo sublimi jungitur, secùs partem internam*

Cubital. Ce Nerf naît de l'union de la septiéme paire cervicale, & de la premiére paire dorsale. Il descend au col interne du bras, entre l'artere brachiale & la veine basilique. Il se glisse entre le condyle interne de l'os du bras & l'olecrane, où il est seulement couvert d'une espéce de ligament & des tégumens. Il descend ensuite le long du muscle Cubital interne, jusqu'à l'extrémité inférieure du *cubitus*, où il se divise en deux branches, une grosse & une petite. La grosse branche passe à côté de l'os pisiforme du carpe, sous le gros ligament annulaire transverse, & gagne la partie de la peaume de la main qui répond aux deux derniers doigts, où il se divise en plusieurs rameaux, qui vont à différentes parties. La petite branche se contourne en dehors derriére le tendon du muscle Cubital interne, & va gagner la partie de la convexité de la main qui répond aux deux derniers doigts, & se distribue aux parties voisines ; ce nerf dans son trajet donne des filets de côté & d'autre.

Cubital interne. Muscle qui sert à la flexion du poignet. Il s'attache supérieurement au condyle interne de l'*humerus*, & un peu à l'olecrâne. Il se

offis cubiti defcendit, inferiturque in os pififorme carpi.

CUBITALIS externus. Mufculus extenfor carpi, cujus fuperior adhefio exteruo humeri condylo, unio cum extenfore communi & proprio digiti auricularis defcenfus exterior, ad os cubiti & parte inferiori affecutâ tendo ejus intromittitur in finuofitatem ejufdem offis parti externæ confpicuam, infrà ligamentum femi annulare, definitque parti fuperiori offis metacarpi, auricularem fubftentanti.

CUBITALIS. Arteria brachialis bifurcationis, tantùm modò ramus, cujus origo propè flexionem brachii; receffus inter os cubiti, & partes fuperiores mufculorum pronatoris rotundi, fublimis palmaris & radialis interni. Ex indè os cubiti deferens inter fublimem & cubitalem internum ad carpum vergit, ut attingat ligamentum transverfale internum, in hoc decurfu plures circuitus abfolvit, ramos plurimos emittendo Datam poft originem arteriis offeis, inter mufculos fublimen profundum &c. defcendit ad carpum, infrà ligamentum annulare majus fubrepit & in manû communicat cum ramis arteriæ radiæ.

joint avec le muscle sublime , & descend le long de la partie interne de l'os du coude , pour s'insérer à l'os du carpe , qu'on appelle Pisiforme.

CUBITAL externe. Muscle extenseur du poignet , qui s'attache supérieurement au condyle externe de l'*humerus* , se joint avec l'extenseur commun , & celui qui est propre au petit doigt , & descend le long de l'os du coude extérieurement. Etant à la partie inférieure , son tendon passe dans une sinuosité qui est à la partie externe du même os , sous un ligament demi-annulaire , & se termine à la partie supérieure de l'os du métacarpe , qui soutient le petit doigt.

CUBITALE. Cette Artere qui est une des branches de la bifurcation de la brachiale , qui se forme environ un travers de doigt du pli du bras. Elle s'enfonce entre l'os du coude , & les parties supérieures des muscles pronateurs ronds , sublime , palmaire & radial interne ; ensuite elle quitte l'os , & se glisse tout le long , entre le Sublime & le Cubital interne jusqu'au poignet , pour aller gagner le ligament transversal interne. Dans ce trajet elle fait plusieurs contours en serpentant & donnant plusieurs branches. Après qu'elle a donné naissance aux arteres

Deindè, transit infrà ligamentum transver-
sale internum, ad latus offis pisiformis, &
dat pelli &c. musculo palmari & ultrà li-
gamentum, arcum conficit è convexitate
suâ emittentem, tres quatuorve ramos,
variis manus partibus distributos.

CUBITALIS. *Vena cujus ascensus paulu-*
lùm exterior secùs os cubiti inter muscu-
los & tegumenta ad codylum internum
humeri, quò perventa in basilicam depo-
nitur.

CUBITUS, *seu Ulna. Os cubiti longum*
irregulariter triangulare, cujus extremitas
superior in duas desinet apophises, qua-
rum una cubitum conficit.

CUNEIFORME. *Os tertium primi ordinis*
carpi. Pari nomine gaudent tarsi tria offi-
cula.

CUNEIFORME. *Vide* **SPHENOIDES.**

CUTANEUS *internus. Nervus, cujus orig-*

interosseuses , elle descend entre les muscles sublime, profond, &c. jusqu'au poignet, où elle se glisse sous le gros ligament annulaire, & va sous la main communiquer avec des rameaux de l'artere radiale.

Ensuite elle passe par dessous le ligament transversal interne, à côté de l'os pisiforme, donne à la peau & au muscle palmaire, &c. étant environ deux travers de doigts au-delà du ligament, elle forme une arcade, qui jette ordinairement de sa convexité trois ou quatre rameaux, qui se divisent & se distribuent à différentes parties de la main.

CUBITALE. Cette veine monte le long de l'os du coude entre les muscles & les tégumens, un peu intérieurement jusqu'au condyle interne de l'*humerus*, où elle entre dans la basilique.

CUBITUS. Os de l'avant-bras, long, irréguliérement triangulaire, & dont l'extrémité supérieure se détermine par deux apophyses, dont l'une forme le coude.

CUNEIFORME. Troisiéme os du premier rang du carpe. On donne aussi ce nom à trois os du Tarse.

CUNEIFORME. *Voyez* SPHÉNOÏDE.

CUTANÉ interne. Ce nerf naît de

*ab unione septimi paris cervicalis , cum
primo pari dorsali. Suprà alios nervos
brachiales quiescit , & secùs partem internam brachii , inter tegumenta & musculos descendit , sed antea divitur in duos
ramos quorum primus descendit secus tegumenta , musculum radianum internum
& palmarem cooperentia , ex inde ramificationes præbet pelli carpum regent , &
initium palmæ manus Ramus alter re-
tra paululùm convertitur secus tegumenta musculum cubitalem internum , & os
cubiti , induentia , ramificationes auricu-
lari immittendo.*

CUTANEÆ, *seu miliares Glundulæ. Granula sunt in pelle contenta , canalibus
excretoriis prædita , quæ in superficie externâ pellis sese aperiunt modò , ad latum
ipsamet , modò in tertiâ , modò substantiam mammularum ab iis procedunt su-
dores.*

*Ex illis quædam materiam pinguem suppe-
ditant vocatæque sunt à DD. Morgagny
Glandulæ Sebaceæ.*

C Y.

CYSTICÆ. *Arteria ab hepaticâ procedentes*

l'union de la septiéme paire cervicale, avec la premiére paire dorsale. Il pose sur les autres nerfs brachiaux, & descend tout le long de la partie interne du bras, entre les tégumens & les muscles. Il se divise avant de descendre en deux branches ; l'une descend le long des tégumens qui couvrent le muscle radial interne & le palmaire, & ensuite se ramifie dans la peau qui couvre le poignet , & le commencement de la paume de la main. L'autre branche se jette un peu plus en arriére , & le long des tégumens qui couvrent le muscle cubital interne & l'os du coude , en s'y ramifiant jusqu'au petit doigt.

CUTANÉES. Les Glandes Cutanées ou Miliaires , font des grains ou petits pelotons en partie enchâssés dans l'épaisseur de la peau. Ils ont des tuyaux excrétoires , qui s'ouvrent à la surface externe de la peau, tantôt à côté , tantôt à travers les mammelons. Ils font pour la plûpart les sources de la sueur. Il y en a qui fournissent une matiére onctueuse & grasse. M. Morgagny leur a donné le nom de Glandes Sébacées.

C Y.

CYSTIQUES. Les Arteres de ce nom

tes & ad fellis veſiculam tendunt.

CYSTICÆ.*Venæ.Plerumque inveniutur duæ*
   E fundo veſiculæ fellis , procedunt ad il-
   lius collum , & deponuntur , vel in venam
   portam inferiorem , ſeu in ejus ramum.

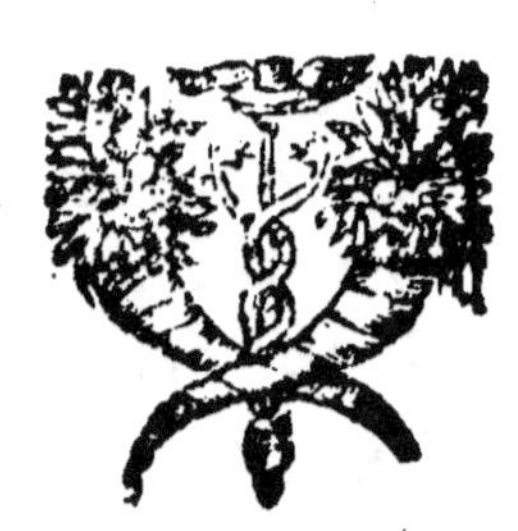

viennent de l'hépatique, & vont à la véficule du fiel.

Cy-stiques. Veines. Elles font au nombre de deux ordinairement. Elles viennent depuis le fond de la véficule du fiel jufqu'à fon col, & vont fe ren- dre, foit à la veine porte inférieure, foit à une de fes branches.

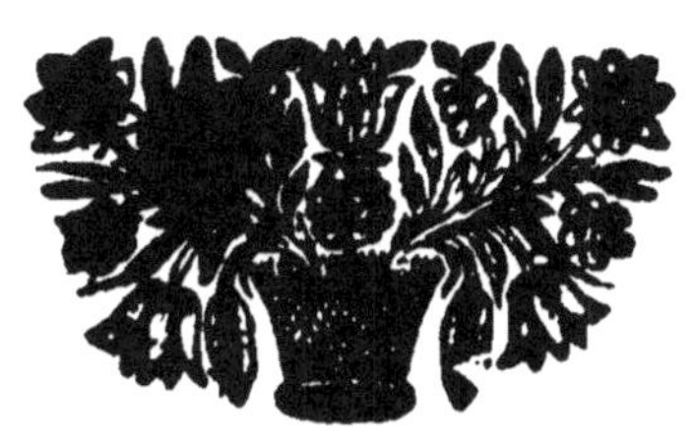

D A.

DARTOS. *Scroti portio carnosa qu*
& musculus cutaneus, cujus fibr
pelli firmiter adhærent, permeantqu
texturam cellularem, interpositam, &
membranæ adiposæ vices gerit; Dartos te-
nuis musculus, & ex dispositione fibarum
nascuntur cellulæ du   arnosæ lateralite
suprà se positæ & à scroto involutæ.

D E.

DELTOIDE. *Musculus brachii suprà sca-*
pulam motibus, ex usu inserviens. Octo-
decim vel viginti vulgò constat muscu-
lis exiguis & simplicibus in sensum oppo-
situm dispositis & à tendinibus mediis,
sibi unitis. Deltoides, super jus hæret secùs
oram inferiorem spinæ omoplatæ, secùs
oram convexam Acromion & claviculæ.
Ex indè ad humeri tertiam partem des-
cendit & ipso   et & ossi affigitur.

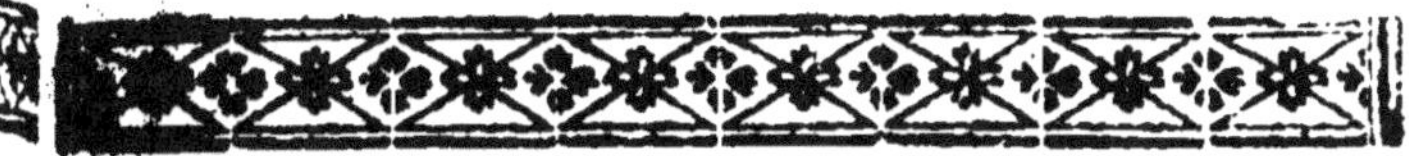

D A.

DARTOS. On nomme ainsi la portion charnue du *Scrotum*. C'est un muscle cutané, dont les fibres sont pour la plûpart, fort attachées à la peau, & traversent le tissu cellulaire qui est entre ces deux portions, & y tient lieu de membrane adipeuse, mais sans marque de graisse. Ce muscle est mince, & forme par l'arrangement de ses fibres, une bourse à deux loges; ces deux loges ou bourses sont charnues, adossées latéralement, & enveloppées du *Scrotum*.

D E.

DELTOÏDE. Muscle dont l'usage est de servir aux mouvemens du bras sur l'épaule. Il est, dit-on, composé de dix-huit ou vingt petits muscles simples, disposés à contre-sens les uns des autres, & unis par des tendons mitoyens. Il est attaché en haut le long de la lévre inférieure, de l'épine de l'omoplatte, le long du bord convexe de l'*Acromion*, & à la clavicule. De-là il descend jus-

SEMI-MEMBRANOSUS. *Musculus ossis tibiæ suprà femoris os mutui concurrens. Longus gracilis & partim aponevroticus est, ex quo semi-membranosus vocatur. Superiùs alligatur ossi Ischion, & inferius condylo interno capitis tibiæ.*

SEMI-NERVOSUS. *Musculus tibiam suprà femur movens. Longus & tenuis est. Superiùs adhærens ossis pubis inferiori, ramo desinens verò tibiæ, faciei internæ & superiori.*

DENTES. *Ossa omnibus cognita, in adultis numero triginta duo, sex decim prô unâ quâque maxillâ, distinguntur in dentes incisivas, caninas & molares.*

DENTATUS *anterior seu minor pectoralis. Musculus carnosis præditus adhæsionibus parti anteriori secundæ, tertiæ & quartæ costæ superioris. Sese contrahendo adhæsiones emittit apophisi Coracoidi propè unum bicipitis caput.*

qu'au tiers de l'humerus , où il va s'attacher, & comme s'implanter dans l'os
même.

DEMI-MEMBRANEUX. Muscle qui
concourt au mouvement de l'os de la
jambe sur celui de la cuisse. Il est long ,
grêle , & en partie aponévrotique, d'où
il a reçu le nom de Demi-membraneux.
Son attache supérieure est à l'os *Ischion* ,
& son inférieure au condyle interne de
la tête du tibia.

DEMI-NERVEUX. Muscle dont l'usage est de mouvoir la jambe sur la cuisse.
Il est long & mince. Son attache supérieure est à la branche inférieure de
l'os pubis, & il se termine à la face interne & supérieure du tibia.

DENTS. Noms assez connus , dont le
nombre dans les Adultes est ordinairement de trente-deux , seize à chaque
mâchoire. On les distingue en incisives , canines & molaires.

DENTELÉ antérieur, ou petit Pectoral.
Ce Muscle a des attaches charnues à la
partie antérieure de la deuxième , troi-
sième , & quatrième côte supérieure.
Se rétrécissant , il va par un tendon
s'attacher à l'apophyse coracoïde , proche une des têtes du Biceps.

DI.

*DIAPHRAGMA. Latus sed tenius muscu-
lus, pectoris basim occupans, pectus idem
à ventre infino separans. Duabus variis
componi creditur partibus, quarum una
major, superior & praecipua vocatur major Diaphragmatis musculus, & minor
altera & inferior quasi Appendix specta-
ta : diciturque musculus inferior, seu musculus minor Diaphragmatis.*

*Musculus major in circumferentiâ carnosus,
in medio tendinosus est, seu aponevroticus.*

*Minor majori, volumine constat exiguiori,
sed dentior est,
In Diaphragmate tres aperturae ; per unam
transit Vena cava, per aliam, aesophegi extremitas & per alteram, Aorta.*

*DIAPHRAGMATICAE, seu Arteriae phreni-
cae, quarum sinistra oritur vulgò à trunco,
Aortae descendentis. Dextrâ verò, quandòque ab arteriâ lumbari vicinâ, saepiùs à
Coeliaca profiscitur. Aliquoties ambae
exeunt ab exiguo trunco communi ab
Aortâ nascente. Per plures ramificatie-*

DI.

Diaphragme. Muscle très-large &
fort mince, situé à la base de la poitrine, qu'il sépare d'avec le bas-ventre.
On le regarde comme composé de deux
différentes portions, une grande & supérieure, qui en est la principale, nommée le grand Muscle du Diaphragme,
& une petite & inférieure, qui en est
comme l'appendice, appellée le Mufcle inférieur, ou petit Muscle du Diaphragme.

Le grand Muscle est charnu dans sa circonférence, & tendineux, ou aponévrotique dans le milieu.

Le petit a très-peu de volume par rapport au grand, mais il est plus épais.

Le Diaphragme a trois ouvertures confidérables, une pour le trajet de la veine
cave, une pour l'extrémité de l'œsopha-
ge, & une pour donner paffage à
l'Aorte.

Diaphragmatiques, ou Artere-
Phréniques, dont la gauche vient ordinairement du tronc de l'Aorte defcendante, & la droite vient quelquefois de l'artere lombaire voisine, mais
le plus souvent de la cœliaque. Quelquefois elles partent toutes deux d'un

nes tendunt ad concavitatem diaphrag-
matis, raro ad convexitatem, præter il-
las diaphragmaticas sunt. & secundariæ
nascentes ab intercostalibus, mammariis
internis mediastinis, pericardinis & a
Cœliacâ.

DIAPHRAGMATICA *superior, seu Peri-*
cardiodiaphragmatica dextra. Vena ex
parte dextrâ, in venam cavam deponens,
& sinistra in subclaviam lævam sese exo-
nerans.

DIAPHRAGMATICÆ, *seu Phrenicæ. Ve-*
næ quarum extensio in diaphragmâ & de-
positio in venam cavam inferiorem.

DIAPHRAGMATICUS. *Nervus ab ante-*
riori ramo tertii, secundi & quarti paris
cervicalis confectus. In pectus intrat ad
posteriorem extremitatis anterioris clavicu-
læ, transit antè partem anteriorem muscu-
li scaleni. Statim post ingressum in pectus,
recipit filamentum primi paris dorsalis &
majori cum simpatico communicat; antè
arteriam subclaviam transit, propè simpa-
t cum medium, sequitur iter immediatè oc-
currens, ante pulmonis ortum, propè &

petit tronc commun qui naît de l'aorte. Elles vont par plusieurs ramifications à la concavité du Diaphragme, & rarement à sa convexité. Outre ces Diaphragmatiques primitives, il y en a de secondaires, qui viennent des intercostales, des mammaires internes, des Médiastines, des péricardines, & de la cœliaque.

DIAPHRAGMATIQUE supérieure, ou Péricardiodiaphragmatique droite. Cette veine du côté droit, a son embouchure dans la veine cave supérieure ; & celle du côté gauche, dans la soûclaviére gauche.

DIAPHRAGMATIQUES, ou Phréniques. Ces veines, tant la droite, que la gauche, ont leur étendue dans le Diaphragme, & viennent se rendre à la veine cave inférieure.

DIAPHRAGMATIQUE. Le nerf à qui on donne ce nom, est formé par une branche antérieure de la troisiéme paire cervicale, par un rameau de la seconde, & par un rameau de la quatriéme. Il entre dans la poitrine derriére l'extrémité antérieure de la clavicule, en passant devant la portion antérieure du muscle scaléne. Dès qu'il est entré dans la poitrine, il reçoit un filet de la premiére paire dorsale, & communique

*secùs pericardiam , cui lateraliter inhæret ,
paululùm retrò vertitur in Diaphragma ,
& ope ramorum distributorum cum intercostali nervo communicat , insuper ,
cum plexibus vicinis ventris infimi.*

*DIAPHRAGMATICUS à dextrâ secùs ve-
nam cavam descendit , exquo anterior ipsomet anteriori apparet. Diaphragmaticus
sinister , paululùm recedit ad truncum
Aortæ , & dextro longiorem absolvit viam
deviationem enim describit , ut transeat
propè pericardii partem illam cordis apici respondentem.*

*DIASTOLE. Motus à corde in tempore
dilatationis absolutus.*

*DIGASTRICUS. Maxillæ inferioris mus-
cubus demissor. Ortum ducit à substantiâ
carnosâ in incissurâ positâ, antè apophisim
Mastoïdeam , undè proficiscitur tendo exiguus rotundus præbens originem aliæ substantiæ carnosâ , quæ ope aponevrosis parti
superiori & externa ossis hyoidis adhæ-*

avec le grand nerf sympatique, passe devant l'artere soûclaviére, à côté du nerf sympatique moyen, suit sa route qui est immédiatement devant la naissance du poumon, à côté & le long du péricarde, auquel il est collé latéralement, & se jette un peu en arriére dans le Diaphragme ; par les rameaux qu'il y distribue, il communique avec le nerf intercostal, & avec les plexus voisins du bas-ventre.

Le nerf Diaphragmatique du côté droit, descend le long de la veine cave supérieure, ce qui le fait paroître plus antérieur que l'antérieur. Celui du côté gauche est d'abord un peu reculé vers le tronc de l'aorte, & fait un trajet plus long que celui du côté opposé ; car il se détourne pour passer à côté de la portion du péricarde, qui répond à la pointe du cœur.

DIASTOLE. On a donné ce nom à un mouvement que fait le cœur dans sa dilatation.

DIGASTRIQUE. Muscle abbaisseur de la mâchoire inférieure. Il a son origine par une masse charnue, placée dans une échancrure qui est au-devant de l'apophyse mastoïde, d'où il part un petit tendon rond, qui donne naissance à une autre masse charnue, qui

*ret & obliquè sese inserit parti internæ &
inferiori simphisis menti. Duæ illæ substantiæ carnosæ digastrici ventriculi vocantur, & tendinem medium amplectitur
musculi stilohyoydei bifurcatio.*

D O.

DORSALIS. *Musculus longus & latus,
brachii suprà scapulam motui concurrens.
Quandòque costæ inferiori omoplatæ propè angulum affigitur, pariter apophisibus
spinosis, sexto, septimo & octavo vertebrarum inferiorum dorsi, pariter apophisibus lumbarium omnium & superioribus
spinis & partibus lateralibus ossis sacri,
labio denique externo, partis superioris
ossis Ilæi. Digitationis in modum carnosas adhuc habet adhæsiones quatuor ultimis costis spuriis. Hujusce musculi fibræ
in unum coeunt, efficiuntque tendinem
humæro adhærentem, paululùm infrà exiguam tuberositatem superiorem ad latera
& secus oram internam ossei stillicidii.*

DORSALES, *seu Costales. Nervi sic dicti,
sunt duodecim paria: par unumquodque*

s'attache par une aponévrose à la partie supérieure & externe de l'os hyoïde, pour s'insérer obliquement â la partie interne & inférieure de la symphise du menton. Ces deux masses charnues sont nommées les Ventres du Digastrique, & le tendon mitoyen en est embrassé par la bifurcation du muscle stylohyoïdien.

DO.

I DORSAL. Muscle grand & large qui concourt au mouvement du bras sur l'épaule. Il est attaché quelquefois à la côte inférieure de l'omoplatte, près de l'angle, aux apophyses épineuses des six ou sept, & quelquefois huit vertébres inférieures du dos, à celles de toutes les lombaires, aux épines supérieures, & aux parties latérales de l'os *Sacrum*, & à la lévre externe de la partie postérieure de l'os des îles. Il a encore des attaches charnues par digitations, aux quatre derniéres fausses côtes. Les fibres de ce muscle se rassemblent & forment un tendon qui s'attache à l'*humerus*, un peu au-dessous de la petite tubérosité supérieure, à côté & le long du bord interne de la goutiére osseuse.

DORSAUX, ou Costaux. Les nerfs qu'on appelle ainsi sont au nombre de douze.

nomen recipit à vertebrâ infrà quam transit v. g. sub prima vertebra, par primum
&c.

Hi-ce omnes nervi statim è vertebris egressi,
    & antequam costas committentur, vul-
    gò duo filamenta, antrorsùm emittunt,
    ut majori cum simpatico, seu intercosta-
    li nervo communicant, & retrò plura fi-
    lamenta suppeditant musculis vertebrali-
    bus, aliísque vicinis.

Par primum nervorum brachialium compo-
    sitionem ingreditur, simulque secundum
    pari ramos Thorachicos emittit.

Septem superioria parra, secùs & infrà veras
    costas, usque ad sternum prosequuntur,
    seseque distribuunt musculis intercostalibus
    quos permeant extus & intus, ut den-
    tatos majores pectorales & tegumenta as-
    sequi valeant.
Portione cartilaginosâ septimæ costæ adeptâ,
    par septimum descendit & distribuitur in-
    ter musculos latos ventris infimi.

Ultima quinque paria, extremitates costa-
    rum spuriarum deferunt, seseque diffun-
    dunt musculis ventris infimi.
Par undecimum quædam præbet filamenta
    diaphragmati, & deindè vergit inter

paires ; chacune de ces paires eſt nommée par le nombre des vertébres ſous
leſquelles elle paſſe : par exemple, la
premiére paire, la ſeconde, &c.

Tous ces nerfs, dès leur ſortie d'entre les
vertébres, & avant que d'accompagner
les côtes, jettent ordinairement deux
filets en devant pour communiquer
avec le grand nerf ſympatique, ou
nerf intercoſtal, & pluſieurs filets en
arriére pour les muſcles vertébraux, &
autres muſcles voiſins.

La premiére paire entre dans la compoſition des nerfs brachiaux, & jette conjointement avec la deuxiéme paire des
rameaux thorachiques.

Les ſept paires ſupérieures vont le long &
ſous les vraies côtes, juſqu'au *ſternum*,
ſe diſtribuent aux muſcles intercoſtaux,
qu'elles percent de dedans en dehors,
pour aller aux grands dentelés, aux
pectoraux, & aux tégumens.

Lorſque la ſeptiéme paire eſt arrivée à la
portion cartilagineuſe de la ſeptiéme
côte, elle deſcend & ſe diſtribue entre
les muſcles larges du bas-ventre.

Les cinq derniéres paires quittent les extrémités des fauſſes côtes, pour ſe diſtribuer aux muſcles du bas-ventre.

L'onziéme paire donne auſſi quelques
filets au Diaphragme, & enſuite ſe

musculos transversos & peritonæum.

*Par duodecimum musculis transversis & obli-
quis internis distribuitur.*

*Omnes nervi dorsales, permeundo musculos,
plures emittunt ramificationes tegumentis, efficiuntque nervos cutaneos thoracis &
ambarum regionum primarum ventris infimi & superioris portionis lumborum.*

D R

DIRECTI. *Musculi ventris infimi. A pectoris imò ad ossa pubis extenduntur,
secùs lineam albam.*

*Uniuscujusque superiùs extremitas, adhæret
parti extremitatis inferioris sterni, insuper tribus ultimis veris costis, & primæ
spuriæ.*

*Extremitas inferior, superiori strictior, desi-
nit in tendinem tenuem adhærentem labio
interno oræ superioris ossis pubis propè
simphisim.*

*Musculi directi corpus in vaginâ aponevro-
ticâ includitur; exteriùs in plures dividitur partes, ut totidem musculis specialis, sibi mutuò additi & intersecti, à*

gliffe entre les mufcles tranfverfes & le
péritoine.

La derniére fe diftribue aux mufcles tranfverfes , & aux obliques internes.

Tous les nerfs Dorfaux envoyent plufieurs
ramifications à travers les mufcles aux
tégumens, & forment les nerfs cutanés
du thorax, des deux premiéres régions
du bas-ventre, & de la portion fupérieure des lombes.

D R.

DROITS. Mufcles du bas-ventre. Ils
font fitués depuis le bas de la poitrine
jufqu'aux os *pubis*, tout le long de la
ligne blanche.

L'extrémité fupérieure de chacun d'eux eft
attachée à une portion de l'extrémité
inférieure du *fternum*, aux trois derniéres vraies côtes, & à la premiére
fauffe.

L'extrémité inférieure eft plus étroite que
la fupérieure, & fe termine par un
tendon mince, qui eft attaché fur la
lévre interne du bord fupérieur de l'os
pubis, proche la fymphife.

Le corps du mufcle Droit eft enfermé dans
une gaine aponévrotique. Il eft extérieurement partagé en plufieurs portions, comme en autant de mufcles

tendinofis tranfverſis, feu enervationibus, ꝗ
quæ vulgò fuprà rarò infrà umbilicum occurrunt.

DU

DUODENALIS, feu *Inteftinalis*. *Arteria*
ab uno *Gaftricæ* dextræ ramo confecta :
fecùs duodenum ex parte *Pancreatis* tranfit, utrique, & parti vicinæ ftomachi
ramos emittit.

DUODENALIS, feu inteftinalis. *Vena*
confecta à ramis è *Pancreate* orientibus,
præcipuè verò à ramis fuprà duodenum
confperfis. In truncum venæ portæ deponitur propè cifticas, quandòque in truncum iifdem cifticis communem.

DUODENUM. Eo donatur nomine intef-
tinorum gracilium portio prima, propter
extenfionem quæ duodecim conftat pollicibus. E piloro oritur, & finis duodeni,
initium Jejuni.

Aliis inteftinis ampliori, licet breviori gaudet volumine.

particuliers mis bout-à-bout, & entre-
coupés par des tranſverſes tendineuſes,
appellées communément Enervations,
leſquelles ſe trouvent pour l'ordinaire
au deſſus du nombril, & rarement au-
deſſous.

D U.

DUODENALE, ou Inteſtinale. Artere
formée par un rameau de la Gaſtrique
droite : elle va le long du *Duodenum* du
côté du *Pancréas*, en fourniſſant à l'un
& à l'autre des rameaux, de même qu'à
la portion voiſine de l'eſtomach.

DUODENALE, ou Inteſtinale. La veine
Duodenale ſe forme par des rameaux
qui viennent du *Pancréas*, mais ſpécia-
lement par ceux qui ſont diſtribués ſur
l'inteſtin *Duodenum* ; elle va ſe rendre
dans le tronc de la veine porte, proche
les veines ciſtiques, & quelquefois
dans le tronc commun de ces mêmes
veines.

DUODENUM. Ce nom a été donné à la
première portion des inteſtins grêles,
par rapport à ſa longueur qui eſt de
douze travers de doigts. Il naît du Pi-
lore, fait pluſieurs courbures, & ſe
termine où commence le *Jejunum*.
Il eſt ordinairement le plus ample, quoique le plus court des inteſtins grêles.

DURA-MATER. Membrana cerebrum involvens cranium interius induit, interni periostei vices gerit, foraminula & cavitates replet, eminentiasque occurrentes cooperit.

Dura-mater duabus composita lamnis strictè unitis quarum fibræ obliquè sese intersecant, firmissima textura constat, & partim ligamentosa, partim tendinosa apparet.

Lamna interna plures absolvit sinuositates, tres præsertim quæ totidem claustra conficiunt, unum scilicet superius inter duos cerebri lobos majores unum medium, cerebrum inter & cerebellum, & unum inferiùs inter lobos cerebelli.

D U R E-M E R E. C'eſt une membrane qui enveloppe le cerveau , & toutes ſes appartenances. Elle tapiſſe le dedans du crâne, lui ſert de périoſte interne , en remplit les trous, en garnit les enfon-cemens , & couvre les éminences qui s'y trouvent.

Elle eſt compoſée de deux lames très-étroitement collées enſemble dont les fibres ſe croiſent obliquement ; le tiſſu en eſt très-ferme , très-ſerré, & paroît en partie ligamenteux , & en partie tendineux.

La lame interne fait pluſieurs replis. Il y en a trois entr'autres qui forment au-tant de cloiſons particuliéres , une ſupérieure, entre les deux grands lobes du cerveau ; une moyenne, entre le cerveau & le cervelet ; & une inférieu-re , entre les lobes du cervelet.

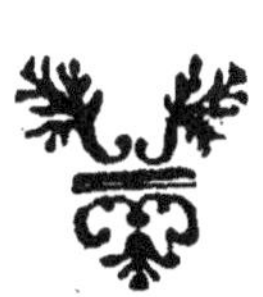

EM.

EMULGENTES. *Vide* RENALES.

E N.

INÆUS. *Auditus organi ossiculum. Dividitur in corpus, & est pars firmior, & in tibias, & sunt extremitates.*

INFUNDIBULUM. *Cavitas est inter columnæ anterioris, arcus cerebri basim occurrens, & inter partem anteriorem unionis nervorum opticorum.*

E P

EPIDERMIS, *seu Cuticula. Cujus origo aquè obscura, ac generatio prompta, & evidens locus tamen suspicioni datur, quod originem ducat, à materiâ quâdam è mammulis exeunte. Cuticulæ substantia uniformis ex parte cutis composita extus, è pluribus lamnis squammosis, exiguissimis.*

Cutila

E M.

EMULGENTES. *Voyez* RENALES.

E N.

ENCLUME. On a donné ce nom à un offelet de l'organe de l'oüie. On le divife en corps, qui eft fa partie la plus forte, & en jambes, qui font fes extrémités.

ENTONNOIR. Entre la bafe du pilier antérieur de la voûte du cerveau, & la partie antérieure de l'union des nerfs optiques, fe trouve une cavité ou foffette appellée Entonnoir.

E P.

EPIDERME, ou Surpeau. L'origine de l'Epiderme eft auffi abfurde que fa génération eft évidente & prompte. Il y a lieu de croire qu'elle tire fa naiffance d'une matiére qui fuinte des mammelons. Sa fubftance paroît uniforme du côté de la peau, & compofée au dehors de plufieurs petites lames écailleufes d'une grande fineffe.

Cuticula totam cutem ante cooperit, excep-
tis unguibus.

Cuticula à pluribus albo colore, & eodem ac
corpus reticulare censetur. Attamen ac-
curate considerata cuticula mori, nihil
aliud invenitur, nisi lamna tenuis per-
lucidæ substantiæ.

EPIDIDYMIDES. Duæ, in quovis teste
una quæ sunt oblongæ ferè cylindricæ tes-
tis oræ superiori crucæ, vel bombicis simi-
litudine incumbentes.
Epididymides volumine inæqualis, strictior
enim est in medio quam in extremitatibus,
per quas testis extremitatibus firmiter ad-
hæret. Epididymides intus, seu ex parte
testis paulisper concavus, & extus irregu-
lariter convexus, & duæ ejus superficies
ab oris angularibus secernuntur.

Epididymidis extremitas anterior quæ
caput dici potest ab ipsomet teste oritur.
Posterior, quæ cauda est, paululùm cur-
vatur ; superiusque coarctatur, ut ductum
quemdam conficiat, & est canalis deferens.

L'Epiderme couvre la peau dans toute son étendue, excepté les endroits occupés par les ongles.

On croit que l'Epiderme est naturelle-ment blanc, & que sa couleur apparen-te, n'est proprement que celle du corps réticulaire ; néanmoins en examinant l'Epiderme d'un More, on n'y trouve d'autre blancheur, que celle d'une la-me mince, & transparente de corne noire.

EPIDIDYME. On peut regarder l'Epi-didyme comme un allongement du testicule, ou comme un testicule accef-foire.

Il ressemble en quelque maniére à une arcade posée sur son ceintre. Son volu-me n'est pas égal, étant plus rétréci dans son milieu que dans ses extrémi-tés, par lesquelles il est étroitement uni aux extrémités du testicule. Il est plat, & très - légérement concave en dessous, c'est-à-dire, du côté du testicule. Il est irréguliérement con-vexe en dessus, & les deux faces sont distinguées par deux bords angulaires.

L'extrémité antérieure de l'Epididyme, & qui peut être appellée la tête, naît du testicule. La postérieure, qu'on peut appeller la queue, se coude de derrié-re en devant, & vers en haut, en sa

OMENTUM, *seu Epiploon. Saccus membranofus eft tenuis & folutus, ex omni parte circumdatus à pluribus fafciis adipofis, totidem vafculofas fafcias feu arterias, & venas fibi invicem adhærentes concomitantibus & induentibus, in volucri plani fimile eft Epiploon Suprà inteftina gracilia, è ftomacho extenditur ad imam regionis umbilicæ partem, quandòque inferius defcendit, & ad hypogaftrum, quandoque viam fiftit regioni epigaftricæ. Plerumque in variis intervallis, præcipuè inter fafcias, finuatum eft Epiploon.*

Epiploïca membrana in totâ fuâ extenfione, duabus compofita lamnis tenuiffimis & ope texturæ cellularis fibi unitis; textum hoc amplo conftat volumine, fecus vafa fanguinofa, quæ comitatur ubique in modum fafciæ latæ, ramificationibus vafium propo. tio antæ; fafciæ illæ cellulares, plus minufve repletæ funt pinguedine, ex quo vocantur adipofæ fafciæ. Præter faccum, illem majorem feu majus Epiploon, invenitur al-

rétréciſſant pour aller former un canal particulier, appellé Canal déférent.

Epiploon. L'Epiploon eſt un grand ſac membraneux, très-mince & très-fin, environné en tous ſens de pluſieurs bandes graiſſeuſes ou adipeuſes, qui accompagnent, & même enveloppent autant de bandes viſculeuſes, c'eſt-à-dire, autant d'arteres & de veines collées enſemble. Il eſt, pour la plus grande partie, ſemblable à une bourſe applatie. Il eſt étendu plus ou moins ſur les inteſtins grêles, depuis l'eſtomach juſqu'au bas de la région ombicale; quelquefois il deſcend davantage, même juſqu'au bas de l'hipogaſtre, & quelquefois il ne paſſe pas la région épigaſtrique. Il eſt, pour l'ordinaire, pliſſé d'eſpace en eſpace, ſur-tout entre les bandes.

La membrane Epiploïque en général dans toute ſon étendue, eſt compoſée de deux lames extrêmement fines, & néanmoins jointes par un tiſſu cellulaire. Ce tiſſu a beaucoup de volume le long des vaiſſeaux ſanguins, qu'il accompagne par-tout en maniére de bandes larges, & proportionnées aux branches & aux ramifications de ces vaiſſeaux. Les bandes cellulaires ſont remplies de graiſſe plus ou moins, ſelon les degrés

ter exiguior faecus, à majori diverſus volumine, figurâ, ſitû & connexione, &
eſt Epiploon minus. Per circumferentiam oræ adhæret, partim minori curvaturæ ſtomachi, partim concavitati jecoris,
antè ſinum venæ portæ.

Epiplooâ minus majori tenuius & lucidius,
eſt ab oræ circumferentiâ ad imùm grada-
tim capacitate minuitur, & ima pars illa,
in quibuſdamdeſinit in plures   cavitates
plus, minuſve acutas.

Structurâ majus imitatur : duabus pariter
componitur lamnis, faſciis quoque gau-
det cellularibus , & adipoſis, ſed exi-
guioribus.

EPIGLOTTIS. *Laringis cartilago. Elaſti-*
ca & folio portulacæ ferè ſimilis. Suprà
partem anteriorem cartilaginis Thyroidis
locum occupat ; in denſitate perforatur à
multis foraminibus coopertis à membranâ
duplicem ejus faciem induente.

d'embonpoint ; c'eſt ce qui a donné lieu de les appeller Bandes graiſſeuſes ou adipeuſes. Outre le grand ſac membraneux, qu'on appelle grand Epiploon, il y en a un autre beaucoup plus petit, différent du grand, non-ſeulement en volume, mais auſſi en figure, en ſituation, & en connexion, on le nomme petit Epiploon. Il eſt attaché par la circonférence de ſon bord en partie, à la petite courbure de l'eſtomach, en partie à la concavité du foye devant le ſinus de la veine porte.

Le petit Epiploon eſt plus mince & plus tranſparent que le grand. Sa capacité diminue par degrés, depuis la circonférence du bord juſqu'au fond, & ce fond ſe termine dans quelques ſujets par pluſieurs petites cavités ou foſſettes, plus ou moins pointues.

Sa ſtructure eſt à proportion à peu près comme celle du grand, étant de même compoſé de deux lames, & ayant auſſi des bandelettes cellulaires & adipeuſes, mais conſidérablement plus fines.

Epiglotte. C'eſt un cartilage du Larinx. Il eſt élaſtique, & à peu près ſemblable à une feuille de pourpier. Il eſt ſitué au-deſſus de la portion antérieure du cartilage thiroïde ; il eſt percé dans ſon épaiſſeur par quantité de trous, qui

EPIPLOICA dextra. Vena ab Epiploon procedens , & ex indè in truncum Mesaraicæ majoris sese deponens.

Vena Epiploica sinistra in splenicam vadit, propè extremitatem minorem Pancreatis.

EPIPLOICA. Arteria, è splenicâ oriens , & ad Epiploon tendens.

EPIGASTRICA. Arteria ab Iliacâ externâ prosiliens quæ ex indè mammari interna unitur.

EPIGASTRICA. Vena quæ post communicationem cum mammari , descendit secùs faciam internam directorum musculorum, & deponitur in Iliacam externam propè exitum è ventre infimo.

E S.

STOMACHUS , seu Ventriculus. Receptaculum majus est , sacci in modum , in sinistro hypocondrio potissimum, mox sub diaphragmate & costis spuriis inter hepar, & lienem obliquè positum , in quo notandum figura oblonga , quæ cum utriculo lusorio convenit.

Pluribus constat partibus , quarum præcipuè sunt diversa tunicæ , densitatem illius cons-

font cachés par la membrane qui couvre ses deux faces.

EPIPLOÏQUE droite. Cette veine vient de l'Epiploon se jetter dans le tronc de la grande Méfaraïque.

La veine Epiploïque gauche va dans la fplénique, à la petite extrémité du Pancréas.

EPIPLOÏQUE. Artere qui part de la fplénique, & qui va à l'Epiploon.

EPIGASTRIQUE. Cette Artere fort de l'iliaque externe, & va s'anaftomofer avec la mammaire interne.

EPIGASTRIQUE. La veine Epigaftrique après avoir communiqué avec la mammaire, defcend le long de la face interne des mufcles droits, & vient fe rendre à la veine iliaque externe, près la fortie du bas-ventre.

E S.

ESTOMACH. L'Eftomach, autrement dit Ventricule, eft un grand réfervoir en forme de fac, placé en partie dans l'hypocondre gauche, & en partie dans l'épigaftre. Sa figure eft oblongue, recourbée, emple, & groffe par une extrémité, rétrécie & petite par l'autre. Il eft compofé de plufieurs parties, dont les principales font les différentes couG v

tituentes, & vulgò quatuor numerantur, quæ adhuc subdividuntur, & sunt externa communis, musculosa nervosa, seu Aponevrotica & villosa seu interna.

Quidquid alimenti intrat in os, à linguâ perductum æsophagi, in stomachum detruditur, & ibi plus, minusve alimenta commorantur, pro majori vel minori eorum consistantiâ, donec ex eis manare possit liquor quidam nutritius, seu quo-didem est Chylus.

ET

STAPES. Auditivi organi os parvulum.

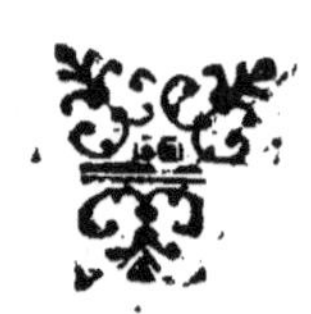

ches qui font fon épaiffeur, & aufquel-
les les Anatomiftes donnent le nom de
Tuniques. On en compte ordinairement quatre, dont on fait enfuite des
fubdivifions; fçavoir, l'externe commune, la mufculeufe ou charnue, la
nerveufe ou aponévrotique, la veloutée ou l'interne.

L'eftomach reçoit en général tout ce que
la bouche & la langue y font paffer par
le canal de l'œfophage; mais il fert particuliérement à recevoir les alimens,
pendant plus ou moins de tems, felon
leur plus ou moins de confiftence, ou
de liquidité pour les digérer, c'eft-à-
dire, les mettre en état de fournir enfuite la liqueur nourriciére, qu'on appelle le Chyle.

E T.

ÉTRIER. Petit os de l'organe de l'ouïe.

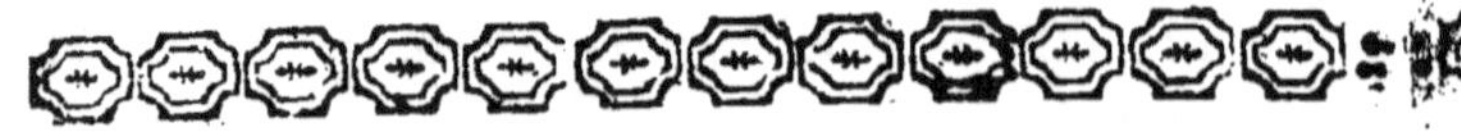

F A.

FASCIA LATA. Musculus femoris suprà acetabulum motibus inserviens. Superius hæret, externo lateri spineæ anterioris & superioris ossis Ilæi, inter hæsiones medii glutei & Sartorii. Ex indè fibræ ejus carnosæ obliquè, paululùm retrò descendunt; efficiuntque corpus planum, positum inter duas lamnas aponevrosis, vulgò Fascia lata, cui adhæret per fibras tendinosas & breves, desinentes propè locum adhærentiæ suæ Trochanteri magno, & majori Glutæo.

Aponevrosis Fascia lata, tanquam expansio tendinosa hujusce musculi haberi non debet. Ligamentum est musculare fortissimum, duobus fibrarum planis compositum, quod augent & coroborant fibræ aliæ. Superiùs cristæ ossium Ilæorum alligatur, insuper ligamento Fallopii, & aponevrosi musculi obliqui ventris infimi. Inhæret adhuc parti laterali inferiori ossis sacri, & partibus vicinis, ligamentorum

F A.

FASCIA LATA. Muscle qui contribue aux mouvens que fait l'os de la cuisse sur le bassin. Il est attaché en haut, au côté externe de l'épine antérieure & supérieure de l'os des îles, entre les attaches du moyen fessier & du couturier. De-là il descend un peu obliquement en arriére par ses fibres charnues qui forment un corps fort applati. Ce corps est placé entre deux lames de l'aponévrose qu'on nomme *Fascia Lata*, & s'y attache par des fibres tendineuses très-courtes qui s'y perdent, vers l'endroit où elle est adhérente au grand trochanter, & au grand Fessier.

On ne doit pas regarder l'aponévrose *Fascia Lata*, comme une expansion tendineuse de ce muscle. C'est un ligament musculaire très - considérable, composé principalement de deux plans de fibres, & fortifié en quelques endroits par d'autres fibres qui augmentent son épaisseur. Il est attaché en haut au bord de la crête de l'os des îles, depuis la grosse tubérosité jusqu'à l'épine antérieure supérieure, au liga-

quæ os illud, Ilæo & Ischio junguntur.

Ex indè suprà femur procedit ad partem anteriorem & externam genu. Suprà partes anteriores tibiæ descendit & intimè unitur capiti & cristæ tibiæ, partibusque superioribus Peronæi, &c.

FALX. *Falx Duræ-matris sinuositas est lamna interna, quæ ab orâ cristæ ossis Ethmoidis, secùs suturam sagittalem extenditur ad partem mediam transversi se-imenti.*

F E.

GLUTÆA. *Arteria hypogastricæ ramus, quandòque initio sui, Iliacam minorem producens, à extabulo egreditur per partem superiorem incissuræ majoris, ossis innominati, infrà musculum piriformem; & musculis mojoribus & mediis Glutæis distribuitur.*

GLUTÆI. *Tres sunt musculi, motibus fe-*

ment de Falloppe, & à l'aponévrose du muscle oblique du bas-ventre. Il s'attache encore à la partie latérale inférieure de l'os *sacrum*, & aux parties voisines des ligamens qui attachent cet os à celui des îles & à l'ischion.

De-là il s'avance sur les fesses & sur la cuisse, jusqu'à la partie antérieure & externe du genou. Il descend sur les parties antérieures du tibia, & s'attache intimément à la tête & à la crête de cet os, & aux parties supérieures du Péroné, &c.

E A U L X. La Faulx de la dure-mere, est un repli de la lame interne, qui s'étend depuis le bord de la crête de l'os ethmoïde, tout le long de la suture sagittale, jusqu'à la partie moyenne de la cloison transversale.

F. E.

F E S S I E R E. Cette Artere est une branche de l'hypogastrique, qui produit quelquefois dès son commencement la petite iliaque, & qui sort du bassin par la partie supérieure de la grande échancrure de l'os innominé, au-dessous du muscle piriforme, pour se distribuer aux muscles grands & moyens Fessiers.

F E S S I E R S. Ce sont trois muscles dont

moris inservientes. Dividuntur, im majorem, medium & minorem. Majores plurimus gaudeut in hæsionibus quarum præcipuè, pars lateralis & posterior Coccigis, & ossis sacri, Insuper ligamentum sacroscyaticcum & facies externa tuberositatis. ossis Ilæi, & ex indè fibræ ejus in unum coeunt, efficiuntque tendinem firmissimam. Trochanteri majori annexum.

GLUTÆUS mediùs plura pariter habet ligamina superius. 1°. Faciei externæ ossis Ilæi, & ligamento occurenti inter partem inferiorem ossis sacri, & partem vicinam ossis Ilæi. Et è fibris ejus carnosis oritur tendo, superius alligatus majoris Trochanteris convexitati.

Minor Glutæus, superius hæret omni faciei externæ ossis Ilæi, spinæ Ischion, & ligamento orbiculari, articulationis capitis femoris. Ex indè fibræ uniuntur, efficiuntque tendinem alligatum parti anteriori, oræ superioris majoris Trochanteris.

l'ufage eft de concourir au mouvement de la cuiffe. On les divife en grand, moyen & petit. Le grand a nombre d'attaches, dont voici les principales. A la partie latérale poftérieure de tout le coccix, à celle de l'os *facrum*, au ligament facro-fcyatique, à la face externe de la tubérofité de l'os des îles, &c. Ses fibres charnues fe raffemblent, & forment un tendon affez confidérable, qui s'attache au-deffous du grand trochanter.

Le moyen a, ainfi que le précédent, plufieurs attaches fupérieurement. 1°. A la face externe de l'os des îles, & au ligament qui eft entre la partie inférieure de l'os *facrum*, & la partie voifine de l'os des îles, &c. Il fe forme de fes fibres charnues un tendon, qui s'attache au haut de la convexité du grand trochanter.

Le petit eft attaché par en haut à toute la portion de la face externe de l'os des îles, à l'épine de l'*ifchion*, & au ligament orbiculaire de l'articulation de la tête du fémur. De-là fes fibres s'uniffent, & forment un tendon qui s'attache à la partie antérieure du bord fupérieur du grand trochanter.

FI.

FIBRA. Eo donantur nomine filamenta soluta quæ pro partibus simplicioribus corporis habentur, & quæ pro variâ positione & connexione aliarum partium compositionem ingrediuntur.

Fibræ á se invicem discrepant habitâ ratione diversæ substantiæ. Aliæ enim sunt membranosæ, carnosæ, tendinosæ, aliæ osseæ. Pro varia directione distinguntur in directas, obliquas, longitudinales, transversas, circulares & spirales, & pro volumine diverso, in majores, extensas, & breves.

AQUÆDUCTUS Silvii, seu fissura. Cerebri lobus anterior, & medius ex uno quoque latere separantur à sulco profundo & strictissimo, ex alâ temporali ossis sphenoidis, oblique ascendente ad mediam partem ossis parietalis. Sulcus hic vocatur Aquæductus Silvii, seu fissura cerebri.

F I.

FIBRE. On donne ce nom général à des filets déliés, qui paroiſſent les parties les plus ſimples du corps, & qui par leur arrangement particulier, & leur différente connexion, compoſent les autres parties.

Les fibres différent par rapport à leur ſubſtance, comme étant ou membraneuſes, ou charnues, ou tendineuſes, ou même oſſeuſes. On les diſtingue par rapport à leur direction, en droites, en obliques, en longitudinales, en tranſverſes, en circulaires, en ſpirales. Par rapport à leur volume, il y en a de groſſes, de longues, & de courtes

FISSURE de Silvius. Le lobe antérieur du cerveau, & le lobe moyen de chaque côté, ſont ſéparés par un ſillon très-profond & fort étroit, qui monte obliquement de devant en arriére, depuis l'aîle temporale de l'os ſphénoïde, juſques vers le milieu de l'os pariétal. On appelle ce ſillon, la grande Fiſſure de Sylvius, ou ſimplement la grande Fiſſure du Cerveau.

FO.

JECUR. *Moles est notabilis, mediocriter so-lida colore sub rubro ; immediatè posita infrà diaphragmatis arcum, partim in hy-pocondrio dextro ab ea ferè penitùs oc-cupato, & partim in epigastro inter ap-pendicem xiphoidem, & spinam dorsi: plerumque desinit propè hipocondrium sinistrum, quandòque ulterius.*

Jecur in duas partes laterales seu lobos dividitur. Lobus dexter scilicet, qui ma-jor, & lobus sinister, qui minor dicitur. Hi-ce duo lobi superiùs à se separantur à ligamento membranaceo ; sed inferiùs dis-tinctiùs secernuntur à scissurâ majori eo-dem modo directâ, ac ligamentum supe-riùs. In concavitate Jecoris reperitur emi-nentia triangularis, seu pyramidalis, cui nomen Spigellii Lobulus. Sunt & ad-huc in concavitate Jecoris, recessus qua-tuor, quorum primus, scissuræ in modùm, duos lobos separat. Secundus in trans-versum positus est inter duas eminentias lobi majoris ; & repletur à sinu venæ portæ: Tertius retrò paululùm situs est, inter lobum majorem, & Spigellii lo-bulum ; transitumque permittit venæ ca-

F O.

Foye. Le Foye eſt une groſſe maſſe médiocrement ferme , d'une couleur rouge obſcure, un peu tirant ſur le jaune ,
ſitué immédiatement ſous la voûte du
diaphragme, en partie dans l'hypocondre droit, qu'elle occupe preſqu'entiérement, en partie ſur l'hepigaſtre ,
entre l'appendice xiphoyde & l'épine
du dos , & ſe termine pour l'ordinaire
vers l'hypocondre gauche , & quelquefois s'y avance beaucoup.

On le diviſe en deux parties latérales qu'on
appelle Lobes. L'un eſt nommé le grand
Lobe, ou le Lobe droit ; l'autre le petit
Lobe, ou Lobe gauche. Ces deux Lobes ſont diſtingués en deſſus par un
ligament membraneux , mais au deſſous
cette diviſion eſt très-marquée par une
ſciſſure conſidérable , dont la direction
eſt la même que celle du ligament ſupérieur. Il y a dans la face concave du
Foye une éminence triangulaire , ou
pyramidale , appellée le petit Lobe de
Spigel , ou Lobule du Foye. Il y a auſſi
dans la face concave du Foye , quatre
enfoncemens, qui méritent attention.
Le premier eſt en maniére de ſciſſure ,
qui fait la ſéparation des deux Lobes,

væ: Quartus sulcum repræsentat inter Lo-
bulum Spigellii, & Lobum minorem,
qui sulcus, olim in fœtibus recepit cana-
lem venosum, in adulto penitus deletum,
& ligamenti tantùmmodò figuram exhi-
bens. Inter quatuor illos recessus repe-
ritur adhuc aliùs anterior in lobo ma-
jori, continetque vesiculam fellis.

Jecur àpluribus sustinetur ligamentis.

F R.

FRÆNUM. Linguæ Frænum, est ligamen-
tum illud prominens infrâ conspicuum,
dùm Lingua versus palatum elevatur.
Ligamentum illud est continuatio mem-
branæ induentis cavitatem oris inferiorem.

FRONTALIS. Nervus optalmici, seu orbi-
tarii ramus superior, secùs orbitæ partem

Le second est situé en travers, entre les deux éminences du grand Lobe. Il est occupé par le sinus de la veine porte. Le troisiéme est en arriére, entre le corps du grand Lobe, & le Lobe de Spigel. Il sert au trajet de la veine cave. Le quatriéme est une espéce de sillon, entre le Lobule & le petit Lobe du Foye, lequel sillon a servi autrefois dans le Fœtus à loger un canal veineux, qui dans l'Adulte est effacé, & ne paroît que comme une espéce de ligament. Outre ces quatre enfoncemens, il y en a un sur le devant dans le grand lobe, qui sert à loger la vésicule du fiel, & qui s'avance quelquefois jusqu'au bord, où il forme une légere échancrure.

Le Foye est soutenu par plusieurs ligamens.

F R.

FREIN. Le Frein de la langue est ce pli qui paroît dessous, pour peu qu'on en léve la pointe, en ouvrant la bouche. Ce ligament n'est que la continuation, & comme une duplicature de la membrane, dont la cavité inférieure de la bouche est recouverte.

FRONTAL. Nerf qui est le rameau supérieur de l'ophtalmique, ou orbitaire.

superiorem transit , pinguedini globum oculi circumdanti filamenta quædam emittit , membranis quoque vicinis & musculo palpebræ elevatori.

Ex indè per foramen superciliarium transit , & hinc & indè distribuitur partibus vicinis musculi frontalis , musculi superciliarii orbicularis , & tegumentorum.

FRONTALIS. *Vena in fronte conspicua hinc & indè distribuitur , deponiturque in angulam majorem oculi , & ibi nomen aliud recipit.*

FRONTALES. *Musculi pellem capitis circumferentiam induentem moventes , & sunt duo anteriores dicti , quorum extremitatem inferiorem si spectes , originem ducere censentur è nasi radice , viamque pergunt secùs partem superiorem orbitæ ad angulam minorem. Extremitas verò superior desinit in aponevrosim quæ sit portio aponevrotici tegumenti.*

Il va tout le long de la partie supérieure de l'orbite, & donne quelques filets à la graisse qui environne le globe de l'œil, aux membranes voisines, & même au muscle releveur de la paupiére. Ensuite il passe par le trou sourcillier, en se divisant de côté & d'autre, & se distribue aux parties voisines du muscle Frontal, du muscle Sourcillier, du muscle Orbiculaire, & des tégumens.

FRONTALE, ou Préparate. C'est une veine qu'on voit sur le front. Elle se distribue de côté & d'autre, & se rend dans le grand angle de l'œil, où elle change de nom.

FRONTAUX. Ce sont des muscles qui servent à mouvoir la peau qui couvre la circonférence de la tête, & sont au nombre de deux, nommés Antérieurs, qui, par leur extrémité inférieure, semblent avoir leur origine à la racine du nez, & continuer le long de la partie supérieure de l'orbite, juqu'au petit angle. Et l'extrémité supérieure se termine en une aponévrose qui fait portion de la calotte aponévrotique.

G A.

GANGLION. *Glandiones sunt totidem corpuscula, quæ volumine majis, minusve à se invicem differunt, & ut totidem moles nervis conspersæ, & ut totidem cerebelli haberi possunt.*

GASTRICA *dextra. Arteria à Coeliacâ oriens, ad partem posteriem pylori transiens, secùs partem dextram, curvaturâ majoris stomachi serpens, plures ramos emittit, desinitque Gastricæ sinistræ quæ est ramus splenicæ Arteriæ.*

GASTRICA, *seu Gastro Epiploica dextra, Vena, cujus origo à majori curvaturâ stomachi, processus ad pylorum, & finis Gastro-Colica.*
Vena Gastro-Epiploica sinistra, ad splenicam vergit propè extremitatem sinistram Pancreatis. Accedit quoque ramus omenti, prosiliens in hanc venam, ex quo Gastro-Epiploica vocatur.

GASTRO-COLICA. *Vena paucissimè extensa, à duobus ramis confecta, deponi-*

G A.

GANGLION. Les Ganglions font de petites maffes qui différent plus ou moins en volume, en couleur, & en confiftance; on les peut regarder comme autant d'origines, ou de germes difperfés des nerfs, & par conféquent comme autant de petits cerveaux.

GASTRIQUE droite. Cette Artere fort de la cœliaque, paffe derriére le pylore, rampe le long de la portion droite de la grande courbure de l'eftomach, jette plufieurs rameaux, & aboutit à la Gaftrique gauche, qui eft une branche de l'artere fplénique.

GASTRIQUE, ou Gaftro-Epiploïque droite. Cette veine vient de la grande courbure de l'eftomach, gagne le pylore, & fe rend dans la Gaftro-colique. La veine Gaftro-Epiploïque gauche va à la fplénique, vers l'extrémité gauche du *Pancréas*. Il y a un rameau qui vient de l'*Epiploon*, qui fe jette dans cette veine. C'eft ce qui lui a fait donner le nom de Gaftro-Epiploïque.

GASTRO-COLIQUE. Cette veine a très-peu d'étendue. Elle eft formée par

tur in truncum Mefaraicæ majoris.

GASTROCNEMII, *feu Gemelli. Mufcul*
motibus tarfi fuprà tibiam infervientes.
Duo funt numero infrà poplitem pofiti.
Dividuntur in internum & externum,
internus tibiam fpectat , externus Pero-
næum. Superius ope tendinis alligantu
parti pofteriori extremitatis inferioris f
moris fuprà condylos. Et propè tibiæ m
dietatem definunt in tendinum commune
fortiffimum & latiffimum , defcendente
& adhærentem extremitati pofteriori Ca
canei.

GE.

GENGIVÆ. *Eo donatur nomine textu*
carnofum fubrubro colore , cooperiens
oram alveolarem maxillarum inter dent
pergit , & dentis uniufcujufque collu
ambit , eifque ftrictiffimè inhæret.

GENIOHYOIDEUS. *Mufculus , inæqual*
tatibus fimphifis menti infrà milohyoideu
annexus & parti fuperiori & extern
offis hyoïdis.

deux rameaux, & se rend au tronc de
la grande Méfaraïque.

GASTROCNÉMIENS. Muscles qui
concourent au mouvement du tarse
sur la jambe. Ils sont deux l'un à côté
de l'autre, au-dessous du jarret. On
les divise en interne, & en externe.
L'interne est celui qui est du côté du
tibia, & l'externe est celui qui est du
côté du péroné. Ils sont attachés en
haut chacun par un tendon plat, à la
partie postérieure de l'extrémité inférieure du *fémur*, au-dessus des condyles. Ils se terminent, environ au milieu
de la jambe, par un tendon commun,
fort, & très-large, qui descend & s'attache à l'extrémité postérieure du *calcaneum*.

G E.

GENCIVES. On appelle ainsi le tissu
coriace & rougeâtre, qui couvre les
deux faces du bord alvéolaire des mâchoires ; il se continue entre les dents,
environne le colet de chacune en particulier, & s'y attache étroitement.

GÉNYOHYOÏDIEN. Ce muscle est
attaché aux inégalités qui se trouvent à
la symphise du menton, au-dessous du
mylohyoïdien, & à la partie supérieure
& externe de l'os hyoïde.

GENIOGLOSSUS. *Musculus duabus pol-*
lens adhæsionibus , quarum una parti
internæ simphisis menti, infra Genyohyoi-
deum & altera , parti inferiori Linguæ,
usque ad frænum.

G I.

GINGLIMUS. *Articulationis species in*
quam duo ossa mutuò recipiuntur.

G L.

GLANS , *seu Balanus. Textum spongiosum*
urethræ ad extremitatem corporum caver-
nosorum perventum caput quoddam efficit,
& est Balanus ; cujus figura ferè conica,
convexitas inferior plana paululùm , &
basis obliqua tantisperque prominens , ita
ut circumferentia superet corpora caverno-
sa. Balani convexitas villosa est , & ex-
teriùs tenuissima membrana induitur. Ba-
sis verò illius circumferentia , mammulla-
rum duplici ordine , insignita conspicitur ,
quæ ut totidem glandulæ sebaceæ , spectari
possunt.

GLANDULA. *Glandulæ vocantur globuli*

Génioglosse. Ce muscle a deux attaches, l'une à la partie interne de la sim-
phise du menton, au-deſſous du Gényohyoïdien, & l'autre à la portion inférieure de la langue, juſqu'au frein.

G I.

Ginglyme. Eſpéce d'articulation
dans laquelle il y a une réception réciproque de deux os.

G L.

Gland. Le tiſſu ſpongieux de l'uréthre
étant parvenu à l'extrémité des corps
caverneux, forme une groſſe tête appellée Gland. Sa figure eſt comme celle
d'un cône arrondi, dont la convexité
inférieure, eſt un peu plate, & dont la
baſe eſt fort oblique, & un peu ſaillante ; de ſorte que ſa circonférence
paſſe un peu celle des corps caverneux.
Toute la convexité du Gland eſt garnie
d'une eſpéce de velouté extrêmement
ſubtil, qui eſt recouvert d'une membrane très-fine. La circonférence de ſa
baſe eſt marquée d'un double rang de
mammelons, qu'on peut regarder comme des glandes ſébacées.

Glande. On appelle Glande certains

*quidam, & moles quædam, seu molecu-
læ, ab aliis partibus dissimiles, ob circuitus, formam, texturam & connexionem.*

*Generatim eas componunt, arteriæ, venæ,
nervi, vasa & substantia specialis, quæ
hæc omnia vasa in eodem membranaceo
involucro, intertexta & induta strictissimè jungit.*

*Ex usu à sanguine, ope vasium secretorium
separant liquores quosdam, perpetuò ab
iis manantes; vel ex aliis vasis excretoriis, & in receptaculis propriis congre-
gantur, vel in cavitates communes sese
effundunt, vel extrà corpus pelluntur.*

GLENOIDES, *Omoplatæ cavitas Humeri
caput recipiens.*

GLOTTIS. *Aritenoideæ cartilagines cricoïdi
hærent ope ligamentorum, articulationes
circumdantium, cum apice hujusce catila-
ginis. Anteriùs basi uniuscujusque arithe-
noidis alligatur, extremitas funiculi ligamentosi, cujus extremitas altera concavitati thyroidis hæret. Duo illa ligamen-*

pelotons particuliers, & certaines maſſes ou molécules, diſtinguées de toutes
les autres parties du corps humain par
leur contour, leur forme, leur conſiſtance, leur tiſſu & leur connexion.
Elles ſont en général compoſées d'arteres,
de veines, de nerfs, de vaiſſeaux rap-
portés, & d'un ſubſtance particuliére
qui fait la liaiſon intime de tous ces
vaiſſeaux différemment pliés, entortil-
lés & entrelacés dans une même enveloppe membraneuſe.
Leur fonction en général eſt de ſéparer de
la maſſe du ſang, par le moyen de certains vaiſſeaux propres, appellés Vaiſſeaux Sécrétoires, certaines liqueurs
qui en découlent, ou immédiatement,
ou par d'autres vaiſſeaux propres, nommés Vaiſſeaux Excrétoires, & s'amaſ-
ſent dans des réſervoirs particuliers,
ou ſe répandent dans des cavités communes, ou ſont pouſſées hors du corps.
GLÉNOÏDE. Cavité de l'omoplatte, qui
reçoit la tête de l'*humerus*.
GLOTTE. Les cartilages arythénoïde₅
ſont attachés au cricoïde, par des ligamens qui ſont autour de leurs articulations avec le ſommet de ce cartilage. Antérieurement à la baſe de chaque
aryténoïde, eſt attachée l'extrémité
d'une corde ligamenteuſe, dont l'autre

ta sese tangunt, propè concavitatem Thyroidis & parvulùm arithenoydibus relinquunt intervallum, quod vocatur
Glottis.

G R.

LABIA MAJORA. Vid. ALÆ.
GRACILIS Anterior. Musculus tibiæ extensor. Superius spinæ inferiori anteriori
ossis Ilæi, & infra rotulæ alligatur.

GRACILIS INTERNUS. Musculus flexioni tibiæ inserviens. Superius parti mediæ
ossis Pubis hæret, propè simphisim, & inferius tibiæ parti superiori internæ.

G O

GOMPHOSIS. Articulatio immobilis, ope
cujus os unum in concavitate continetur,
sic v. g. dentes in alveolis.

G U

GUTTURALIS. Vide TRACHEALIS.
GUTTURAIS superior. Vide LARINGEA.

extrémité est attachée à la concavité du
thyroïde. Ces deux ligamens se tou-
chent par leurs attaches à la concavité
du thyroïde , & laissent un très-petit
espace entr'eux par leurs attaches aux
arythénoïdes. C'est ce qu'on appelle la
Glotte.

G R.

GRANDES LÉVRES. *Voyez* AILES.

GRESLE ANTÉRIEUR, ou Droit antérieur. Ce muscle est un des extenseurs
de la jambe. Il est attaché supérieurement à l'épine inférieure antérieure de
l'*Ileum*, & par en bas à la rotule.

GRESLE INTERNE. Ce muscle peut
servir à la flexion de la jambe. Il s'attache en haut à la partie moyenne de l'os
pubis, proche la symphise, & en bas
à la partie supérieure interne du *tibia*.

G O.

GOMPHOSE. Articulation immobile ,
par laquelle un os est retenu dans une
cavité , telles que sont les dents.

G U.

GUTTURALE. *Voyez* TRACHÉALE.
GUTTURALE supérieure. *Voyez* LA-
RYNGÉE.

H A.

HARMONIA. *Articulationis species per quam ossa non sibi mutuò, intimè tantum uniuntur. Habent enim inæqualitates dentales, quæ in totidem cavitates recipiuntur.*

H E.

HELIX. *Eo datur nomine orificium majus circuitum aurium partis majoris conficiens.*

HEMORRHOIDALIS *interna. Arteria è Mesentericâ inferiori oriens, ad partem posteriorem intestini Recti descendens, cui sese distribuit, communicatque cum arteriis hypogastricis.*

HEMORRHOIDALIS *externa. Arteria tridenda hypogastricæ ramus, nomen istud assumens propè anum, partibusque viciis sese diffundit.*

Sunt quoque hemorrhoidales venæ interna & externa. Externa, sanguinem ab arteriis hemorrhoidalibus distributum partibus viciis anus, resumant illumque deponum in

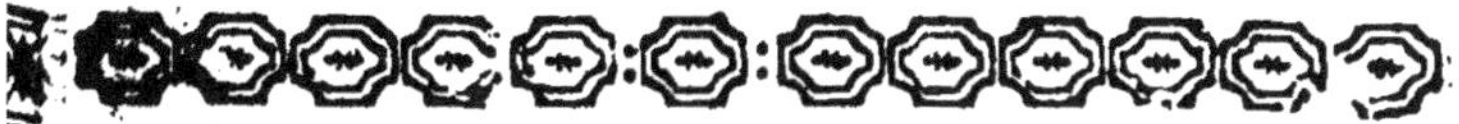

H A.

HARMONIE. Efpéce d'Articulation par laquelle les os ne font pas fimplement intintément liés enfemble, comme l'ont dit quelques Anatomiftes; car ils ont des dentelures, ou des inégalités, qui font reçues dans de petites foffettes.

H E.

HELIX. On donne ce nom au grand rebord plié, qui fait le contour de la grande portion de l'oreille.

HÉMORRHOÏDALE interne. Artere qui naît de la Méfentérique inférieure, qui defcend derriére l'inteftin *rectum*, s'y diftribue, & communique avec les arteres hypogaftriques.

HÉMORRHOÏDALE externe. Cette artere eft un rameau de la honteufe hypogaftrique. Elle prend ce nom vers le *fphincter* de l'*anus*, aux environs duquel elle fe diftribue.

Il y a des veines Hémorrhoïdales internes & externes. Les externes reprennent le fang que les arteres de ce nom ont porté aux environs de l'*anus*, &

venam hipogastricam, antequam in aceta-
bulum ingrediatur. Interna cum exter-
nis communicant, tenduntque in mesaraï-
cam venam minorem. Vide MESARAI-
CAM *minorem.*

HEPATICA. *Arteria , quæ statim post*
egressum è cæliacâ partem superiorem in-
ternam Pylori assequitur, comitaturque
venam portam duos ramos emittendo.
Ex indè propè vesiculam fellis progre-
ditur ad partem posteriorem Hepatici
ductus, cui duos ramos suppeditat, in-
greditur postea scissuram jecoris, vena por-
ta unitur, intrantque simul in vaginam
membranaceam (quæ Capsula Glissonis
dicitur) & ramificationes jecori ministrat.

HEPATICÆ. *Venarum hepaticarum trun-*
cus precipuus, minime determinatus. Duo,
tres, quatuorve, sepè reperiuntur, sed
postquam hepaticæ, sanguinem jecori dis-
tributum à ramificationibus receperunt,
illum deponunt in venam cavam inferio-
rem.

H O.

PUDENDA *interna, seu Pudenda hypo-*
gastrica.
Arteria, cujus origo à trunco, quandoque

le déposent dans la veine hypogastrique, avant son entrée dans le bassin. Les internes communiquent avec les externes, & vont se rendre dans la petite veine mésaraïque. *Voyez* Petite Mésaraïque.

Hépatique. Artere, qui dès sa sortie de la cœliaque, va à la partie supérieure interne du Pylore, accompagner la veine porte, en jettant deux rameaux particuliers. Ensuite elle s'avance derriére le conduit Hépatique, vers la véficule du fiel lui donne deux rameaux, entre dans la scissure du foye, & s'associe à la veine porte. Elle s'insinue avec cette veine dans une gaine membraneuse appellée Capsule de Glisson, & donne des ramifications au foye.

Hépatiques. Le tronc principal des veines Hépatiques n'est point déterminé, il s'en trouve deux, trois, ou quatre. Après que les Hépatiques ont reçu par les ramifications le sang qui se distribue au foye, elles le déposent dans la veine cave inférieure.

H O.

Honteuse interne, ou Honteuse hypogastrique.

Cette Artere naît quelquefois par un tronc

gluteæ communi duos producit ramos, quorum primus egreditur per incissuram majorem ossis Ischion, & in duos alios ramos subdividitur ‘ quorum unus posteriorem partem spineæ Ischion attingit, & partibus vicinis ministrat, alter à posteriori ad anteriorem partem suprà collum femoris transit, & cum ramo arteriæ cruralis communicat.

Ramus alter precipuus, Arteria pudenda externa vocatur.

PUDENCA Minor. externa. Cujus origo ab Arteriâ crurali, ransitus infrà venam cruralam & distributio, cuti, ligamento, penis, glandulis inguinalibus, & communicatio, cum interna Pudenda.

Sunt pretereà Venæ Pudendæ quæ dividuntur in internas & externas secum invicem communicantes. Externæ è glandulis inguinalibus & musculo pectineo prosiliunt in venam cruralem, propè ingressum in ventrem infimum. Interna deponuntur in venam hypogastricam, propè ingressum in acetabulum.

commun avec la fessiére. Elle produit deux rameaux principaux ; le premier sort par la grande échancrure de l'os *ischion*, & se subdivise en deux autres rameaux, dont l'un va derriére l'épine de l'*ischion*, & ensuite fournit à différentes parties ; l'autre passe de derriére en devant par dessus le col du *fémur*, & communique avec une branche de l'artere crurale.

Le second rameau principal est appellé Artere honteuse externe.

HONTEUSE. Petite Honteuse externe. Elle naît de l'artere crurale, passe sous la veine du même nom, & va à la peau, au ligament du *penis*, aux glandes inguinales, & communique avec la Honteuse interne.

Il y aussi des veines appellées Honteuses externes, & Honteuses internes, qui évidemment communiquent ensemble. Les externes viennent des parties naturelles, des glandes inguinales, & du muscle *pectiné*, se jetter dans la veine crurale, près son entrée dans le bas-ventre. Les internes, des parties naturelles, vont se rendre à la veine hypogastrique, à son entrée dans le bassin.

A U.

HUMÆRALIS Arteria inferiùs & anteriùs paululùm ab axillari oriens. A parte anteriori ad posteriorem vergit inter caput ossis brachii, & majorem rotundum articulationem ambit, attingit que partem posteriorem deltoïdis cui distribuitur, aliis pluribus partibus insuper ramos emittit.

HUMERUS. Os brachium componens. In tres dividitur partes, in corpus, & est medium, & in duas extremitates, quarum una superior, inferior altera. Superior major rotunda, caputque dicitur, articulationem habet cum omoplatâ. Inferior desinit in eminentias quæ Condyli vocantur, inservientes articulationi hujus-ce extremitatis cum Radio & Cubito.

H Y.

HYMEN. Extremitas anterior, seu externa Vaginæ in virginibus ante menstruositates, plerumque induitur à membranaceâ sinuositate, plus minusve circulari, lata & inæquali, quandòque semilunari, exiguissimam in quibusdam relinquente aperturam in aliis majorem.

H U.

Huméralé. Artere qui naît inférieurement, & un peu antérieurement de
l'axillaire. Elle se jette de devant en
arriére, entre la tête de l'os du bras &
le grand rond, pour embrasser l'articulation, & gagner la partie postérieure
du deltoïde, auquel elle se distribue.
Elle donne encore plusieurs rameaux à
d'autres parties.

Humerus. Os qui forme le bras. On
le divise en trois parties; sçavoir, en
corps, qui est son milieu, & en extrémités, dont l'une est supérieure, qui
est grosse & arrondie, on l'appelle la
Tête ; elle s'articule avec l'omoplatte.
L'extrémité inférieure se termine par
des éminences appellées Condyles, qui
servent à l'articuler avec le *Cubitus* & le
Radius.

H Y.

Hymen. L'extrémité antérieure ou externe du Vagin est dans les Vierges,
sur-tout dans, & avant les régles, ordinairement bordé d'un repli membraneux, plus ou moins circulaire, plus ou
moins large, plus ou moins inégal ;
quelquefois sémi-lunaire, qui laisse

Sinuositas hic Hymen vocatur, componitur ab incursu internæ membranæ Vaginæ cum membranâ, seu pelle, faciei
internæ alarum majorum.

Hymen post matrimonium consummatum
destruitur, partu deletur, & tantum modò supersunt carunculæ mirtiformes. Hymen adhucdestrui potest à nimiis mens-
truositatibus, & in casibus aliis impru-
dentiâ & levitate contingentibus.

HYPOGASTRICA, seu Iliaca interna, quæ
desinit in Arteriam umbilicalem.

HYPOGASTRICA. Vena in acetabulum
ingrediens, suprà ligamentum, inter
partem inferiorem & lateralem ossis sacri,
& spinam Ischiaticam positum, secùs os
sacrum, ex indè ascendit ad posteriorem
partem arteriæ sacræ, uniturque ortui Iliacæ communis.

HYPOGLOSSI externi, seu majores.

Nervi vulgò dicti medullæ oblongatæ par
nonum, seu par linguale. Hinc & indè

une ouverture très-petite dans les unes, & plus grande dans les autres ; ce repli est appellé *Hymen*. Il est formé par la rencontre de la membrane interne du Vagin, avec la membrane, ou peau de la face interne des grandes ailes.

L'Hymen se trouve pour l'ordinaire rompu après le mariage consommé. Il s'efface par l'accouchement, & pour lors il n'en reste ordinairement que des lambeaux irréguliers, qu'on nomme Caroncules mirtyformes. L'Hymen peut encore souffrir quelque dérangement par des régles abondantes, par des accidens particuliers, par imprudence, ou par légéreté.

Hypogastrique, ou Iliaque interne. Cette artere se termine sous le nom d'Ombilicale Artere.

Hypogastrique. La veine Hypogastrique entre dans le bassin, au-dessus du ligament qui est entre la partie inférieure & latérale de l'os *sacrum*, & l'épine ischiatique ; monte le long de l'os *sacrum*, derriére l'artere du même nom, & va s'aboucher à la naissance de l'Iliaque commune.

Hypoglosses externes, ou grands Hypoglosses.

Ces nerfs sont communément appellés la neuviéme Paire de la moëlle allongée,

*inter eminentias Pyramidales , & emi-
nentias olivares oriuntur à pluribus filamentis sibi unitis , efficiuntque ex uno
quoque latere duos funiculos , duram
matrem penetrantes , per duo foraminula , statimque in unum coeunt , truncum nervi è cranio exeuntem per foramen
condylohydeum anterius ossis occipitalis.
Post egressum è cranio , funiculus unusquisque firmissiùs hæret lateri externo trunci octavi paris , & decimi, Ex indè truncus nervorum , ex uno quoque latere transit antè ganglionem majorem nervi intercostalis prosilit inter venam jugularem
internam , & arteriam Carotideum vicinam progreditur , versus musculum digas-
tricum & Linguam attingit ; in decursu
plures ramos emittit ad partes diversas
tendentes.*

HIPPOTHENAR. *Musculus digiti auricularis. Per unam extremitatem , ossi pisiformi , & parti vicinæ majoris ligamenti carpi adhæret. Altera extremitas desinit in tendinem planum & brevem , propè basim primæ phalangæ digiti auricularis.*

ou Paire linguale. Ils naissent de ctô: &
d'autre, entre les éminences pyramidales & les éminences olivaires, par plusieurs petits filets qui se collent ensemble, & forment pour l'ordinaire à chaque côté deux petits cordons particuliers. Ces deux cordons percent la dure-mere, par deux petits trous séparés,
& s'unissent aussitôt après à chaque côté
en un cordon, ou tronc de nerfs, qui
sort du crâne par le trou condiloydien
antérieur de l'os occipital. Après leur
sortie du crâne, chacun de ces deux
troncs ou cordons est fort adhérent au
côté externe du tronc de la huitiéme
Paire, & à celui de la dixiéme. De-là
le tronc de nerfs de chaque côté passe
devant le gros ganglion du nerf intercostal ; & se jette entre la veine jugulaire interne, & l'artere carotide voisine,
s'avance un peu à côté du muscle digastrique, & va gagner la langue. Il
jette dans son trajet plusieurs rameaux
qui vont à différentes parties. Voyez
le Traité des Nerfs par M. Winslow.

HYPOTHENAR. Muscle du petit doigt.
Il est attaché par un bout à l'os pisiforme, & un peu à la partie voisine du
gros ligament du carpe. L'autre bout
se termine par un tendon court & un
peu applati, à la base de la premiére
phalange du petit doigt.

HIPPOTHENAR. Musculus pedis. Vide
PARATHENAR.

HYOIDES. Os situm in medio intervallo
ab angulis maxillæ inferioris relicto.

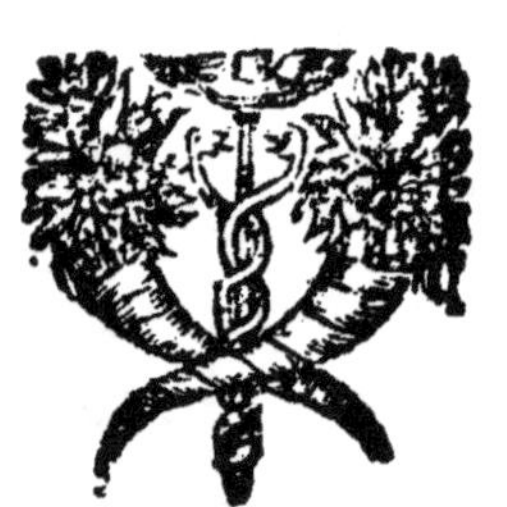

JA.

Hypothenar. Muscle du pied. *Voyez* Parathenar.

Hyoïde. Os situé au milieu de l'intervalle des angles de la Mâchoire inférieure.

J A.

TIBIALES. *Tres sunt musculi motibus tarsi, suprà tibiam inservientes, & distinguntur in tibialem anteriorem, posteriorem & gracilem, seu plantarem.*

Tibialis anterior, superius alligatur labio externo cristæ Tibialis aliisque partibus vicinis. Inferius affigitur lateri interno ossis majoris cuneiformis, laterique vicino primi ossis metatarsi.

Tibialis posterior, infrà tibiæ, articulationem Peronæo hæret, & partibus vicinis, præcipuè verò tibiæ; inferius sese inserit in partem inferiorem ossis scaphoidis.

Gracilis seu Plantaris quandoque deest. Cum adest superius alligatur suprà oram externam Condyli externi femoris. Inferius vero, Achilli tendini jungitur quocum inseritur, in latus externum faciei posterioris calcanei.

J A.

JAMBIERS. Il y a trois muscles qui participent au mouvement du tarse sur la Jambe, ausquels on peut donner ce nom. On les distingue en Jambier antérieur, Jambier postérieur, & Jambier grêle, appellé vulgairement Plantaire.

L'antérieur a des attaches en haut, à la lévre externe de la crête du *tibia*, & à d'autres parties circonvoisines. En bas il s'attache au côté interne du grand os cuneiforme, & au côté voisin du premier os du métatarse.

Le postérieur est attaché supérieurement sous l'articulation du *tibia* avec le péroné, aux parties les plus voisines de ces os, mais spécialement au *tibia*. Inférieurement il s'infére à la partie inférieure de l'os scaphoïde.

Le grêle, ou Plantaire, manque quelquefois. Lorsqu'il existe, il est attaché en haut au-dessus du bord externe du condyle externe du *fémur*. En bas il se confond avec le tendon d'Achille, & s'infére avec lui au côté externe de la face postérieure du *Calcaneum*.

POPLITÆUS.

J E.

JEJUNUM. Sic vocant secundum intestinum, sic dictum quia sæpè vacuum. Principium jejuni, ultima duodeni curvatura
& exitus, principium Ilæi. Hujus-ce intestini extremitas, ab initio alterius facile secerni nequit.

I L.

ILEUM. Intestinorum gracilium ulti mum.
Jejuni continuatio, plures circuitus ab-
solvens, & desinens paululùm infrà renem dextrum, uniturque primo intestino crassorum.

ILEUM. Ossa lata & plana propè partes
laterales acetabuli posita, conficiuntque
Ilæorum ossa.

ILIACUS. Musculus, os femoris suprà acetabulum movens. Adhæsiones habet labio
externo ossium Ilæorum, cavitatem iliacam
replet, & finis ejus minor trochanter.

ILIACÆ. Arteriæ confecta à bifurcatione
Aortæ descendentis inferioris. Non longè

JARRETIER. *Voyez* POPLITÉ.

J E.

JEIUNIUM. On appelle ainsi le second intestin grêle, parce qu'on le trouve souvent plus vuide que le suivant. Il commence à la derniére courbure du *duodenum*, & finit où commence l'*ileum*. Il est assez difficile de distinguer précisément l'extrémité de cet intestin, d'avec le commencement de celui qui suit.

I L.

ILEUM. C'est le dernier des intestins grêles. Il est comme une suite du *Jejunum*, fait plusieurs circonvolutions, & se termine un peu au-dessous du rein droit, en s'abouchant avec le premier des gros intestins.

ILEUM. Os larges & plats, situés aux parties latérales du bassin. Ils forment ce qu'on appelle les *Iles*.

ILIAQUE. Muscle qui sert à faire mou-mouvoir l'os de la cuisse sur le bassin. Il a des attaches à la lévre externe de l'os des îles, remplit la cavité Iliaque, & va se terminer au petit trochanter.

ILIAQUES. Arteres qui sont formées par la bifurcation de l'aorte descendante

*ab ortu, arteria unaquæque, in duas divi-
ditur & sunt Iliaca interna, seu hipo-
gastrica, & iliaca externa; quæ è ventre
infimo egreditur, inter ligamentum Fallopii & tendinem musculi Psoas, supra
uniouem ossium Ileorum cum ossibus pubis: ibique Arteria cruralis nomen recipit.*

ILIACÆ. *Hujusce nominis venæ plurimæ.
Duæ quarum una externa, & altera interna, seu hypogastrica. Venæ istæ in
unum truncum communem coeunt, & est
initium Iliacarum communium.*

*Iliaca externa nomen istud assumit, statim
ac ingreditur in infimum ventrem infrà ligamentum Follopii, usque ad unionem
cum iliacâ communi, quæ propè os sacrum
originem ducit.*

*Duæ Iliacæ communes, initium habent, ad
latera ossis sacri, propè ultimam lumborum vertebram ascendunt, sibique uniuntur, & ex unione istâ, oritur vena cava
inferior. Iliacæ internæ viam, hipogastricam in ordine alphabetico quærendo inve-
nies.*

Inférieure. A trois travers de doigts ou environ de son origine, chacune de ces arteres se divise en deux, qu'on appelle Iliaque interne, ou Hypogastrique, & Iliaque externe, qui n'a pas de nom particulier. Cette artere sort du bas-ventre, entre le ligament de Falloppe, & le tendon du muscle *Psoas*, sur l'union de l'os des îles avec l'os pubis, où elle change de nom, & prend celui d'Artere Crurale.

Iliaques. Il y a plusieurs veines de ce nom, une externe, & une interne, ou Hypogastrique. Ces veines de chaque côté, se réunissent en un seul tronc, qui fait le commencement des Iliaques communes.

L'Iliaque externe prend ce nom à son entrée dans le bas-ventre, sous le ligament de Falloppe, jusqu'à son embouchure dans l'Iliaque commune, qui se fait à peu près vis-à-vis l'os *sacrum*.

Les deux Iliaques communes commencent à côté de l'os *sacrum*, remontent jusques vis-à-vis la derniére vertébre des lombes, s'unissent ensemble, & par cette union, donnent naissance à la veine cave inférieure. Pour la route de l'Iliaque interne, *Voyez* Hypogastrique.

IN.

INFUNDIBULUM.

INLERCOSTALES. Nervi, à DD. winf-low , dicti majores simpatici. Utinam hujusce operis propositum sinat omnia de nervis, ab illustrissimo viro illo præfata referre. Paucis , sed enucleatis sermonibus sententiam hujusce peritissimi Anatomistæ oculis subjiciam.

Communis est opinio , nervos principium suum ducere , à filamento sexti paris medullæ oblongatæ & à duobus filamentis quinti paris, existimant, insuper à filamentis illis componi nervum gracilem retrocedentem , ut è cranio egrediatur per canalem osseum apophisis petrosæ ossis temporum ; & in descensu filamentum istud volumine augere. Attamen inquit DD. Winslow, attente considerato filamentorum illorum ortu , ascendere potius videntur è basi cranii, cum carotide internâ, & à parte posteriori ad anteriorem , unionem quærere cum sexto & quinto pari. In hâc perpetuo mansi opinione , quod ramus ascendens , cranium subeundo in filamenta divisus , & strictè unitus, cum duobus paribus suprà dictis , semper fuerit spectatus , ut origo pri-

I N.

INFUNDIBULUM. *Voyez* ENTONNOIR.

INTERCOSTAUX. Nerfs communément ainsi appellés. M. Winslow les nomme grands Sympatiques. Je voudrois que la nature de cet Ouvrage me permit de rapporter tout ce que ce sçavant Anatomiste en dit. Je vais, d'après ce grand Homme, faire un extrait le plus succint, & le plus intelligiblement qu'il me sera possible.

On avance pour l'ordinaire, que ces nerfs commencent chacun par un filet de la sixiéme paire de la moëlle allongée, & par deux filets de la cinquiéme ; & que ces filets composent d'abord un nerf fort grêle, qui rétrograde pour sortir du crâne par le canal osseux de l'apophyse pierreuse de l'os des tempes, & grossit à mesure qu'il descend. Mais après avoir examiné avec attention la prétendue naissance de ces filets, dit M. Winslow, ils m'ont parû plutôt monter de la base du crâne avec la carotide interne, & aller de derriére en devant pour se joindre à la sixiéme & à la cinquiéme paire. J'ai toujours été dans l'opinion, continue M. Winslow, que ce qu'on avoit pris comme la pre-

ma & radix descendens nervi intercostalis.

Duo majores nervi simpatici positi sunt
secus partes laterales viginti quatuor
vertebrarum , antè radices apophistum
transversarum , & secùs partes laterale
faciei internæ ossis sacri.

Hac in extensione , duos funiculos diviso
adumbrant , distanter sectos à plurimi
tumoribus ganglionis similibus per quo
posterius commuuicant , cum ganglioni
bus medullæ spinæ ope filamentorum co
lateralium brevissimorum, & anteriùs pro
ducentium ramificationes quarum vi
propter operis naturam delineari non po
test.

INTERCOSTALES. Musculi pectoris , i
ter costas positi. Suntque numero quadra
ginta quatuor , scilicet undecim exter
ni , & undecim interni ex unoquoqua la
tere.

INTERCOSTALIS Superior. Arteria, qu

miére racine , & comme une efpéce de
tige defcendante du nerf intercoftal ,
n'en étoit qu'une branche afcendante ,
qui en entrant dans le crâne , fe divi-
foit en filets , & par ces filets s'affocioit
étroitement avec les deux paires nommées.

La fituation des deux nerfs grands Sympatiques eft le long des parties latérales des vingt-quatre vertébres , immédiatement devant les racines de leurs
apophyfes tranfverfes , & le long des
parties latérales de la face interne de l'os
facrum.

Dans cette étendue ils repréfentent deux
cordons , divifés & comme entre-cou-
pés d'efpace en efpace , par un grand
nombre de petites tumeurs gangliofor-
mes , moyennant lefquelles ils communiquent en arriére avec les ganglions de
la moëlle de l'épine par des filets colla-
téraux fort courts , & produifant en devant leurs ramifications particuliéres ,
dont je ne puis décrire la route , étant
reftraint à la concifion.

INTERCOSTAUX. Mufcles de la poitrine fitués entre les côtes. Ils font au
nombre de quarante-quatre ; fçavoir ,
onze externes , & onze internes de chaque côtés.

INTERCOSTALE. fupérieure. Artere ,

cum non oritur è trunco Aortæ descendentis, procedit plerumque inferius à subclaviâ descendendo, suprà faciem internam, trium quatuorve verarum costarum,
propè earum caput, emittitque infrá unam-
quamque costam ramum, serpentem secùs
oram costarum inferiorem. Musculis intercostalibus insuper ministrat aliisque partibus pluribus.

INTERCOSTALES inferiores. Arteriæ ple-
rum sex vel octo sunt pro uno quoque
latere. Secus partem posteriorem Aortæ
descendentis, propè diaphragma duæ simul oriuntur, & hinc & indè in transversum, suprà corpus vertebrarum feruntur. Intercostales dextra ad partem posteriorem vena azigos transeunt. Aliæ
verò & omnes simul, ad musculos intercostales vergunt, secùs oram inferiorem
costarum, propè sternum, ramosque partibus diversis insuper emittunt.

INTERCOSTALIS. Invenitur vena exigua,
quæ & intercostalis superior sinistra vocatur, & in subclaviam sinistram deponitur.

INCISIVI. Musculi labri superioris. Duo
reperiuntur ex unoquoque latere, distin-

qui, quand elle ne vient pas du tronc de l'aorte descendante, naît pour l'ordinaire inférieurement de la soûclaviere, & descend sur la face interne de deux, trois, ou quatre supérieures des vraies côtes proche de leurs têtes, & jette sous chacune de ces côtes, une branche qui se glisse tout le long de leur bord inférieur. Elle fournit aux muscles Intercostaux, & à plusieurs autres parties.

INTERCOSTALES inférieures. Arteres qui sont ordinairement sept à huit de chaque côté. Elles naissent le long de la partie postérieure de l'aorte descendante par paires jusqu'au diaphragme, & se portent de côté & d'autres transversalement sur le corps des vertébres. Celles du côté droit passent derriére la veine azigos ; les unes & les autres vont ensuite aux muscles Intercostaux , le long du bord inférieur des côtes, jusques vers le *sternum*. Ces rameaux jettent encore des rameaux à différentes parties.

INTERCOSTALE. Il y a une petite veine appellée Intercostale supérieure gauche, qui va se rendre dans la veine soûclaviére gauche, du même côté.

INCISIFS. Muscles de la lévre supérieure. Il y en a deux de chaque côté, à

ti, *in majorem & minorem incisivum.*
Major superius duobus pollet ligamentis,
quorum primum existit secùs angulum
majorem oculi, propè processum ossis ma-
xillaris, alterum invenitur, oræ superio-
ri orbitæ ; ex quo oriuntur duo plana fi-
brarum, sibi unitarum fiuntque tendinosæ,
jungunturque labio superiori antè dentes
incisivas.

Incisivus minor originem ducere videtur ex
alveolis dentium incisivarum. Fibræ ejus
sese dispergendo, desinunt oræ superiori
labii superioris.

I S.

Ischion. Os acetabuli in parte inferiori
& paululùm posteriori positum.

J U.

Jugularis. Hujusce nominis duæ sunt ve-
næ una scilicet interna, & externa altera.
Interna pluribus in locis cum externâ com-
municat. Insuper sinuositatibus duræ-ma-
tris unitur, in partes internas colli &
capitis transit, & in subclaviam ejusdem
lateris quandoque in axillarem deponitur.

qui l'on a donné ce nom, & diſtingués en grand & petit. Le grand a deux attaches ſupérieurement ; la premiére eſt le long du grand angle de l'œil, à l'avance de l'os maxillaire ; & la ſeconde eſt au rebord ſupérieur de l'orbite, d'où ſont formés deux plans de fibres, qui s'uniſſent, & ne font qu'un corps, & deviennent tendineuſes, en s'implantant à la lévre ſupérieure devant les dents inciſives.

Le petit Incif ſemble prendre origine des alvéoles des dents inciſives. Ses fibres, par leur épanouiſſement, vont ſe terminer au rebord ſupérieur de la lévre du même nom.

I S.

Iscᴴıᴜм. Os ſitué à la partie inférieure & un peu poſtérieure du baſſin.

J U.

Jᴜɢᴜʟᴀıʀᴇ. Il y a deux veines de ce nom de chaque côté, l'une eſt interne, & l'autre externe. L'interne communique dans pluſieurs endroits avec l'externe, s'abouche avec les ſinus de la dure-mere, paſſe dans les parties internes du col & de la tête, & vient ſe

*Externa partium externarum , gutturis
colli & capitis sanguinem revehit, illumque in subclaviam persapè deponit. Attamen quandoque variatio contingit.*
GEMINI. *Vid.* **GASTROCNEMII.**
GEMINI. *Exigui duo musculi , motibus
femoris inservientes. Unus superior, inferior alter. Superior , per unam extremitatem spineæ ossis* Ischion *hæret ; &
per alteram majori trochanteri : inferior
tuberositati ossis* Ischion *, & majori trochanteri alligatur.*

rendre dans la soûclaviére du même côté ; quelquefois dans l'axillaire.

L'externe rapporte le sang des parties externes de la gorge, du col, & de la tête, & le dépose ordinairement dans la soûclaviére, néanmoins cela varie.

JUMEAUX. *Voyez* GASTROCNÉMIENS.

JUMEAUX. On appelle ainsi deux petits muscles qui concourent au mouvement de la cuisse ; l'un est supérieur, & l'autre inférieur. Le premier est attaché d'un bout à l'épine de l'os *ischium*, & de l'autre au grand trochanter. Le second est attaché à la tubérosité de l'os *ischium*, & au grand trochanter.

KE.

KERATOGLOSSVS. Muſculus par
ſuperiori & laterali baſis & cornu oſſis hyoidis annexus & parti laterali radicis linguæ, propè Baſiogloſſum.

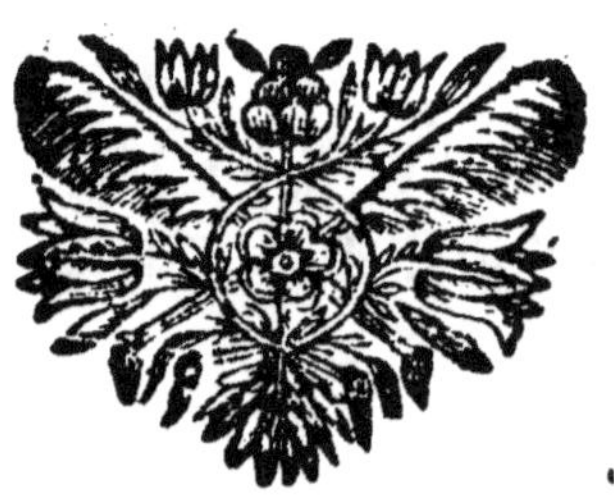

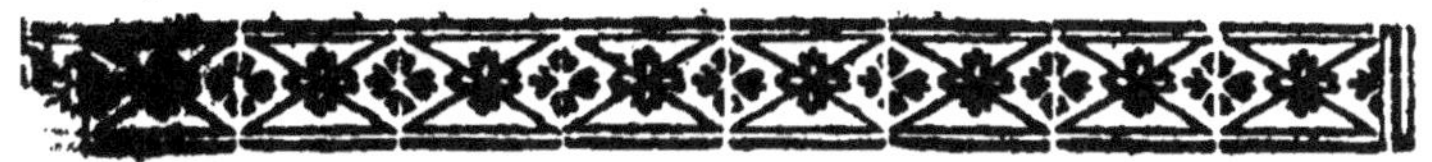

K E.

KERATOGLOSSE. Ce muscle eſt attaché à la partie ſupérieure & latérale de la baſe, & de la corne de l'os hyoïde, & la partie latérale de la racine de la langue, à côté du Baſio-gloſſe.

L A.

LABIALES. *Glandulæ. Membranæ, faciem internam labiorum induens, plurimis perforata est foraminibus, totidem glandulosis, granulis, seu labialibus glandulis respondentibus.*

LABYRINTHUS. *Ossis temporis pars auditivo organo inserviens. In tres dividitur partes, una anterior, & est Limax, altera media, & est vestibulum ; posterior altera, & est Labyrinthus sic dictus, quia in eo inveniuntur tres canales semi-circulares.*

LACUNÆ URETHRÆ. *Ductus Urethræ interiùs membranâ tenui indutus est, & plurimis conspersus vasculis capillaribus. In superficie internâ perforatur à pluribus exiguis foraminibus, alia aliis majora, præcipuè prope balanum.*

Hæ Lacunæ sunt canales excretorii totidem corpusculorum glandulosorum, in densitate Urethræ diffusorum.

L A.

LABIALES. Glandes. La membrane qui revêt la face interne des lévres, est percée par quantité de petits tuyaux, qui répondent à autant de grains glanduleux, appellés Glandes Labiales.

LABYRINTHE. Portion de l'os temporal qui sert à l'organe de l'oüie. On la divise en trois parties ; une antérieure, nommée le Limaçon ; une moyenne, qu'on appelle Vestibule ; & une postérieure, qui est le Labyrinthe en particulier, rapport à ce qu'il y a trois canaux demi-circulaires.

LACUNES DE L'URÉTHRE. Le canal de l'Uréthre est intérieurement tapissé d'une membrane très-fine, & parsemé d'une grande quantité de vaisseaux capillaires. Il est percé à la surface interne par quantité de trous longuets, ou de petites lames, dont les unes sont plus sensibles que les autres, principalement proche le gland.

Les Lacunes sont les orifices des canaux excrétoires très-fins, d'autant de petits corps glanduleux qui sont dispersés dans l'épaisseur de l'Uréthre.

LACRYMALIS. Saccus est membranofus oblongus, oculi ferofitatem recipiens à punctis lacrimalibus, illamque deponens in partem imam internarum narium.

ACRIMALIS. Nervus ophtalmici, feu orbitarii ramus externus, duræ-matri firmiter hæret. Secus partem internam orbitæ, fuprà mufculum dextrum internum feu abductorem oblique vergit, & lacrymali glandulæ diftribuitur.

Attamen antè adventum, ramulum emittit parti laterali externæ orbitæ præbenti filamenta partibus vicinis mufculorum crotaphitis orbicularis, maffeteris & tegumentis.

Filamenta quoque fuppeditat pinguedini & Membranæ conjunctivæ oculi.

LACRYMALIS. Glandula alba inter conglomeratas numeratur. Locum occupat infrà receffum occurrentem in arcu orbitæ propè latera temporum, & lateraliter fuprà globum oculi.

Paululùm plana videtur & in duos divifa lobos. Firmiter pinguedini mufculos circumdanti hæret, & pofteriori convexitati oculi, olim vocata fuit innominata glandula, & ex eâ fluunt plures exi-

L'ACRYMAL. Le Sac Lacrymal eſt une pochette membraneuſe oblongue, qui reçoit la ſéroſité de l'œil par les points lacrimaux, & la décharge au bas des narines internes.

LACRYMAL. Nerf qui eſt le rameau externe de l'ophtalmique, ou orbitaire. Il eſt fortement attaché à la dure-mere, & va obliquement le long du parois interne de l'orbite, ſur le muſcle droit interne, ou abducteur, pour ſe diſtribuer dans la Glande lacrymale. Avant d'y arriver, il jette un petit rameau à la partie latérale externe de l'orbite qui donne des filets, aux portions voiſines des muſcles crotaphite, orbiculaire, maſſeter, & aux tégumens. Il donne auſſi des filets à la graiſſe, & à la membrane conjonctive de l'œil.

LACRYMALE. La Glande lacrymale eſt blanchâtre, & du nombre de celles qu'on appelle Conglomérées. Elle eſt ſituée ſous l'enfoncement qu'on voit dans la voûte de l'orbite, vers le côté des tempes, & latéralement au-deſſus du globe de l'œil. Elle eſt un peu platte, & comme diviſée en deux lobes. Elle eſt fort adhérente à la graiſſe qui environne les muſcles, & à la convexité poſtérieure de l'œil. Elle a été autrefois appellée Glande innomi-

gui ductus descendentes ad densitatem tunica interna, seu conjunctiva palpebrae superioris, tunicamque interiùs penetrantes propè oram superiorem tarsi.

LACRIMALIA *Puncta propè angulum majorem seu palpebrarum angulum internum, occurrit exigua protuberantia in densitate uniuscujusque palpebra perforata. Foramina hæc vulgò punctu lacrimalia vocantur, & sunt orificia duorum canalium, in receptaculum lacrymale sese aperientium. Puncta lacrymalia eo sunt posita modo ut oculo clauso sibi mutuò occurrant.*

LAMBDOIDÆA. *Sutura os occipitale cum parietalibus & temporalibus jungens.*

LINGUA. *Omnibus compertum est Linguam esse corpus illud carnosum & molle, intervallum arcus oræ alveolaris maxillæ inferioris & ulterius, in ore occupans. Lingua carnosis & medullari texturâ intermixtis composita fibris, quarum plurima Linguâ non ulterius progrediuntur, dum aliæ musculos diversos efficiunt, ab eâ exeuntes, variisque par-*

née. Il part de cette glande plusieurs petits conduits qui descent presque pareillement dans l'épaisseur de la tunique interne ou conjonctive de la paupiére supérieure, & percent la tunique en dedans vers le bord supérieur du tarse.

LACRYMAUX. Points vers le grand angle, ou angle interne des paupiéres. Il y a une petite protubérance percée obliquement d'un petit trou dans l'épaisseur de chaque paupiére. Ces trous sont communément appellés Points lacrymaux. Ce sont les orifices de deux conduits qui vont s'ouvrir dans un réservoir particulier, appellé Lacrymal. Les Points lacrymaux sont vis-à-vis l'un de l'autre, de sorte que quand l'œil est fermé il se rencontrent.

LAMBDOÏDE. Suture qui unit l'os occipital avec les pariétaux & les temporaux.

LANGUE. Tout le monde sçait que la Langue est ce corps charnu & mollet, qui occupe dans la bouche l'intervalle de l'arcade du bord alvéolaire de la mâchoire inférieure, & s'étend plus loin en arriére. Elle est composée de fibres charnues très-mollasses, entremêlées d'un tissu médullaire particulier. Plusieurs de ces fibres sont bor-

tibus adhærentes Linguæ extensio superior densissimâ membranâ, papillari textu
& alia exiguissimâ membranâ induitur.

In facie superiori linguæ tres mammullarum
species distingui possunt scilicet. Mammulæ fungosæ seu capitatæ, semi-lenticula-
res & villosæ.

LARYNGÆA, seu *Gutturalis*. Arteria à Carotide externâ proficiscens circuitum, primo absolvit, & post quam glandulis jugu-
laribus vicinis, pinguedini & pelli ramos
subministravit, in transversum fertur,
distribuiturque glandulis Thiroidibus,
partibusque Laringis.

LARINX. Tuberositas est parti superiori
& anteriori colli occurrens vulgò gutturis nodus, seu pomum Adami. In Ho-
minibus majori volumine, quàm in fœminâ.

nées à la maſſe de Langue, ſans s'étendre plus loin ; & les autres forment des
muſcles ſéparés, qui en ſortent , différent, & s'attachent à d'autres parties.
L'étendue de la face ſupérieure eſt revêtue d'une membrane épaiſſe, d'un tiſſu papillaire , & d'une autre membrane très-fine.

On peut diſtinguer à ſa face ſupérieure
trois ſortes de mammelons ; ſçavoir ,
les mammelons boutonnés, ou à têtes,
mammelons demi - lenticulaires , &
mammelons veloutés.

LARYNGÉE, ou Gutturale ſupérieure.
Cette artère ſort de la carotide externe, fait d'abord un petit contour , &
après avoir donné des rameaux aux
glandes jugulaires voiſines, à la graiſſe,
& à la peau, elle ſe porte tranſverſalement, & ſe diſtribue aux glandes thyroïdiennes, aux muſcles, & aux parties
du larynx.

LARYNX. On appelle ainſi la tubéroſité que l'on ſent au haut de la partie antérieure du col, & qu'on nomme, le
Nœud de la Gorge , ou le Morceau
d'Adam. Elle eſt plus groſſe & plus
ſaillante dans les hommes, que dans
les femmes.

LE.

LABIA. *Oris ingreſſus & orificium. Compo-*
ſitionem hauriunt à pluribus fruſtis carно-
noſis inter ſe connexis, adhærentibuſque
couvexitati duarum maxillarum ; extus
pelle & adipoſo texto intus verò membra-
nâ glanduloſâ induuntur. Nota tamen
textum oram rubram conficientem, mul-
tum differre à texturâ pellis vicinæ. Nam
in denſitate reperiuntur mammulæ tenues
& longæ, ſtrictiſſimè unita & tenuiſſimâ
pellicula cooperta.

LI.

LIGAMENTUM. *Alba eſt & fibroſa ſubſ-*
tantia, compacta, cartilagine flexibilior,
ruptu difficilis extenſionis ferè incapax.
Pluribus componitur fibris, quæ pro va-
rio ordine, ſtrictos conficiunt funiculos,
vel latas faſcias, vel telas tenues, & ex
uſu continent limites imponunt, & ſer-
vant alias partes, ſive ſolidas, ſive mol-
les.

.L E.

Lévres. Les lévres font les parois &
l'entrée de la bouche. Elles font en général formées par la connexion de plufieurs lambeaux charnus , attachés au
tour de la convexité des deux mâchoires, couvertes en dehors de peau & de
tiffu graiffeux, & en dedans tapiffées
d'une membrane glanduleufe. *Nota.*
Le tiffu qui forme le bord rouge, eft
différent du tiffu de la peau voifine.
Son épaiffeur eft un amas de mammelons veloutés, longuets, très-fins , &
très-étroitement collés enfemble , &
couverts d'une pellicule très-fine.

L I.

Ligament. Subftance blanche fibreu-
fe, compacte , plus fouple , & plus
pliante que le cartilage, difficile à rom-
pre, ou à déchirer, qui ne prête prefque point, ou du moins difficilement.
C'eft un compofé de plufieurs fibres ,
qui par leurs différens arrangemens,
forment des cordons étroits , des bandes larges, des toiles minces, & fervent
à contenir, à borner, & à garantir d'autres parties foit dures , foit molles.

ALBA LINEA. Fascia quoque dicitur. Fibrarum tendinosarum est intertextus, ab unione musculorum obliquorum, & transversorum confectus. Superius initium habet, cartilagini Kiphoidi, inter duos directos musculos transit, desinitque inferius, parti superiori & anteriori ossium pubis, propè eorum simphisim. E regione epigastricà, ad umbilicum latior est, quàm ex umbilico ad ossa pubis.

LIMAX. Cucullus est in spiram duplicem ductus in ossis temporalis saxo, anterius cavatus, in eo considerantur basis, acumen lamna spiralis, & nucleus. Lamna spiralis est veluti claustrum osseum, cavitatem cuculli, secundùm longitudinem in duos separans semi-canales. Basis est pars latior. Nucleus est veluti conus brevis, cujus basis, proportione servatâ, latissima est, & limacis basis mediam partem componit.

L O.

LUMBARES. Arteriæ posteriùs ab Aortâ inferiori descendente exeuntes, & ad musc-

LIGNE BLANCHE. On lui donne aussi le nom de Bande. C'est un entrelassement de fibres tendineuses, fait par la réunion des muscles obliques & transverses. Elle commence supérieurement au cartilage xyphoïde, s'engage entre les deux muscles droits, & vient se terminer inférieurement à la partie supérieur & antérieure des os *pubis*, proche leurs symphises. Elle est plus large dans l'étendue de la région épigastrique, jusqu'à l'ombilic, qu'elle ne l'est depuis l'ombilic jusqu'aux os *pubis*.

LIMAÇON. C'est une espéce de cornet spiral à double conduit, creusé dans la partie antérieure du rocher de l'os temporal. On en considére la base, la pointe, la lame spirale, & le noyau. La lame spirale est une espéce de cloison osseuse, qui distingue la cavité du cornet, selon sa longueur en deux demicanaux. La base est la partie la plus large. Le noyau est une espéce de cône fort court, dont la base est à proportion très-large, & fait le milieu de la base du Limaçon.

L O.

LOMBAIRES. Arteres qui sortent postérieurement de l'aorte descendante infé-

K iiij.

culos vertebrales vertebrarumque corporibus tendentes.

LUMBARES. *Venarum Lumbarium exitus,
sæpè sepiùs variatur. Aliæ enim in venam cavam, aliæ in Iliacam & aliæ in
venam azigos deponuntur.*

LUMBARES. *Hujusce nominis paria quinque nervorum musculis vertebralibus, filamenta retrò emittunt, sibi mutuò communicant, & ex unoquoque latere majori cum simpatico, & à musculis Psoas
scoperiuntur. Eorum exumeratio pendet
à numero vertebrarum Lumbarium infrà
quas transeunt; in infinitum dividuntur,
idcircò vide tractatum nervorum. DD.
Winslow.*

L U.

UVULA. *Telum seu clauftrum palati, inferiùs terminatur à fimbriâ carnosâ, & mo-
bili arcum representante; & in transversum suprà Linguæ radicem positâ. Hujusce arcus pars superior glandulosum &
molle sustinet corpusculum, irregulariter conicum, cujus basis arcui hærens est
dum acumen, libere movetur ad imum,
& est Uvula.*

nieure, & qui vont aux mufcles vertébraux, & au corps des vertébres.

LOMBAIRES. L'embouchure des veines
Lombaires varie beaucoup ; les unes
vont à la veine cave, d'autres à l'iliaque, & à la veine azigos.

LOMBAIRES. Les cinq Paires de nerfs
de ce nom, jettent en arriére des filets
pour les mufcles vertébraux, communiquent enfemble, & ... le grand
nerf fympatique, de chaque côté, &
font couvertes par les mufcles Pfoas.
On fait le dénombrement de ces Paires
de nerfs, felon le dénombrement des
vertébres lombaires fous lefquelles elles
paffent ; leur divifion a beaucoup d'é-
tendue, & la nature de cet Ouvrage ne
permet pas de la faire. Voyez là-deffus
le Traité des Nerfs de M. Winflow.

L U.

LUETTE. La cloifon du palais eft terminée en bas par un bord libre & flot-
tant, qui repréfente une arcade particuliére, fituée tranfverfalement au-
deffus de la bafe, ou racine de la langue ; la portion la plus élevée de cette
arcade porte un petit corps glanduleux,
molaffe, & irréguliérement conique,
dont la bafe eft attachée à l'arcade, &
K w

LUMBRICALES. Sic vocantur quatuor
exigui musculi, in manus cavitate posi-
ti, In plantu pedum pari numero inve-
niuntur ; omnes æqualiter adhærent tendi-
nibus profundorum , desinuntque parti-
bus lateralibus uniuscujusque prima pha-
langa.
LUNARIS, seu Semi lunaris , sic vocatur
os secundum primi ordinis carpi.

la pointe pend librement en bas. C'eſt
ce qu'on appelle la Luette.

Lumbricaux. On donne ce nom à
quatre petits muſcles ſitués dans le
creux de la main. Il y en a même nombre à la plante des pieds. Ils ont tous
des attaches aux tendons des profonds,
& vont ſe terminer aux parties latérales
de chaque premiére phalange.

Lunaire, ou Semi - lunaire. On a
donné ce nom au ſecond os du premier
rang du Carpe.

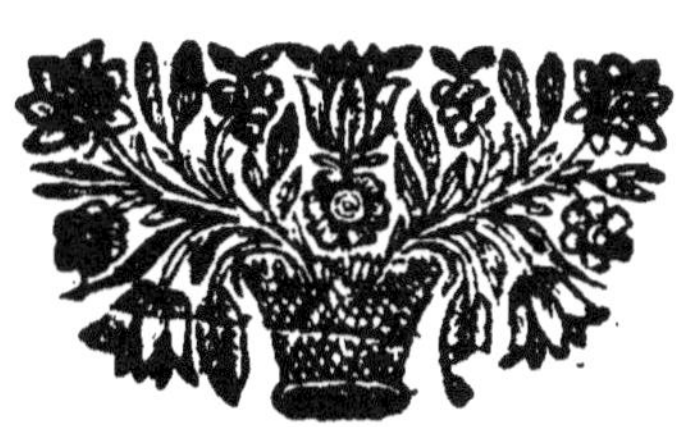

M A.

MAXILLA. *Omnibus compertum est hominem duplici gaudere maxilla, quarum una superior, inferior altera. Superior, seclusis dentibus tredecim ossibus constat, ut plures contendunt Anatomistæ. Attamen undecim tantùm admittere, sententia probabilior mihi videretur, nam secundum DD. F. inferiores nasi cuculli ossis ethmoidis sunt continuata productio.*

Inferior unico componitur osse, in quo dentes includuntur.

MALLEOLI. *In inferiori tibiæ parte, duæ inveniuntur eminentiæ, vulgò pedis Malleoli. In internum & externum dividuntur. Primus conficitur à parte inferiori Peronei ; secundus ab inferiori tibiæ eminentiâ.*

MAMMÆ. *Duæ sunt eminentiæ, plus, minusve rotundæ, ad partem anteriorem & lateralem pectoris positæ ; volumine & figura variantur, pro ætate & sexu.*

PAPILLA. *Sic vocatur eminentia, suprà*

M A.

MACHOIRE. Tout le monde sçait que nous avons deux Mâchoires, une supérieure, & l'autre inférieure. La supérieure est, suivant beaucoup d'Anatomistes, composée de treize os, sans y comprendre les dents. Mais je serois tenté de croire qu'il n'y en a qu'onze; les cornets inférieurs du nez n'étant, suivant M. F... qu'une continuation de l'os Ethmoïde.

L'inférieure est faite d'une seule piéce, dans laquelle les dents sont enchâssées.

MALLÉOLES. Il y aà la partie inférieure de la jambe, deux éminences, vulgairement, apellées Chevilles du pied. On les distingue en externe & interne. La premiére est formée par la partie inférieure du Péroné ; la seconde par l'éminence inférieure du tibia.

MAMMELLES. On donne ce nom à deux éminences plus ou moins rondes, situés à la partie antérieure, & un peu latérale de la poitrine. Elles varient en volume & en forme, selon l'âge & le sexe..

MAMMELON. C'est ainsi qu'on appelle.

Mammam conspicua, volumine variatur
pro ætate diversa, pro vario situ & tem-
peramento, in fæminis gravidis, & nu-
tritiis amplo constat volumine.

MAMMARIS *interna. Arteria cujus prin-*
cipium inferiùs subclavia est propè partem
mediam claviculæ, descensus ad latera
sterni, ad postremas cartilagines vera-
rum costarum.

Exitus è pectore circa epiphisim xiphoideam,
finis musculo directo ventris infimi, ubi
ope ramificationum cum epigastricâ arte-
riâ communicat.

MAMMARIS *interna. Vena quæ in dex-*
tro & sinistro latere occurrit. Dextra
in venam cavam superiorem fertur, &
læva in subclaviam sinistram.

MALLEUS. *Ossiculum auditivo organo, in-*
serviens.

MASSETER. *Musculus carnosus tendinosus*
densissimus. Duobos constat fibrarum pla-
nis, quorum primum, superiùs parti infe-
rioriossis pometæ, & inferius angulo maxil-
læ inferioris hæret, secundum superiùs parti

le tubercule, ou bouton qui s'éléve de la mammelle. Son volume eſt différent, ſelon l'âge, & le tempérament en général, & ſelon les différens états du ſexe en particulier. Dans les femmes enceintes, & dans celles qui allaitent, il eſt d'un volume aſſez conſidérable, ordinairement plus en hauteur, ou longueur, qu'en largeur, ou épaiſſeur.

MAMMAIRE interne. Artere qui vient un peu inférieurement de la ſoûclaviére, auprès de la partie moyenne de la clavicule, & deſcend à côté du *ſternum*, derriére les cartilages des vraies côtes.

Elle ſort de la poitrine, à côté de l'épiphiſe xiphoïde, & ſe perd dans le muſcle droit du bas-ventre, où elle communique par pluſieurs petites ramifications avec l'artere Epigaſtrique.

MAMMAIRE interne. Cette veine du côté droit, ſe porte dans la veine cave ſupérieure, & celle du côté gauche dans la ſoûclaviére gauche.

MARTEAU. Oſſelet de l'organe de l'oüie.

MASSETER. Ce muſcle eſt charnu, tendineux, & fort épais. Il eſt compoſé de deux plans de fibres; le premier eſt attaché ſupérieurement à la partie inférieure de l'os de la Pométe, & deſcen-

inferiori apophifis zigomaticæ; & inferiùs, in fpatio, inter apophifes condyloideas, & coronoides contento, affigitur.

MAXILLARIA. *Hujuf-ce nominis offa duo faciei mediæ & anteriori parti pofita.*

MAXILLARIS *externa. Arteria, carotidis externæ ramus, cujus tranfitus, fuprà mufculum maffeterem & fuprà medium maxillæ inferioris, circa mentum; ex quo arteria menti vocatur.*

MAXILLARIS *interna. Arteria ab externa carotide procedens, ante Condiluw maxillæ inferioris.*

Sunt & duæ maxillares venæ, in externam & internam divifæ, quæ in jugularem externam deferuntur.

MAXILLARIS *fuperior. Nervus quinti paris ramus fecundus, qui ftatim ac perforamen rotundum offis fphenoidis tranfivit, fuprà orbitæ latus externum, filamentum emittit, os pometæ perforans. Partibus vicinis à quibus induitur, fefe diffundit & cum ramo vicino, auditivi nervi duræ portionis communicat, dat infuper filamenta pinguedini partis inferio-*

dant vient s'attacher extérieurement à l'angle de la mâchoire inférieure ; le second s'attache supérieurement à la partie inférieure de l'apophyse zigomatique, & inférieurement dans l'espace qui se trouve entre les apophyses condyloïdes & coronoïdes.

MAXILLAIRES. Il y a deux os de ce nom situés à la partie antérieure & moyenne de la face.

MAXILLAIRE externe. Cette artere est une branche de la carotide externe. Elle passe sur le muscle Masseter, & sur le milieu de la mâchoire inférieure, à côté du menton. On l'appelle Artere Mentoniére.

MAXILLAIRE interne. Artere qui vient de la carotide externe, vis-à-vis le condyle de la mâchoire inférieure.

Il y a deux veines Maxillaires, une externe, & une interne. Elles vont se rendre dans la jugulaire externe.

MAXILLAIRE supérieur. Le Nerf à qui on donne ce nom, est la seconde branche de la cinquiéme paire. Après qu'il a passé par le trou rond de l'os sphénoïde il jette sur le côté externe de l'orbite, un filet qui perce l'os de la pomette, se distribue aux parties voisines qui le couvrent, & communique avec un rameau voisin de la portion

ris orbita. Ex indè in tres dividitur ramos à DD. Winslow denominatos. Primus suborbitarius dicitur secundus Palatinus, & tertius Sphenopalatinus nuncupatur. Horum-ce nominum divisionem quare.

MAXILLARIS *inferior. Nervus quinti paris ramus tertius, cujus exitus è cranio perforamen ovale ossis sphenoidis, descensus inter duos musculos pterigoydeos, & ingressus in canalem osseum, maxilla inferioris, & ibi filamenta distribuit dentibus omnibus, usque ad foramen menti, & antrorsùm in Diploe ramulum emittit dentibus sequentibus diffusum usque ad simphisim menti.*

Nervus maxillaris inferior, è cranio mox egressus; quatuor projicit ramos majores, & antè ingressum in canalem maxilla alium ramum lingue suppeditat. Ramus primus ad musculum crotaphitem ascendit, & faciei internæ Musculi ejusdem distribuitur.

Secundus, partem posteriorem condili ma-

...re du nerf auditif. Il donne encore
de petits filets à la graisse de la partie
inférieure de l'orbite. Ensuite il se divise en trois rameaux, ausquels M.
Winslow a donné des noms. Le premier
est appellé Sous-orbitaire ; le second,
Palatin ; & le troisiéme, Sphénopala-
tin. C'est sous ces noms qu'on en peut
voir la division.

MAXILLAIRE inférieur. C'est un
nerf qui est la troisiéme branche de la
cinquiéme paire. Il sort du crâne par le
trou ovale de l'os sphénoïde , & descend entre les deux muscles ptérigoy-
diens, pour entrer dans le canal osseux
de la mâchoire inférieure , pour distribuer des filets à toutes les dents , jusqu'au trou mentonier , où il jette encore en avant dans le *Diploë* un petit
rameau , qui se distribue aux dents
suivantes , jusqu'à la symphise du
menton.

Le nerf Maxillaire inférieur, immédiatement après sa sortie du crâne , jette
quatre rameaux principaux ; & avant
son entrée dans le canal de la mâchoire ,
il en jette un pour la langue : le premier rameau monte au muscle crotaphite , & se distribue sur la face interne d ce muscle.

Le second se jette derriére le condyle de

*xillæ inferioris attingit, dividiturque in
filamenta duo, extrorsum cum ramo vicino portionis duræ auditivi nervi communicantia.*

*Tertius .inter duas apophises maxillæ infe-
rioris transit, partem inferiorem musculi
crotaphitis perforat, eique filamenta spargit. Post hec curvatur ad imum suprà
musculum masseterem, cui præcipuè diffunditur.*

*Quartus, sapè rami præcedentis propè or-
tum bifurcatio, suprà musculum ptery-
goydeum externum transit, cui filamenta
præbet. & Musculo pterigoydeo interno
distribuitur, & portioni vicinæ crotaphitis, musculo buccinatori, glandulis buccalibus,& musculis vicinis labiorum. Quandòque ex eo detrahitur filamentum suprà
concham auris. externæ ascendens.*

*Præter hos-ce quatuor ramos majores,
è maxillari nervo inferiori, exeunt insuper filamenta quædam, ad partes varias
tendentia.*
*Ramus apici linguæ desinens, varios antè
adventum circuitus absolvit. Vide hac de
re DD. Winslow.*

la mâchoire inférieure , se divise en
deux filets, qui vont de dedans en
dehors communiquer avec le rameau
voisin de la portion dure du nerf auditif.

Le troisiéme passe entre les deux apophyses de la mâchoire inférieure , & perce
la partie inférieure du muscle crotaphite , en lui donnant des filets. Après il se
courbe en bas sur le muscle Masseter,
dans lequel il se distribue principalement,

Le quatriéme n'est souvent que la bifurcation du rameau précédent près sa naif-
nance. Il passe sur le muscle Ptérigoy-
dien externe, auquel il donne des filets, & se distribue au muscle Ptérigoy-
dien interne , & à la portion voisine du
crotaphite , au muscle buccinateur,
aux glandes buccales, & aux muscles
voisins des lévres. Quelquefois il s'en
détache un filet, qui monte sur la con-
que de l'oreille externe.

Outre ces quatre rameaux principaux, il
part encore du nerf Maxillaire inférieur de petits filets, qui vont à différentes parties.

Le rameau qui va se terminer vers la
pointe de la langue, fait différens contours avant d'y arriver. Voyez ce qu'en
dit M. Winslow.

MAXILLARES. *Glandulæ, parotidum re-
tundiores & exiguiores, ad latera faci-
internæ anguli maxillæ inferioris, un-
quæque posita est, & ex uniuscujusque
facie externa exit salivaris Warthonii ductus, seu ductus, salivaris inferior.*

*Cujus processus ad latera geniohiohyoida
circa superiorem oram glandulæ sublingualis, usque ad linguæ frænum, &ibi desinit, in orificium exiguum mammulæ figuram exhibens.*

*Canales illi duo aliquoties in orificia duo
distincta, quandòque in unum communem,
sese aperiunt.*

M E-

MEDIASTINUM. *Pleura in pectore dupli-
caturam conficit, & quasi in duas partes
dividit. & duplicatura hæc Mediastinum
dicitur.*

MEDIASTINA. *Arteria à subclaviâ dextrâ
oriens & mediastino distributa.*

MEDIASTINÆ. *Venæ mediastini. Plerumque, duæ sunt numero, dextra scilicet, & sinistra. Dextra deponitur in trun-*

Maxillaires. Glandes. Les Glandes Maxillaires font moins groffes & plus arrondies que les parotides. Elles font fituées chacune à côté de la face interne de l'angle de la mâchoire inférieure. Elles produifent chacune de leur face externe, un conduit qu'on appelle Conduit falivaire de Warthon, ou Conduit falivaire inférieur.

Ce conduit s'avance à côté du mufcle genyohioidien, & vers le bord fupérieur de la glande fublinguale jufqu'au frein, ou filet de la langue, où il fe termine par un petit orifice en forme de mammelon.

Les deux conduits s'ouvrent pour l'ordinaire par deux orifices féparés, & quelquefois par un feul commun.

M E.

Médiastin. La Plévre forme une duplicature dans la poitrine, & femble la partager en deux. On a donné à cette duplicature le nom de *Médiaftin*.

Médiastine. Artere qui part de la foûclaviére droite, & qui va fe diftribuer au Médiaftin.

Médiastines. Veines du Médiaftin. Elles font deux pour l'ordinaire, l'une droite, & l'autre gauche; la droite a

cum venæ cavæ superioris paululùm infrà venæ azigos ostium. Sinistra verò in
subclaviam ejusdem lateris sese exonerat.

MEDIANUS. *A trium nervorum unione*
ortum ducit medianus videlicet , à sexti
& septimi paris cervicalis , & ab exiguo
paris dorsalis ramo. Originis locum sæ-
pè mutat.

Cum Arteria brachiali descendit , & bra-
chii flexuram assequitur , inter extremita-
tem inferiorem musculi brachialis & ro-
tundi pronatoris. In decursu filamenta
huic & indè spargit. Ad posteriora rami
mediani venæ basilicæ transit , ad condy-
lum internum sese admovet , posteriùs
trans pronatorem rotundum subrepit, des-
cenditque inter musculos sublimen & pro-
fundum , quibus ramos emittit.

Infrà musculum pronatorem rotundum , ra-
mum specialem præbet , secùs ligamentum
inter osseum , ad partem posteriorem mus-
culi quadrati , manentem ad carpum pro-
natori musculo ramos præbendo.
Ex indè infrà carpi ligamentum transver-
sale internum transit in palmam manus,
cui ramos plures distribuit , quorum alii
ad digitos , allii ad ligamenta , tegumen-
ta & tendines vergunt.   MEDIANA.

son embouchure au tronc de la veine
cave supérieurieuse, un peu au-deſſus
de celle de la veine azigos ; la gauche
va ſe rendre dans la ſoûclaviére du
même côté.

MÉDIAN. Le nerf de ce nom naît de
l'union de trois ; ſçavoir, d'une branche de la ſixiéme paire cervicale, d'une
de la ſeptiéme, & d'une petite de la
premiére paire dorſale. Sa formation
varie.

deſcend avec l'artere brachiale, & va
gagner le pli du bras entre l'extrémité
inférieure du muſcle brachial & du
rond pronateur. Il donne, chemin fai-
ſant, des filets de côté & d'autre. Il
paſſe derriére la branche Médiane de la
veine baſilique, & s'approchant le
long du condyle interne, il ſe gliſſe
derriére au travers du pronateur rond,
& deſcend entre les muſcles ſublime &
profond, en leur donnant des rameaux.
donne ſous le muſcle rond pronateur
un rameau particulier, qui coule le
long du ligament interoſſeux, derriére
le muſcle quarré, juſqu'au poignet, en
donnant des filets à ce muſcle.
ſuite le tronc paſſe ſous le ligament
tranſverſal interne du poignet, dans la
peaume de la main où il donne pluſieurs rameaux, dont les uns vont aux

L

MEDIANA. *Infrà brachii flexuram, vulgo reperitur vena major, quæ Mediana dicitur. Diversis componitur ramis ad cubitum tendentibus. In duos dividitur truncos & angulum conficit acumine demissum è truncis duobus, unus in cephalicam, alter in basilicam deponitur.*

MEDULLARIS. *Substantia medullaris, seu substantia alba. V. Cerebrum.*

MEMBRANA. *Textura est fibrarum flexibilium, cujus ordo sæpè sæpiùs variatur.*

MEMBRANA COMMUNIS MUSCULORUM. *Existimarunt antiqui hujus-ce naturæ reperiri tegumentum, ad in hoc errarunt. Sunt enim tantum modò diffusiones speciales quorumdam musculorum & expansiones aponevroticæ aliorum.*

MENINGÆA POSTERIOR. *Arteria basilari oriens ad duram-matrem vergit retrò suprà occipitale, & suprà os petrosum; cerebri locis vicinis ramos spargit.*

doigts, d'autres aux ligamens, aux tégumens, aux tendons, &c.

MÉDIANE. Au-dessous du pli du bras on voit assez souvent une grosse veine appellée *Médiane*. Elle est formée par différentes branches qui vont le long de l'avant-bras. Elle se divise en deux troncs, & forme un angle dont la pointe est en bas; l'un de ces troncs se jette dans la céphalique, & l'autre dans la basilique.

MÉDULLAIRE. Substance Médullaire, ou substance blanche. *Voyez* CERVEAU.

MEMBRANE. La Membrane est un tissu de fibres, souples & flexibles, dont l'arrangement varie.

MEMBRANE COMMUNE DES MUSCLES. Les Anciens ont cru qu'il y avoit un tégument de cette nature; mais ils se sont trompés. Ce ne sont que des épanouissemens particuliers de la Membrane de certains muscles, & des expansions aponévrotiques de quelques-autres.

MÉNINGÉE POSTÉRIEURE. Artere qui naît de l'artere basilaire. Elle va à la dure-mere en arriére sur l'occipital, & sur l'os pierreux, & donne des rameaux aux lobes voisins du cerveau.

MENTONIÉRE. Artere. *Voyez* MAXILLAIRE interne.

MESARAICA Major. *Vena quam plures conficiunt rami , ad ipsam accedentes à mesenterii & mesocolon partibus illis gracilibus intestinis Cæco & Colon parti dextra respondentibus. Mesaraica truncus versus Arteriam mesentericam convertitur & vena portæ inferiori unitur.*

MESARAICA minor: *seu hemorrhoidalis interna , propè anum incipit , secùs rectum ascendit colon sequitur , & vulgò splenicam; quandòque in venam portam sese exonerat.*

MESENTERIUM , *intestina , non ad libitum in ventris infimi , capacite volvuntur ; sed artificiosè detinentur à membranaceâ telâ , quæ Mesenterium dicitur. Propter extensionem in duas distinguitur partes, quarum una latior & sinuata gracilia intestina alligat , altera verò longior , & circumvoluta , intestina crassa desinet.*

Duæ illæ partes , in rei veritate sunt lamina membranaceæ peritonæi suprà se ipsam in erge , continuatus processus , & contractione quâdam tantùm modò distinguntur , simulque conficiunt , circuitus

MÉSARAÏQUE, ou grande Méfaraïque. Cette veine eſt formée par pluſieurs rameaux qui viennent des portions du Méſentere & du Méſocolon,
qui répondent aux inteſtins grêles, au
cœcum, & à la partie droite du colon.
Son trou ſe contourne vers l'artere
Méſentérique ſupérieure, & vient s'a-
boucher avec la veine porte inférieure.

La petite Méſaraïque, qu'on nomme auſſi
Hémorrhoïdale interne, commence à
l'anus, monte le long du *rectum*, ſuit
le colon, & va ſe rendre pour l'ordinaire à la veine ſplénique, & quelquefois à la veine porte.

MÉSENTERE. Les inteſtins ne roulent
pas indifferemment dans la capacité du
bas-ventre; ils y ſont artiſtement arrê-
tés par une toile membraneuſe qu'on
appelle *Méſentere*. On la diſtingue par
ſon étendue en deux portions, dont
l'une eſt très-large & pliſſée, qui attache les inteſtins grêles; l'autre qui eſt
très-longue & contournée, arrête les
gros inteſtins.

Ces deux portions ne ſont, dans le fond,
qu'une même continuation de la lame
membraneuſe du péritoine redoublée
ſur elle-même; & elles ne ſont diſtinguées que par un certain rétréciſſement.
Elles forment enſemble une eſpéce de

in ſpiram ductum, plus minuſve in circumferentia ſinuatum, harum-ce partium
prima Meſenterii nomine fuit donata,
altera verò Meſocolon dicitur.

MESENTERICA ſuperior. Arteria ab aortâ deſcendente inferiori anteriùs, oriens
paululùm infrà Cæliacam.

Meſentericæ ſuperioris truncus & rami omnes meſenterii plicaturas, & inteſtinorum
circuitus ſequuntur. Meſenterii lamnis,
glandulis & ſubſtantiæ cellulari ramos
emittunt.

MESENTERICA inferior. Arteria ab aortâ deſcendente inferiori, uno tantùm pollice ſuprà ſuam bifurcationem anteriùs
procedens, & pollicis extenſione, ulteriùs
percurſa in tres quandòque in quatuor dividitur ramos in progreſſu à ſe invicem
recedentes.

MESOCOLON. Meſenterii continuatio quæ
ad extremitatem Ilæi perventa conſtringitur, & nomen aliud aſſumit.

MESOTHENAR. Muſculus planus, ferè
triangularis, primam phalangam polli-

rouleau spiral, plus ou moins plissé à sa circonférence ; la première de ces portions a retenu particuliérement ce nom de *Méfentere* ; l'autre est appellée *Méfocolon*.

MÉSENTÉRIQUE supérieure. Cette Artere naît antérieurement de l'aorte descendante inférieure , très-peu au-deffous de la cœliaque.

Le tronc & toutes les branches de la Méfentérique supérieure se rangent selon les plis du Méfentere, & selon les circonvolutions des inteftins ; & donnent des rameaux aux lames du Méfentere, à la fubftance cellulaire , & aux glandes Méfentériques.

MÉSENTÉRIQUE inférieure. Cette Artere fort antérieurement de l'aorte descendante inférieure , environ un travers de doigt au-deffus de sa bifurcation. Ayant fait environ un pouce ou plus de chemin , elle se divife en trois , & quelquefois en quatre branches, qui s'écartent à mesure qu'elles s'avancent.

MÉSOCOLON. Ce n'eft que la continuation du Méfentere, qui étant parvenu à l'extrémité de l'inteftin *ileum*, se rétrécit & change de nom.

MÉSOTHENAR. Mufcle plat & prefque triangulaire, qui fert à mouvoir

cis movens, propè manus medium. Hujusce musculi adhæsio ossi primo metacarpi, & finis primæ phalangæ pollicis.

METACARPUS Manus pars secunda, inter digitos, & carpum, quatuor composita ossibus. Quinque ab antiquis numerabantur. Primam pollicis phalangam primis addere censebant.

METACARPUS. Exiguus musculus quartum os metacarpi movens, supra os aduncum carpi. Ossi pisiformi hæret, & ossi quarto metacarpi desinit.

METATARSUS. Pedis secunda pars, in scheleto quinque composita ossibus, quæ nominibus carent.

METATARSUS. Musculus infrà plantum pedis positus; calcaneo, & ossi quinto metatarsi affigitur.

M I.

MITRALES Vid. VALVULÆ.

M O

MEDULLA. Medulla tantum modo, à substantiâ adiposâ differt, propter exiguitatem texturæ membranaceæ, & propter

la premiére phalange du pouce, vers le milieu de la main. Il est attaché au premier os du Métacarpe, & se termine à la premiére phalange du pouce.

MÉTACARPE. Seconde partie de la main qui est entre les doigts & le carpe, composée de quatre os ; les Anciens en comptoient cinq, parce qu'ils y joignoient la premiére phalange du pouce.

MÉTACARPIEN. Petit muscle qui sert à mouvoir le quatriéme os du Métacarpe sur l'os crochu du carpe. Il est attaché à l'os pisiforme, & se termine au quatriéme os du Métacarpe.

MÉTATARSE. Seconde partie du pied dans le Squélette, composé de cinq os, ausquels on ne donne point de noms particuliers.

MÉTATARSIER. Muscle situé sous la plante du pied. Il est attaché au *calcaneum*, & au cinquiéme os du *Métatarse*.

M I.

MITRALES. *Voyez* VALVULES.

M O.

MOELLE. La Moëlle ne différe de la substance, qu'on appelle communément Graisse, que par la finesse du tissu

mollitiem materia oleosa & situm in of-
sibus.

MEDULLA OBLONGATA. Eo pollet no-
mine, substantia medullaris, antrorsum
& retrorsum partem mediam basis cerebri
occupans, insuper partem mediam ba-
sis cerebelli occupans, insuper partem me-
diam basis cerebelli, inter partes laterales
basis utriusque. Pro tertia parte totius ce-
rebri substantia habetur. Productio est
communis & totius substantia medullaris
cerebri & cerebelli, processus compositus.

Medulla oblongata facie inferiori inversā,
varias oculis exhibet partes, qua sunt
productiones medullares, nervorum trun-
corum, & vasium sanguinosorum.

Productiones medullares pracipua; ha sunt.
Majores rami, seu rami anteriores me-
dulla oblongata, aliter crura anteriora,
insuper pedunculi cerebri, seu brachia &
femora medulla oblongata. Protuberantia
transversalis seu annullaris, vel Pons
Varolii. Rami minores seu posteriores
medulla oblongata, &c. denique duo emi-
nentiarum paria, qua olivares & pirami-

embraneux, la délicatesse de la matiére huileuse, & la situation dans les os mêmes.

MOELLE ALLONGÉE. On donne ce nom à la substance médullaire qui occupe de devant en arriére la partie moyenne de la base du cerveau, & tout de suite la partie moyenne de la base du cervelet, entre les parties latérales de l'une & de l'autre de ces deux bases. Elle est regardée comme une troisiéme partie de toute la masse du cerveau en général ; c'est une production commune, & un allongement réuni de toute la substance médullaire du grand & du petit cerveau.

La face inférieure de la moëlle allongée, vûe dans la situation renversée, présente plusieurs différentes parties, qui sont en général des productions médullaires, des troncs de nerfs, & des troncs de vaisseaux sanguins.

Les productions médullaires sont principalement celles-ci : les grosses branches, ou branches antérieures de la moëlle allongée, autrement appellées Jambes antérieures, Péduncules du cerveau, bras de la moëlle allongée, & cuisses de la moëlle allongée ; la protubérance transversale, qu'on nomme aussi Annullaire, ou Pont de Varole,

L vj

dales dicuntur. Addi quoque possunt
hisce processibus medullaribus infundibuli
rostrum , & duæ mammullæ medullares.

MEDULLA SPINÆ. Medullæ oblongatæ continuata productio, cui nomen hòc
tribuerunt, quia includitur in spina dorsi canali osseo. Haberi debet proindè ut
continuatio, & communis appendix cerebri, & cerebelli, tum propter duas subs-
tantias illam componentes, tum propter membranas à quibus induitur.

Albâ & cinereâ substantiâ ut cerebrum &
cerebellum constat, eo tamen discrimine
quod cinerea, intus, alba, extus, posita sit.

Ad lumborum primam descendit vertebram,
& in apicem desinit : densitate gaudet pro-
portionatâ volumini canalis. in quo continetur.
Nervi vertebrales ab ipso procedunt.
MOLARES. Glandulæ duæ à D D. Heiste-
rio detectæ, ferè speciæi ejusdem ac sublin.

petites branches , ou branches poſtérieures de la moëlle allongée , &c. avec
deux paires de tubercules , dont l'une
eſt appellée Corps olivaires , & l'autre
Corps pyramidaux. Il faut ajouter à ces
productions médullaires , le bec de
l'entonnoir , & deux mammelons médullaires.

MOELLE ÉPINIERE. Ce n'eſt qu'un
allongement continué de la moëlle
allongée , auquel on a donné ce nom ,
parce qu'il eſt renfermé dans le canal
oſſeux de l'épine du dos. Elle eſt par
conſéquent une continuation , & comme l'appendice commun du cerveau &
du cervelet , tant par rapport aux deux
ſubſtances dont elle eſt compoſée , que
par rapport aux membranes dont elle
eſt enveloppée.

Elle eſt donc de deux ſubſtances , d'une
blanche & d'une cendrée , comme le
cerveau & le cervelet , avec cette différence , que la cendrée eſt en dedans , &
la blanche en dehors.

Elle deſcend juſqu'à la premiére vertébre
des lombes , où elle ſe termine en pointe. Son épaiſſeur eſt proportionnée au
volume du canal.

Elle fournit les nerfs vertébraux.

MOLAIRES. Glandes. M. Heiſter a découvert deux glandes auſquelles on a

guales, inter musculos masseterem
& buccinatorem posita. Præbentes originem ductibus exiguis buccinatorem per-
meantibus & in oris cavitatate prope
molares ultimas sese aperientibus.

MONS VENERIS. Vide PUBIS.

MOTORES communes oculorum. Tertii
paris medullæ oblongatæ nervi, præcipuè
conspicui antè oram anteriorem majoris
protuberantiæ transversalis seu annularis.

Nervus unusquisque duram matrem permeat,
post partes laterales, apophisis posterioris
spenoidalis. Ex indè transit secùs partem superiorem sinuositatum duræ-matris,
propè curvaturam arteriæ carotidis ; scissuram orbitariam superiorem attingit, &
in orbitam transit, dividiturque in ramos
quatuor, superiorem scilicet, internum
inferiorem brevem & inferiorem longum
qui omnes rami oculorum musculis diffunduntur.

Ramus nervi ad musculum obliquum infe-

donné le nom de *Molaires*. Elles sont à
peu près de la même espéce que les
sublinguales, situées chacune entre les
muscles Masseter & Buccinteur. Elles
produisent de petits tuyaux qui percent
le Buccinateur , & s'ouvrent dans la
cavité de la bouche, environ vis-à-vis
les derniéres dents molaires.

MONT DE VÉNUS. *Voyez* PUBIS.

MOTEURS communs des yeux. Ce sont
les nerfs de la troisiéme paire de la
moëlle allongée. Ils prennent leur origine immédiatement devant le bord
antérieur de la grosse protubérance
transversale , communément appellée
Protubérance annulaire de la moëlle
allongée.

Chaque nerf perce la dure-mere derriére
l'apophyse postérieure de la selle sphénoïdale ; il passe ensuite le long de la
partie supérieure des sinus caverneux
de la dure-mere , à côté de la courbure
de l'artere carotide, & va gagner la
fente orbitaire supérieure , ou fente
sphénoïdale ; de-là il passe dans l'orbite, & se divise en quatre branches ,
une supérieure, une interne , une inférieure courte , & une inférieure longue ; ces branches vont se distribuer aux
muscles des yeux.

Au commencement de la branche qui va

riorem tendens ab initio sui, vulgò producit ramum brevem, à quo statim conficitur, exiguus ganglion lenticularis, circa nervum opticum, plurima filamenta emittens.

Ganglionis filamenta, membranam scleroticam perforant, quam, & Choroidem subeunt, usquè ad isim, & ibi, in solutissimas diffunduntur ramificationes.

MOTORES EXTERNI. *Nervi sexti paris à medulla oblongata, à quâ procedunt inter protuberantiam transversalem majorem & olivares eminentius.*

E cranio prodeunt per scissuram sphenoidalem, seu orbitariam superiorem & abductori musculo oculi dispergunt.

MU

MUSCULARIS. *Vulgò sic denominatur Vena quaedam cujus rami extenduntur suprà musculos, omoplatam cooperientes. In jugularem externam posteriorem deponitur.*

MUSCULO-CUTANEUS. *Nervus ab unione quarti & quinti paris cervicalis oriens, ab eorum communicatione laterali, tertio cum & sexto pari quadam hauriens.*

muscle oblique inférieur, il en naît
ordinairement une branche très-courte,
qui d'abord forme un petit ganglion
lenticulaire, qui jette plusieurs petits
filets très-fins au tour du nerf optique.
Les filets du ganglion percent la membrane sclérotique, ensuite se glissent entre cette membrane & la choroïde,
jusqu'à l'yris, où ils se distribuent par
des ramifications très-déliées.

MOTEURS EXTERNES. Nerfs de la
sixiéme paire de la moëlle allongée. Ils
naissent de la moëlle allongée, entre la
grosse protubérance transversale & les
éminences olivaires.

Ils sortent du crâne par la fente sphénoïdale, ou fente orbitaire supérieure, &
vont se distribuer dans le muscle abducteur de l'œil.

M U.

MUSCULAIRE. On donne ordinairement ce nom à une veine dont les rameaux s'étendent sur les muscles qui
couvrent l'omoplatte. Elle va se rendre
à la jugulaire externe postérieure.

MUSCULO-CUTANÉ. Le nerf qu'on
nomme ainsi naît de l'union de la quatriéme & cinquiéme paires cervicales,
& participe de leur communication.

Extremitatem superiorem musculi coraco-brachialis adipiscitur, obliquè illum superiùs ad imum perforat filamenta quædam huic emittendo; posthæc secus brachium descendit post musculum bicipitem cui ramulos quoque præbet. Ex indè, egreditur è posteriori bicipitis parte, & ab intu ad extus inter extremitatem inferiorem hujus-ce musculi, & brachialem vergit, eique similiter suppeditat. Ad cutim procedit, propè flexuram brachii immediatè post medianam, quo perventus inter supinatorem & tegumenta vicina subrepit ad latus internum cephalicæ propè pollicem; diffunditurque tegumentis partis anterioris carpi, pollicis & convexitatis manus.

MUSCULI. Corporis humani motus omnes, secundum Anatomicos à musculis absolvuntur.

Musculi generatim sunt substantiæ fibrosæ, figurâ & extensione diversâ, in duas distinctæ portiones diversas, quarum una mollis, densa, plus minusve rubra, quandòque pallidâ, & ex ea componitur corpus musculi, altera pars tenuis, compacta & alba, & ex ea conficiuntur ex-

latérale avec la troisiéme & la sixiéme paire.

Il va gagner l'extrémité supérieure du muscle coraco-brachial , & le perce obliquement de haut en bas en lui donnant quelques filets. Après cela il descend le long du bras , derriére le muscle biceps qui en reçoit aussi des filets. Il sort ensuite de derriére le biceps, en se glissant de dedans en dehors entre l'extrémité inférieure de ce muscle & le brachial, auquel il fournit aussi. Il s'avance vers la peau dans le pli du bras , immédiatement derriére la veine médiane ; étant parvenu à la peau , il se glisse entre le long supinateur & les tégumens voisins , au côté interne de la veine céphalique jusqu'au pouce. Il se distribue aux tégumens de la partie antérieure du poignet , à ceux du pouce , & de la convexité de la main.

MUSCLE. Tous les mouvemens du corps humain sont exécutés par des organes que les Anatomistes appellent *Muscles*. Les Muscles en général sont des masses fibreuses , différemment figurées & étendues , & pour la plûpart distinguées chacune en deux différentes portions ; l'une de ces deux portions est épaisse , mollette , plus ou moins rouge , & quelquefois pâle ; elle en forme le corps ,

tremitates quas tendines vocarunt. Ana-
tomici.

Fibræ musculum componentis , generatim
dicuntur fibræ motrices , quarum unaqua-
que sicut & musculus partim est carnosa
& partim tendinosa. Plerumque aliæ pro-
pè alias longitudinaliter positæ sunt in-
ter claustra membranaceâ & cellularia seu
adiposa. Aliæ aliis & claustris adhæren-
ope filamenti exiguissimi in iis inveniun-
tur extremitates plurima arteriarum , ve-
narum & nervorum. Simul denique in-
cluduntur in membranaceo tegumento, o
cellulari & exiguo ; quod ut continuata
productio supra dicti , spectari potest. Te-
gumen illud , membrana musculi propria
dicitur. Vaginæ illæ seu claustra , ope
continuitatis mutuæ texturæ cellularis, a
sibi invicem communicant. In transver-
sum secantur à plurimis pelliculis fila-
mentosis , seu fibrillis transversalibus. Fi-
bræ motrices , pariter à filamentis nervo-
sis , aliæ aliis uniuntur.

ou la substance charnue, & est appellée communément le Ventre du Muscle. L'autre portion est menue, mince, serrée, & très-blanche ; elle en forme les extrémités, & d'autres parties que Anatomistes appellent Tendons. Les fibres dont le Muscle est composé sont appellées en général Fibres motrices, ou Fibres mouvantes. Chacune de ces fibres est en partie charnue, & en partie tendineuse, comme le muscle entier. Elles sont pour la plûpart rangées par faisseaux à côté, & le long les unes des autres, entre des cloisons membraneuses & cellulaires ou adipeuses, comme dans des gaines particuliéres. Ces fibres sont attachées les unes aux autres, & aux cloisons par une quantité de petits filamens très-déliés. Elles sont parsemées d'extrémités capillaires, d'arteres, de veines & de nerfs : elles sont enfin renfermées ensemble dans une enveloppe membraneuse, cellulaire & très-fine, qui est comme la continuation des cloisons ou gaines dont on vient de parler. On appelle cette enveloppe la Membrane propre du *Muscle*. Ces gaines ou cloisons communiquent toutes ensemble par une continuation mutuelle & réciproque de leur tissu cellulaire. Elles sont bridées

Motricis uniuscujusque fibræ structura spe-
cialis , adhuc non sufficienter cognita.
Quamobrem accurata descriptio , pro de-
siderio dari nequit ; enim situ & positione
sæpè sæpius in musculis mutantur.

MY.

MILOYHOIDES. *Musculus cui ortum præs-*
tat linea offea secus alveolas dentium mo-
larium posita. Propè simphisim cui adhæ-
ret , sese admovendo , latior fit , jungitur-
que musculo oppositi lateris , & tandem
desinit parti superiori basis ossis Hyoidis.

en travers par un grand nombre de pellicules filamenteuſes ou fibrilles tranſverſales. Les fibres motrices ſont auſſi bridées par des filamens qui les lient enſemble , & qui paroiſſent en quelque façon nerveux.

ſtructure particuliére de chaque fibre motrice n'eſt pas encore aſſez développée pour en pouvoir donner une deſcription ſuffiſante ; & leur arrangement varie dans différens *Muſcles*.

M Y.

MYLOHYOÏDIEN. Ce muſcle ſemble prendre naiſſance d'une ligne oſſeuſe qui régne le long des alvéoles des dents molaires : à meſure qu'il s'approche de la ſymphiſe à laquelle il eſt attaché, il s'élargit , & ſe joint à celui du côté oppoſé par un tendon mitoyen , enſuite va ſe terminer à la partie ſupérieure de la baſe de l'os hyoïde.

N A.

NAZALIS. *Nervus optalmici , seu orbitarii ramus internus , obliquè primum suprà nervum opticum transit , & infrà duos musculos , relevatores vicinos filamenta quadam vicinioribus musculis emittit. Post hæc inter musculos adductorem oculi , & majorem obliquum transit , secus orbitæ partem internam. Exinde suprà musculum adductorem progreditur , angulum oculi internum attingit , & ibi carunculæ lacrimali , sacco lacrymali & partibus vicinis musculorum , orbicularis , superciliarii , pyramidalis nazi & tegumentis distribuitur.*

NATES. *Triplici columna arcu cerebri sublato , apparent quatuor eminentiarum paria , duæ majores , minores ambæ , & majores , nates nuncupantur.*

NE

NERVI *Anatomistæ nervos vocarunt , funiculos albos , è cerebro , cerebelo & medullâ*

N A.

NASAL. Nerf qui eſt le rameau interne de l'ophtalmique ou orbitaire. Il paſſe d'abord obliquement ſur le nerf optique, & par deſſous les deux muſcles reléveurs voiſins, donnant quelques filets au plus proche des muſcles. Après il ſe gliſſe entre les muſcles abducteur de l'œil & grand oblique, le long de la parois interne de l'orbite; enſuite il paſſe par deſſus le muſcle abducteur, gagne l'angle interne de l'œil, où il ſe diſtribue; ſçavoir, à la caruncule lacrymale, au ſac lacrymal, aux portions voiſines des muſcles orbiculaire, ſourcillier, pyramidal du nez, & aux tégumens.

NATES. Ayant enlevé la voûte à trois piliers du cerveau, on voit quatre paires d'éminences, deux grandes & deux petites. C'eſt aux deux premiéres qu'on a donné le nom de *Nates.*

N E.

NERFS. Les Anatomiſtes appellent Nerfs les cordons blancs qui ſortent du

spinæ procedentes ; & in omnes corpo-
poris partes , filamentorum in modum,
& veluti ramificationes diffusi.

Vulgò decem paria nervorum medullæ
oblongatæ numerantur , quorum paria
nona , perforamina specialia è basi cra-
nii egrediuntur , & par decimum exit,
ab hujus-ce medullæ extremitate , quæ
per majus foramen occipitale transit.

Sunt viginti quatuor paria nervorum , è
medullâ spinæ proficiscentium , quæ vo-
carunt ; nervos vertebrales , seu inter ver-
tebrales , per laterales aperturas vertebra-
rum omnium transeunt , & per majora
foramina anteriora ossis sacri.

NAZUS. Partes è quibus exurgit nasi com-
positio, duplici modò possunt dividi. Nam
præhabitis positione & situ , distinguntur
in externas & internas ; consideratâ ve-
rò structurâ, infirmas & molles solent
dividi.

Sed cum utraquæque pars nasi , nomine
proprio gaudet, quamobrem in operis
partis decursu, cujuslibet invenietur
descriptio.

cerveau, du cervelet, & de la moëlle de
l'épine, & qui se répandent dans toutes les parties du corps en maniére de
filets & de filamens, & par une espéce
de ramification.

On compte ordinairement dix paires de
Nerfs de la moëlle allongée, dont neuf
paires sortent par des trous particuliers
de la base du crâne, & la dixiéme paire ne sort que de l'extrémité de cette
moëlle qui passe par le grand trou occipital.

Il y a vingt-quatre paires de Nerfs qui
partent de la moëlle épiniére, qu'on
peut appeller en général Nerfs vertébraux, ou intervertébraux : ils passent
par les ouvertures latérales de toutes les
vertébres, & par les grands trous antérieurs de l'os *sacrum*.

NEZ. Les parties dont le *Nez* est composé
peuvent être divisées en deux manié-
res ; sçavoir, selon leur situation, en
parties externes, & en parties internes ;
selon leur structure, en parties fermes,
& en parties molles.

Comme chacune de ces parties a son nom par-
ticulier, j'en ferai la description, suivant
l'ordre qu'exige cet Ouvrage.

NY.

Nymphæ. Sunt labia minima , seu alæ internæ , que pariter possunt vocari Cristæ Clitoridis. Nihil aliud sunt quam eminentes plicaturæ, pellis internæ labiorum majorum quæ à preputio Clitoridis , lateraliter extenduntur ad orificium Vaginæ. Superiùs strictissima sunt , & ferè in apicem, deindè latiores evadunt , & inferius de novo constringuntur.

Texto sunt spongioso , obliquè disponuntur , ita ut extremitates superiores admoveantur , inferiores verò recedant. Plus minusve contritæ sunt in mulieribus

N Y.

NYMPHES. Ce font les petites lévres ou aîles internes, qu'on peut auffi appeller les Crêtes du Clitoris. Ce font deux replis fort faillans de la peau interne des grandes lévres, lefquels s'étendent depuis le prépuce du Clitoris, jufques vers les côtés de l'orifice du Vagin. Elles font d'abord fort étroites comme en pointe, deviennent plus larges en defcendant, & fe rétréciffent de nouveau à leur extrémité inférieure. Leur tiffu eft fpongieux, leur fituation eft oblique, de forte que leurs extrémités fupérieures s'approchent, & les inférieures s'écartent. Elles font plus ou moins flétries dans les femmes.

O B.

OBLIQUUS externus, seu descendens. Musculus ventris infimi : superius sextæ & septimæ veræ costæ labio externo & quintis spuriis annexus, posteriùs lumbos cooperiens, & inferiùs desinens parti superiori ossium pubis. Pars ejus anterior, secùs lineam albam alligatur, & cum fibris oppositi Musculi est intertexta.

OBLIQUUS internus, seu ascendens. Musculus ventris infimi. Oriri videtur ab aponevrosi, propè cartilagines duarum ultimarum verarum costarum, insuper à cartilagine xiphoide, & cartilaginibus spuriarum. Musculus hic, uno pollice, superat extensionem obliqui externi, & à cristâ ossium Ilæorum pergit ad spinam ejus superiorem & anteriorem, & inferiùs ossi pubis terminatur. Alius aponevrosis extensio anterior, duplex, vaginamque conficit in quâ musculus directus includitur.

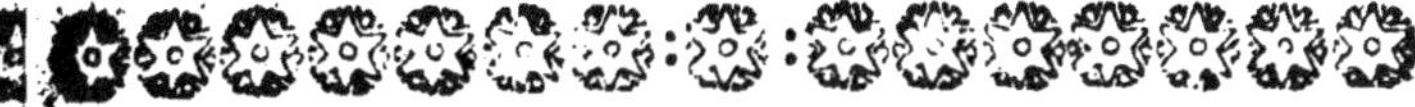

O B.

OBLIQUE externe ou descendant. Muscle du bas-ventre, attaché par sa partie supérieure à la lévre externe de la sixiéme & septiéme des vraies côtes & des cinq fausses : postérieurement couvre les lombes, & se termine inférieurement à la partie supérieure des os *pubis* ; sa portion antérieure s'attache le long de la ligne blanche en s'entrelaçant avec les fibres du muscle opposé.

OBLIQUE interne ou ascendant. Muscle du bas-ventre qui paroît sortir d'une aponévrose très-déliée au bord des cartilages des deux derniéres vraies côtes, du cartilage xyphoïde, & de ceux des fausses côtes. Ce muscle couvre les flancs, excéde environ d'un pouce l'Oblique externe, & se continue depuis la crête de l'os des îles jusqu'à son épine supérieure & antérieure, & se termine inférieurement à l'os *pubis*. L'étendue de son aponévrose antérieure est double, & forme une gaine dans laquelle est enfermé le muscle droit.

M iiij

OBTURATOR. *Hujuf-ce nominis mufculi duo ex ufu mutui femoris inferventes. Dividuntur, in internum & externum, quorum primus labio interno, medietatis anterioris, foraminis ovalis adhæret; medietati, faciei internæ Ifchion, & à magno trochantere limitatur. Secundus verò faciei externæ offis pubis inhærens eft, & definit minori foveæ occurrentis inter magnum trochanterem, & bafim colli femoris.*

OBTURATOR. *Pari gaudet nomine nervus, à fecundi, tertii & quarti paris lumbaris ramo confectus.*

Nervus hic, fecùs partem lateralem internam mucfuli Pfoas fubrepit, in acetabulum defcendit, & ex infimo ventre egreditur per foramen ovalare offium innominatorum.

Exeundo dat ramos mufculis obturatoribus & pectineo. Deindè dividitur in tres ramos majores, ad tricipiti fefe diffundentes.

OBTURATOR. *Ligamentum offium innominatorum ovalare foramen occupans.*

OBTURATRIX. *Arteria hypogaftricæ ramu. Ab acetabulo egreditur, per partem fuperiorem ligamenti foramen ovalare, occupantis; mufculos obturatores per-*

OBTURATEUR. Il y a deux muscles de ce nom, dont l'usage est de servir au mouvement de la cuisse. On les divise en un interne, & un externe. Le premier est attaché à la lévre interne de toute la moitié antérieure du trou ovale, à la moitié de la face interne de l'ischion, & vient se terminer au grand trochanter. Le deuxiéme est attaché à la face externe de l'os *pubis*, & se termine à une petite fossette qui est entre la pointe du grand trochanter, & la base du col du fémur.

OBTURATEUR. Il y a un nerf de ce nom formé par une branche de la deuxiéme paire lombaire, par une de la troisiéme, & par une de la quatriéme.

Ce nerf se glisse le long de la partie latérale interne du muscle Psoas, descend dans le bassin, & sort du bas-ventre par le trou ovalaire des os innominés.

En sortant il donne des rameaux aux muscles Obturateurs & Pectiné; ensuite il se divise en trois branches principales, qui vont au muscle triceps, &c.

OBTURATEUR. Ligament qui occupe le trou ovalaire des os innominés.

OBTURATRICE. Cette artere est une branche de l'hypogastrique. Elle sort du bassin par la partie supérieure du ligament qui occupe le trou ovalaire.

forat , & variis partibus distribuitur.

OBTURATRIX. *Vena quæ ureterum vesicæ & partium naturalium ramos recipit. Insuper & ramos à musculis iliacis , obturatoribus , pectineo & tricipite , prodeuntes. Obturatricis truncus , in venam hypogastricam deponitur.*

O C.

OCCIPITALIS. *Nervus cujus origo à ganglione quem conficiunt nervi infrà occipitales , statim è cranio egressi ; subitò augetur volumine ab unione primi paris cervicalis ; ascendit suprà convexitatem occipitis , & ibi in plures ramificationes diffunditur , apici & partibus lateralibus capitis.*

OCCIPITALE. *Os cranii ad partem posteriorem & inferiorem capitis positum.*

OCCIPITALIS. *Arteria carotidis externæ, ramus posterior unus. Obliquè transiens suprà venam jugularem internam ; inter apophisim stiloydeam , & apophisim mastoideam subrepit , secùs scissuram mastoydeam , tenditque musculis & tegumentis occiput cooperientibus.*

perce les muscles Obturateurs, & se
distribue à différentes parties.

BTURATRICE. La Veine qu'on appelle ainsi reçoit des branches qui viennent des uréteres, de la vessie, & des
parties naturelles. Elle en reçoit encore
qui viennent des muscles iliaque, obturateur, pectiné, triceps, &c. & son
tronc va se rendre dans la veine hypogastrique.

O C.

OCCIPITAL. Le nerf connu sous ce
nom prend naissance d'un ganglion que
forment les nerfs sous-occipitaux après
leur sortie du crâne ; il est d'abord
grossi par l'union d'un rameau de la
première paire cervicale, & monte sur
la convexité de l'occiput, où il se distribue par plusieurs ramifications jusques
vers le sommet, & aux parties latérales
de la tête.

OCCIPITAL. Os du crâne situé à la
partie postérieure & inférieure de la
tête.

OCCIPITALE. Artere. Elle est une des
branches postérieures que donne la
carotide externe ; elle passe obliquement sur la veine jugulaire interne, se
glisse entre l'apophyse styloïde & l'apophyse mastoïde, le long de la rainure

OCCIPITALIS. *Vena suprà occiput diffusa. Quandòque in jugularem internam, quandòque in vertebralem, seu axillarem deponitur.*

OCCIPITALES. *Musculi inservientes motibus cutis capitis circumferentiam induens. Inferiùs oriri videntur à parte medià occipitalis, non longè ab ejus inaqualitatibus, desinuntque superius in aponevrosim, qua pars est aponevrotici tegumenti.*

O D.

ODONTOIDES, *seu dentiformis. Eo gaudet nomine secunda vertebra colli apophisis una, ex eo quod denti sit figurâ similis.*

Œ.

ŒSOPHAGUS. *Canale est musculosum partim & membranosum, ad posteriora trachea-arteria, & antè vertebras positum, & è medio colli sese extendens ad pectoris imum, & tuncque per aperturam*

maſtoïdienne, & va aux muſcles &
aux tégumens qui couvrent l'occiput.

OCCIPITALE. Veine qui s'étend ſur l'occiput. Son embouchure varie. Elle ſe rend quelquefois à la jugulaire interne, d'autres fois à la vertébrale ou à l'axillaire, &c.

OCCIPITAUX. Muſcles qui ſervent à mouvoir la peau qui couvre la circonférence de la tête, placés & ſitués également, qui par leur extrémité inférieure ſemblent prendre origine à la partie moyenne de l'occipital, proche ſes inégalités. Ils ſe terminent par leur partie ſupérieure en une aponévroſe, qui fait portion de la calotte aponévrotique.

O D.

ODONTOÏDE, ou Dentiforme. On appelle ainſi une apophyſe de la ſeconde vertébre du col, parce qu'elle reſſemble à une dent.

Œ.

OESOPHAGE. L'œſophage eſt un canal en partie muſculeux, & en partie membraneux, ſitué derriére la trachée-artere, & devant les vertébres, depuis environ le milieu du cou juſqu'au bas.

minoris musculi diaphragmatis, transit in ventrem infimum, & desinit superiori orificio stomachi. Pluribus constat tunicis aque, ac stomachus cujus est continuata productio.

ŒSOPHAGEÆ. Arteriæ sunt numero duæ vel tres, quandòque una tantùm invenitur. Anteriùs ab Aortâ descendente proficiscuntur, & suprà Œsophagum dispergutur.

O L.

OLECRANIUM, sic vocarunt majorem apophisim curvatam volumine satis amplo, quæ conspicitur in extremitate superioris ossis cubiti.

OLFACIENTES. Nervi primi paris medullæ oblongatæ, in fibras medullares incipiunt, anteriùs & exteriùs ab inferiori parte eminentiarum cerebri (vulgò corpora striata) inter lobos anteriores & medios.

'Antrorsùm feruntur versus os etmoides, & latere cristæ ossis ejusdem adepto, plura producunt filamenta, quæ lamnæ cribosæ foramina subeunt; & ex indè distribuun-

de la poitrine, où il paſſe par l'ouverture particuliére du petit muſcle du
diaphragme dans le bas ventre, & ſe
termine à l'orifice ſupérieur de l'eſtomach. Il eſt compoſé de pluſieurs tuniques, à peu près comme l'eſtomach,
dont il eſt la continuation.

ΕSOPHAGIENNES. Arteres qui ſont
au nombre de deux ou trois, & quelquefois il ne s'en trouve qu'une. Elles
viennent antérieurement de l'aorte deſcendante, & ſe diſtribuent ſur l'œſophage.

O L.

OLECRANE. On appelle ainſi une grande apophyſe crochue d'un volume aſſez
conſidérable, qui ſe remarque à l'extrémité ſupérieure du *cubitus*, ou os du
coude.

OLFACTIFS. Ce ſont les nerfs
de la premiére paire de la moëlle
allongée. Ils prennent naiſſance par
des fibres médullaires, antérieurement & extérieurement de la partie
inférieure des éminences du cerveau,
appellées vulgairement Corps canelés,
entre les lobes antérieurs & les moyens.
Ils ſe portent en devant vers l'os ethmoïde; étant arrivés à côté de la crête de
cet os, ils produiſent pluſieurs filets
qui s'enfoncent par les trous de la lame

tur, membranæ, naſi partes internas in-
duenti.

Olfacientes Nervi, *olim mammillares pro-*
ductiones vocabantur.

O M.

*U*MBILICUS. *Foramen in medio lineæ al-*
bæ poſitum, pro tranſitu vaſium umbi-
licalium in fœtu. Poſt partum nulla te-
nus inſervit; quamvis ab intertextu fi-
brarum tendinoſarum, alba lineæ confi-
ciatur : attamen dilatationis ſuſceptibilis
eſt, propter inteſtinorum impulſionem.

*U*MBILICALIS. *Funiculus in fœtibus ſo-*
lum modò occurrens. Duabus conſtat ar-
teriis, & venâ unâ quæ è placenta pro-
deunt, & umbilico terminantur.
*U*MBILICALIS. *Vena & arteriæ umbilica-*
les, in adultis omninò clauſæ reperiuntur.

*O*MOPLATA. *Os latum & triangulare in*
ſuperiori & poſteriori thoracis parte poſi-
tum, & ſpatium inter primam & ſeptimam
coſtam contentum occupans.

cribleufe ; ils vont enfuite fe diftribuer par quantité de filamens à la membrane qui tapiffe toutes les parties internes du nez.

Les *nerfs Olfactifs* étoient autrefois appellés Productions mammillaires.

O M.

OMBILIC. Trou placé au milieu de la
ligne blanche pour le paffage des vaiffeaux ombilicaux dans le Fœtus. Il n'eft
d'aucun ufage après la naiffance, quoiqu'il foit formé par l'entrelacement
des fibres tendineufes de la ligne blanche ; il eft néanmoins fujet à fe dilater
par l'impulfion des inteftins.

OMBILICAL. Cordon qui n'a lieu que
dans le Fœtus. Il eft compofé de deux
arteres & d'une veine qui naiffent du
Placenta, & fe terminent au nombril.

OMBILICALE. La veine & les arteres
ombilicales, fe trouvent totalement
bouchées dans les Adultes.

OMOPLATE. Os large & triangulaire,
fitué latéralement à la partie fupérieure & poftérieure du thorax, depuis
environ la premiére côte jufqu'à la
feptiéme.

O N.

UNGUES. *A quibusdam Anatomicis spectantur ungues, velut productio cutis, ab aliis verò consideratur ut epidermatis continuitas. Ultima videtur sententia probabilior. Unguium substantia, composita est plurimis fibrarum longitudinalium thalamis, sibi strictissimè unitis, & extremitati digiti, uniuscujusque desinentibus, densitas, ubique ferè æqualis, sed longitudo, pro unoquoque thalamo minuitur.*

O P.

OPTICI. *Secundi paris medulla oblongata nervi. Oriuntur ab eminentiis cerebri quæ vulgò dicuntur opticorum nervorum thalami. Extrorsùm primo circuitum absolvunt, & deindè ad se mutuò accedunt, ascendentes suprà sellam sphenoidalem, & ibi paulisper uniuntur, statimque recedunt, ut foramina optica orbitas, & oculorum globos assequantur.*

OPHTALMICUS, *seu nervus orbitarius. Quinti paris ramus primus. In orbitam ingressus in tres dividitur ramos, quibus*

O N.

ONGLES. Quelques Anatomistes regardent les *Ongles* comme une production de la peau, d'autres comme une continuation de l'épiderme ; le sentiment des derniers est le plus probable. La substances des *Ongles* est composée de plusieurs plans ou couches de fibres longitudinales soudées ensemble, qui aboutissent à l'extrémité de chaque doigt, dont l'épaisseur est presque égale ; mais dont la longueur diminue à chaque plan.

O P.

OPTIQUES. Les nerfs Optiques sont ceux de la deuxiéme paire de la moëlle allongée. Ils prennent naissance des éminences du cerveau appellées Couches des nerfs Optiques. Ils font d'abord un contour en dehors, ensuite ils se rapprochent en montant dessus la selle sphénoïdale où ils s'unissent un peu, & s'écartent aussitôt pour aller gagner les trous optiques, les orbites, & les globes des yeux.

OPHTALMIQUE, ou Nerf orbitaire. Ce nerf est la premiére branche de la cinquiéme paire. Dès son entrée dans

*nomina diversa. Unus enim dicitur supe-
rio, seu frontalis, alter internus, seu
nasalis ; alius externus, seu lacrymalis.*

OR.

ORBITA. *Fovea seu cavitas est, oculo &
omnibus partibus illum moventibus, mansionem præbens.*

AURES. *Aures numero duæ. In partibus
lateralibus capitis positæ, ipsummet auditivum organum. Anatomici vulgò aures distingunt in externam & internam ;
per aurem externam intelligunt, quod-
cunque extra foramen seu conductum auditivum externum temporum invenitur ;
per aurem verò internam audiunt, quod-
cunque includitur in cavitatibus ossis temporalis, insuper & omnia ad os perti-
nentia.*

ORBICULARIS. *Musculus in tendinem
densum, & brevem incipiens majori
oculi angulo. Ad ipsum accedunt ex
orbitæ parte superiori, alii fibrarum
plana. Hujus-ce musculi fibræ omnes,
circumferentiam palpebræ superioris, usque ad angulum minorem percurrunt, &*

l'orbite, il se divise en trois rameaux qui ont des noms particuliers ; sçavoir, un supérieur, ou frontal, un interne, ou nasal, & un externe, ou lacrymal.

O R.

ORBITE. Fosse ou cavité qui sert à loger l'œil, & toutes les parties nécessaires pour son mouvement.

OREILLES. Tout le monde sçait que les *Oreilles* sont au nombre de deux, qu'elles sont situées sur les parties latérales de la tête, & qu'elles sont l'organe de l'ouïe. Les Anatomistes en font communément une distinction en oreille externe, & en oreille interne. Par l'oreille externe, ils entendent tout ce qui s'en trouve hors du fond du trou, ou conduit auditif externe des tempes. Par l'oreille interne ils comprennent ce qui est renfermé dans les cavités de l'os temporal, & ce qui y a quelque rapport.

ORBICULAIRE. Ce muscle paroît prendre naissance au grand angle de l'œil, par un tendon court & assez épais. D'autres plans de fibres viennent de la partie supérieure de l'orbite. Toutes les fibres de ce muscle parcourent la circonférence de la paupière supérieure

tunc conspiciuntur fibrarum globi pelli,
& adiposæ membranæ disseminati : fibræ
circulares residuæ, propè angulum mino-
rem partes mobiles occupant.

ORBICULARIS *labiorum. Musculus hic*
nihil aliud est quam fibrarum intertex-
tus musculorum labiis communium.

ORBICULARIS, *seu Lenticularis. Sic vo-*
carunt Anatomici, os minimum auditivi
organi, inter caput stapedis, & tibiam
longam incudis positum est.

ORBICULARIS. *Orbicularis dicitur liga-*
mentum quoddam majus, fortiusque quam
ligamentis articulationibus inservientia.

Cavitatis cotyloidis oræ inhærens est. Fe-
moris caput amplectitur, & collo illius
ossis terminatur.

AURICULÆ. *Sunt duo sacci ad basim cor-*
dis positi, unus ex parte ventriculi dex-
tri, alter ex parte sinistri, & tamen sibi
uniti ab interno clauftro, & à fibris com-
munibus internis. Notabis auriculam
dextram, sinistra volumine capacitate
majorem inveniri.

ORIFICIUM BILIARE. *In interna super-*
ficie duodeni, ferè ad juncum primæ suæ

juſqu'au petit angle, où l'on apperçoit des trouſſeaux de fibres qui s'épanouiſ-ſent dans la graiſſe & dans la peau. Le reſte des fibres circulaires occupent les parties mobiles juſqu'au cartilage, vers le petit angle.

RBICULAIRE des Lévres. Ce muſcle n'eſt qu'un entrelacement des fibres des muſcles communs aux lévres.

RBICULAIRE, ou Lenticulaire. On a don-né ce nom au plus petit des os de l'orga-ne de l'oüie. Il eſt ſitué entre la tête de l'étrier, & la jambe longue de l'enclume.

RBICULAIRE. On appelle ainſi un ligament, qui eſt le plus grand & le plus fort de ceux qui ſervent aux arti-culations.

Il eſt attaché au rebord de la cavité coty-loïde, enſuite il embraſſe la tête du fémur, & vient ſe terminer au col de cet os.

OREILLETTES. Ce ſont deux ſacs muſculeux ſitués à la baſe du cœur, l'un du côté du ventricule droit, l'autre du côté du ventricule gauche, & unis en-ſemble par une cloiſon interne, & par des fibres communes externes. L'oreil-lette droite eſt plus ample que la gau-che.

ORIFICE BILIAIRE. Dans la ſurface interne du *duodenum*, preſqu'au bas de

curvaturæ, invenitur eminentia longitu-
dinales in apicem desinens, & in apertu-
ram specialem, quæ est orisicium biliarii
conductus.

O U.

URACHUS. Vesicæ apici conspicitur liga-
mentosus funiculus, ex inde inter perito-
næum, & lineam albam ascendens, usque
ad umbilicum, & in ascensu densitate mi-
nuens, originem suam ducit à vesicæ tu-
nicæ, & productio illa vocatur Urachus.

Funiculus hic insuper duobus componitur
processibus ligamentoris ; & sunt extre-
mitates umbilicalium arteriarum.
OVARIA. Duo sunt corpora alba ovalis
figuræ plana, & ad uteri fundi latus,
unum quodque posita.
A ligamento brevi & rotundi sustinentur, &
cum eodem ligamento in duplicatura folii
posterioris ligamenti, lati sunt inclusa.

Textu spongioso & strictissimo exurgunt,
& exiguis vesiculis quas ova vocarunt.
unam quam vesiculam strictissimè ambit
textus spongiosus, & insuper unicuique,
seu in volucrum suppeditare videtur.

P A

la premiére courbure, se trouve une
éminence longitudinale, terminée en
pointe par une ouverture particuliére,
qui est l'*Orifice* du conduit *biliaire*.

O U.

OURAQUE. On voit au sommet de la
vessie un cordon ligamenteux, qui de-
là monte entre le péritoine & la ligne
blanche jusqu'au nombril, en dimi-
nuant d'épaisseur à mesure qu'il monte.
Il est en partie originairement une production des tuniques de la vessie, laquelle production est nommée Ouraque.
Ce cordon est encore composé de deux autres allongemens ligamenteux, qui sont
les extrémités des arteres ombilicales.

OVAIRES. Les Ovaires sont deux corps
blanchâtres, ovales & applatis, situés
aux côtés du fond de l'*uterus*.

Ils sont attachés chacun par une espéce de
ligament rond & court, & enveloppés
avec ce même ligament dans la duplicature du feuillet postérieur du ligament large.

Ils sont composés d'un tissu spongieux très-
serré, & de petites vésicules ausquelles
on a donné le nom d'œufs. Le tissu spongieux environne chacune de ces vésicules fort étroitement, & paroît même
fournir à chacune une espéce de calice
particulier.   N

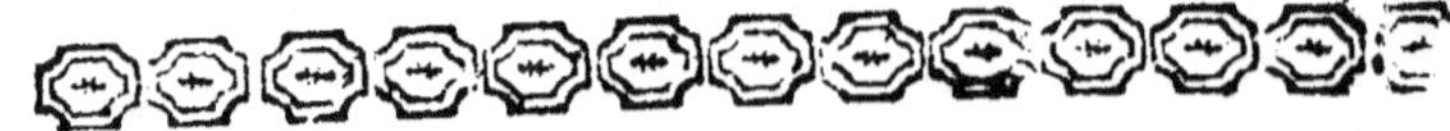

P A.

PALATUM. *Palatum dicitur, oris ill..*
concavitas, cui limites imponunt ..
ora alveolaris, & dentes omnes maxill..
superioris, extensa nihilòminus ad majo..
rem pharingis aperturam. Concavita..
hæc partim firma & solida, partim mol..
lis & mobilis. Portio solida quæ precis..
à dentibus limitatur, à duobus ossibu..
maxillaribus & ossibus palati compos..
tionem, & ortum ducit: Posterior ver..
mollis & mobilis, quæ & posterior, ..
retrò inversa, & ut velum quoddam, ossiu..
palati oræ inhærens conficitur, partim ..
membrana communi totius concavitatis, ..
partim à pluribus muscularibus globuli..

PALATINUS. Nervus sic dictus, ner..
maxillaris superioris est ramus.

Antè apophyses pterigoydeas descendit ..
canale quod conficiunt os maxillare, ..
os palati. Ab eodem canale egreditur ..
foramen palatinum, & plura emittens..

P A.

PALAIS. On a donné ce nom à la voûte de la bouche, c'est-à-dire, à toute la concavité de l'espace qui est environné du bord alvéolaire, & de toutes les dents de la mâchoire supérieure, & qui s'étend jusqu'à la grande ouverture du Pharynx. Cette voûte est en partie ferme & stable, & en partie molle & mobile. La portion ferme est celle qui est précisément bornée par les dents, & formées des deux os maxillaires, & de ceux qu'on appelle Os du Palais. La portion molle & mobile est celle qui est postérieure, plus inclinée en arriére, & comme une espéce de voile, attaché au bord des os du Palais, formée en partie de la membrane commune de toute la voûte, & en partie de plusieurs faisceaux musculaires, &c.

PALATIN. Le nerf à qui on a donné ce nom est un rameau du nerf maxillaire supérieur.

Il descend par devant les apophyses ptérigoïdes, dans le canal formé par l'os maxillaire, & l'os du Palais. Il sort de ce canal par le trou Palatin postérieur,

*filamenta sese distribuit tunicæ glandulosæ
& claustro palati , musculisque claustro
filamenta ultima , usque ad foramen palatinum anterius , & ad foramen incisivum
perveniunt.*

*Nervus in canale descendendo paulisper
curvatur , & ex inde filamenta emittit,
musculo Pterigoidi externo , musculis pe-
rystaphilinis & arcui pharingis. Pluria
ad huc præbet filamenta quæ per foraminula tuberositatis ossis maxillaris , tendunt in sinum maxillarem , & ad dentes
mollares posteriores.*

*PANNICULUS CARNOSUS. Tegumen-
tum in quadrupedibus solum modo existens , in homine nullatenus , cujus musculi cutanei, paucissimi sunt numero, &
parum extensi. Solus musculus cutaneus
inter tegumenta numerandus est , quamvis extensionis brevissimæ.*

*PANCREAS. Corpus glandulosum est Pan-
creas , longum & planum , ferè ejusdem
speciei ac glandulæ conglomeratæ : infrà
stomachum , inter jecur , & lienem positum est. Pluribus glandulosis & molli-
bus constat , corpusculis , ita dispositis ,
ut exterius exhibeant , corpus unum , cujus superficiem inæqualem reddunt plu-*

& se diſtribue par pluſieurs filets à la tunique glanduleuſe du palais, à ſa cloiſon, & aux muſcles de la cloiſon. Les derniers de ces filets vont juſqu'au trou Palatin antérieur, ou trou inciſif.

n deſcendant dans le canal, il ſe courbe d'abord un peu, enſuite il jette des filets au muſcle prérygoïdien externe, aux muſcles périſtaphylins, & à la voûte du pharynx. Il en jette encore d'autres qui vont par les petits trous de la tubéroſité de l'os maxillaire dans le ſinus maxillaire, & aux dents molaires poſtérieures.

ANICULE CHARNU. Ce tégument n'a lieu què dans les quadrupèdes, & ne ſe trouve point dans l'homme, dont les muſcles cutanés ſont en petit nombre, & de très-peu d'étendue. Il n'y a que le muſcle Peaucier, qui cependant eſt trop borné, pour être compté parmi les tégumens.

ANCRÉAS. Le Pancréas eſt un corps glanduleux, long & plat, de l'eſpéce des glandes qu'on appelle Conglomérées, placé ſous l'eſtomach entre le foye & la ratte. Il eſt compoſé d'un grand nombre de petites maſſes glanduleuſes très-mollaſſes, dont la combinaiſon eſt telle, qu'elle ne préſente exté-

rima convexitates, plus minusve planas.

PANCREATICÆ. *Arteriæ pancreaticæ à sple-*
nicà oriuntur, & in ramificationes pan-
creati tendunt.

PANCREATICÆ. *Venæ Pancreatis, in ve-*
nam splenicam sese deponunt.

PARIETALIS. *Os in cranii parte superiori*
& posteriori positum. Duo sunt ossa, unum
ex unoquoque latere.

PARATHENAR *Hujus-ce nominis in pe-*
de duo sunt musculi, in majorem &
minorem distincti. Major formam juvat,
oræ externæ plantæ pedis ; diciturque vul-
gò hypothenar. Extrorsùm à corpore
carnoso alligatur parti laterali, & exter-
næ, faciei inferioris calcanei, & à tendi-
ne antrorsùm ; externo lateri, primæ pha-
langæ digiti minimi.

Minor Parathenar. Musculus est carnosus
ossi quinti metatarsi inhærens. Infrà ca-
put ossis ejusdem desinit in tendinem af-
fixum parti inferiori basis primæ phalan-
gæ minimi digiti.

PAROTIDES. *Glandulæ. Duæ sunt nume-*

rieurement qu'une seule masse, dont la surface est simplement inégale, par quantité de petites convexités plus ou moins applaties.

PANCRÉATIQUES. Les arteres Pancréatiques naissent de la splénique, & vont se ramifier au Pancréas.

PANCRÉATIQUES. Les veines du Pancréas vont se terminer dans la veine splénique.

PARIÉTAL. Os situé à la partie supérieure latérale, & un peu postérieure du crâne. Ils sont deux, un de chaque côté.

PARATHÉNAR. Il y a deux muscles de ce nom au pied, distingués en grand & petit. Le grand forme en partie le bord externe de la plante du pied. On l'appelle Hypothénar. Il est attaché en arriére par un corps charnu, à la partie latérale externe de la face inférieure du *calcaneum*, & en devant par un tendon au côté externe de la première phalange du petit orteil.

Le petit Parathénar est un muscle charnu attaché au cinquiéme os du métatarse. Il se termine sous la tête de cet os par un tendon qui s'attache à la partie inférieuure de la base de la première phalange du petit doigt.

PAROTIDES Glandes. Elles sont deux situées

ro inter aurem externam, & ramum posteriorem maxillæ inferioris, unaquæqu p2
posita est. Suprà masseterem paululùm s
progrediuntur. Albæ sunt oblongæ, &
inæqualiter eminentes.

E superiori, uniuscujusque parotidis parte,
anterius canale membranaceum album;
quod ab extu antrorsum fertur, suprà
masseteris externam superficiem, & exinde
ab extu, intus perforat buccinatorem,
propè interstitium secundæ & tertiæ mola-
ris, Canale hoc stenonis conductus vocatur, seu conductus salivaris superior.

PALPEBRÆ. Palpebræ, sunt velum quoddam in transversum positum suprà & infrà convexitatem anteriorem globi oculi.

Duæ sunt Palpebræ pro uno quovis oculo,
superior una, inferior altera : superior,
major est & mobilior, ad se mutuò accedunt in duobus lateribus globi, & unionis punctum, angulus vocatur ; & angulus propè nasum existens, internus seu
major dicitur, qui verò propè tempora
jacet, minor & externus nuncupatur.

chacune entre l'oreille externe, & la branche poſtérieure de la mâchoire inférieure, & un peu avancées ſur le Maſſeter. Elles ſont blanchâtres, inégalement oblongues, & inégalement boſſelées.

Antérieurement de la portion ſupérieure de chaque Parotide naît un canal membraneux & blanc, qui va obliquement de derriére en devant ſur la ſurface externe du Maſſeter, & enſuite perce de dehors en dedans le Buccinateur, vis-à-vis l'interſtice de la deuxiéme & de la troiſiéme dent molaire. On appelle ce canal le Conduit ſalivaire de Stenon, ou Conduit ſalivaire ſupérieur.

PAUPIÉRES. Les Paupiéres ſont une eſpéce de voiles, ou rideaux placés tranſverſalement au-deſſus & au-deſſous de la convexité antérieure du globe de l'œil.

Il y a deux *Paupiéres* à chaque œil, une ſupérieure & une inférieure. La ſupérieure eſt la plus grande & la plus mobile dans l'homme ; elles s'uniſſent ſur les deux côtés du globe. On donne à l'endroit de leur union le nom d'Angle, & on appelle Angle interne, ou grand Angle, celui qui eſt du côté du nez, & Angle externe, ou petit Angle, celui qui eſt du côté des tempes.

PATHETICI. *Pathetici funt quarti parís medullæ oblongatæ nervi. Vid.* TRO-CHLEATORES.

PE.

PELLIS. *Textus eft extentiffimus pellis pluribus coftans fibris tendinofis , membranofis , nervofis & vafcularibus , quarum intertextum detegere difficilimum eft. Denfitate & confiftentia non ubique æqualis longè enim denfior eft in partibus quibufdam quam in aliis.*

Hujuf-ce textus fuperficies externa definit in eminentias , quas vocarunt Anatomici mammulas , ad quas accedunt ; & definunt ramuli capillares nervorum cutis.

Mammulæ inter fe figura & pofitione differunt & ea ratione in plures dividuntur fpecies.

Pellis fuperficies interna exiguiffimis confperfa granulis , quæ dicuntur glandulæ cutaneæ.

Cutis plurimis adhuc gaudet aperturis , fic v. g. palpebrarum , narium & oris aper-

ATHÉTIQUES. Les nerfs aufquels on donne communément ce nom, font ceux de la quatriéme paire de la moëlle allongée. *Voyez* TROCHLÉATEURS.

P E.

PEAU. La Peau eft un tiffu fort étendu, compofé de plufieurs fortes de fibres ; fçavoir, tendineufes, membraneufes, nerveufes & vafculaires, dont l'entre-lacement eft difficile à développer. Son épaiffeur & fa confiftence ne font pas égales ; car il eft plus épais dans des endroits que dans d'autres.

La furface externe de ce tiffu fe termine en petites éminences, que les Anatomiftes appellent Mammelons, aufquels les filets capillaires des nerfs cutanés aboutiffent en forme de petits pinceaux rayonnés.

Les mammelons différent entr'eux en figure & en arrangement fur les différentes parties du corps humain. Auffi les diftingue-t-on en plufieurs efpéces, &c.

La furface interne de la peau eft toute parfemée de petits grains, ou pelotons appellés communément Glandes cutanées. *Voyez* CUTANÉES.

La Peau a plufieurs ouvertures confidérables dont quelques-unes portent des

tur*æ*, pellis adhuc infinitis pollet foraminibus feu poris, quorum allii fenfiles, & funt orificia conductuum mammarum, orificia canalium excretorum, glandularum cutis, & pilorum tranfitus.

Alii verò funt infenfiles, & microfcopii auxilio tantum modo videri queunt.

PLATISMA MYODES. *Mufculus maxillæ inferioris demiffor. Duo funt numero, unus pro unoquoque latere: inferius fterno, claviculæ & acromion affiguntur. Gutturis partem anteriorem operiunt; & plurimas habent fibras, parti externæ bafis maxillæ hærentes.*

PECTINÆUS. *Mufculus flectioni femoris inferviens. Superius offi pubis, & inferius parti pofteriori minoris Trochanteris affigitur.*

PECTORALIS. *Hujuf-ce nominis duo funt mufculi, major unus, minor alter: major ex ufu motibus brachii concurrit. Claviculæ & fterno hæret, & parti fuperiori humeri, in latum tendinem definit.*

Pectoralis minor motibus fcapulæ fuprà trun-

noms propres , comme la fente des paupiéres , les narines , la bouche , &c. Elle eſt encore percée d'une infinité de petits trous appellés Pores , qui ſont de deux ſortes. Les uns ſont appellés Senſibles , comme les orifices des conduits laiteux des mammelles , ceux des canaux excrétoires des glandes cutanées , & les paſſages des poils.

Les autres pores ne peuvent s'appercevoir qu'à l'aide du microſcope.

PEAUCIER. Muſcle abbaiſſeur de la mâchoire inférieure. Ils ſont deux , un de chaque côté. Ils s'attachent inférieurement au *ſternum* , à la clavicule & à l'acromion. Ils couvrent la partie antérieure de la gorge , & beaucoup de leurs fibres vont s'attacher à la partie externe de la baſe de la mâchoire.

PECTINÉ. Muſcle qui peut ſervir à fléchir la cuiſſe. Il eſt attaché ſupérieurement à l'os *pubis* , & inférieurement derriére le petit Trochanter.

PECTORAL. Il y a deux muſcles de ce nom , un grand & un petit. L'uſage du grand eſt de concourir aux mouvemens du bras. Il prend ſes attaches au *ſternum* , à la clavicule , & va ſe terminer par un tendon large à la partie ſupérieure de l'humérus.

Le petit *Pectoral* ſert aux mouvemens que

cum inservit ; labio externo oræ superioris secundæ, tertiæ, quartæ & quintæ veræ costæ affigitur & in tendinem latum
& brevem, desinit parti superiori apophisis coracoydis.

PEDUNCULI. cerebelli Eo pollent nomine trunci, duo medullares diversas lamnas in interiori cerebelli, parte producen-
tes. Ex his lamnis, una inter conductum communem, & quartum ventriculum
præbet originem valvulæ cuidam, ab Anatomicis valvula DD. Vieussens nuncupata.

PEDUNCULI cerebelli. Vid. **MEDULLA
OBLONGATA.**

PENIS. Penis, seu Virga, variis constat
partibus, quarum definitiones, in ordine
traditæ sunt.

PERICRANIUM. Ossium capitis superficies
externa à membranâ periosteo simili induitur, & est Pericranium, quod duabus
confectum est lamnis sibi strictissimè unitis.

PERICARDIUM. Capsula est membranosa
in quâ includitur cor, figuram habet co-
nicam & simplicior est corde.

fait l'épaule sur le tronc. Il est attaché
à la lévre externe du bord supérieur de
la seconde, troisiéme, quatriéme, &
cinquiéme des vraies côtes, & va finir
par un tendon court & large, à la
partie supérieure de l'apophyse coracoïde.

ÉDUNCULES du Cervelet. On appelle
ainsi deux troncs médullaires qui produisent différentes lames dans l'intérieur du cervelet. Une de ces lames
forme une espéce de valvule entre le
conduit commun & le quatriéme ventricule. Cette valvule est appellée Valvule de Vieussens.

ÉDUNCULES du Cerveau. *Voyez*
MOELLE ALLONGÉE.

ENIS. Le Penis, ou la Verge, est composée de différentes parties dont on a
donné l'explication chacune à son
particulier.

ÉRICRANE. La surface externe des
os de la tête est recouverte d'une membrane particuliére semblable au périoste, qu'on appelle Péricrâne, composée de deux lames étroitement collées
ensemble.

ÉRICARDE. Le cœur est renfermé
dans une capsule membraneuse appellée
Péricarde. Elle est en quelque façon
conique, & plus simple que le cœur.

PERICARDINA. *Arteria quæ ferè ut thy-*
mica originem ducit aliquoties à subcla-
viaria. Suprà pericardiam descendit, uf-
què ad diaphragma, cui ramificationes
exiguas suppeditat.

PERICARDINA. *A dextra & à sinistra*
pericardii duæ sunt venæ: prima in venam
cavam superiorem, secunda in subclavia-
riam sinistram sese exonerat.

PERIOSTEUM. *Sic vocarunt membranam*
offa induentem. Membrana hæc tenuissi-
ma'; inæqualiter densa, plus, minusve
textu strictissimo, & exquisitissimæ sensa-
tionis, pluribus constat fibris intertextis
quæ vasibus & nervosis filamentis sunt
conspersa.

PERITONŒUM. *Peritonæum generatim*
membrana est textu strictissimo predita,
nihilominus flexibilis & elastica. Internæ
superficiei musculorum transversorum ad-
hærens est, & omni cavitati ventris in-
fimi cujus viscera sacci in modum induit,
& cooperit. Habitâ ratione, sua latitu-
dinis peritonæum componi videtur parti-

PERICARDINE. Artere qui naît à peu
près comme la Thymique, c'est-à-dire,
quelquefois de la foûclaviére. Elle defcend fur le Péricarde jufqu'au Diaphragme, qui même en reçoit de petites
ramifications.

PRICARDINE. Il y a deux veines au
Péricarde, l'une à droite, & l'autre à
gauche; la premiére fe rend dans la
veine cave fupérieure; & la feconde
dans la foûclaviére gauche.

embouchure de ces veines varie beaucoup.

PÉRIOSTE. On appelle ainfi la membrane qui couvre les os. Elle eft très-
fine, inégalement épaiffe, plus ou
moins tranfparente, d'un tiffu fort
ferré, & d'un fentiment exquis; compofée de plufieurs fibres particuliéres
entrelacées les unes dans les autres, &
parfemée de vaiffeaux & de filets nerveux.

PÉRITOINE. Le Péritoine en général
eft une membrane d'un tiffu affez ferré,
néanmoins très-fouple, & fufceptible
d'élafticité. Il eft adhérent à la furface
interne des mufcles tranfverfes, & à
celle de tout le refte de la cavité du bas-
ventre, dont il couvre & enveloppe les
vifcères comme une efpéce de fac. Il
paroît compofé, fuivant fon étendue

bus internis & externis. Plures enim Anatomici eas habuerunt pro duplicatura
lamnarum duarum membranosarum quas
à se invicem distingui voluere. Attamen
una tantum merito dici debet membranosa lamina, & est portio interna que peritonæi corpus efficit. Portio enim externa est, tantum modo apophisis fibrosa interna portionis quamobrem vocatur Peritonæi textus cellularis.

PERONÆUS. Os tibiæ longum, gracile in
extensione irregulariter triangulare. Posteriùs paululùm ad latus externam tibiæ
positum est.

PERONEUS. Hujus-ce denominationis tres
sunt musculi & tarsi motibus suprà Tibiam
inserviunt; in majorem, minorem, & medium dividuntur. Major vulgò Peronæus
posterior secùs tibiam jacet. Superiùs parti anteriori externæ ossis affigitur & parti vicinæ tibiæ aliis adhuc gaudet hæsionibus minimum parti media ossis & impres-
sioni laterali basis ossi primi metatarsi
terminatur, & parti vicinæ basis majoris ossis cuneiformis.

Peronæus medius, vulgò Peronæus anterior

en largeur, pour le moins de deux portions, l'une interne & l'autre externe ;
plusieurs Anatomistes les ont prises pour
une duplicature de deux lames membraneuses réellement distinguées, mais il
n'y en a qu'une qui mérite le nom de
Lame membraneuse ; sçavoir, la portion interne, qui fait comme le corps
du *Péritoine* ; la portion externe n'est
qu'une espéce d'apophyse fibreuse, ou
folliculeuse de l'interne. On l'appelle
le Tissu cellulaire du Péritoine.

É R O N É. Os de la Jambe, long, grêle, &
irréguliérement triangulaire dans sa
longueur. Il est situé au côté externe du
Tibia, mais un peu en arriére.

É R O N I E R. Il y a trois muscles de ce
nom qui concourent au mouvement du
Tarse sur la jambe. On les divise en
grand, moyen & petit. Le long ou
grand, appellé communément Péronier postérieur, est situé le long du Péroné ; il est attaché en haut à la partie
antérieure externe de cet os, & à une
partie voisine du tibia. Il a encore des
attaches à sa partie moyenne, & il va se
terminer à l'impression latérale de la
base du premier os du métatarse, &
un peu à la partie voisine de la base du
grand os cuneiforme.

Le moyen Péronier, nommé vulgaire-

superiùs affigitur faciei anteriori Peronæi, & inferius tuberositati basis ossis quinti metatarsi, undè hæsiones alias emitti prima phalangæ digiti minimi.

Peronæus minor. *Musculus est exiguus qui pro digitorum extensoris parte haberi solet.*

A fibris carnosis affigitur portioni internæ faciei Peronei. Descendit postea, & in tendinem desinens hæsionibus gaudet, suprà quintum os metatarsi propè basim ejusdem ossis.

PERONÆA *Arteria cujus principium divisionis Poplitea ramus. Secùs faciem posteriorem Peronæi, usque ad calcaneum descendit & ibi inter astragalum & Achillis tendinem arcum unionis conficit cum arteria tibiali posteriori & exindè extrorsum fertur, & paululum suprà malleolam externam cum arteriâ tibiali anteriori communicat & sic in plures desinit ramificacationes.*

PERONÆA. *Vena cujus compositio à pluribus ramis, in extremitate inferiori Peronæi. Ascensus secus partem internam ejusdem ossis, & depositio in venam Poplitæam.*

ment Péronier antérieur, est attaché supérieurement à la face antérieure du Péroné, & inférieurement à la tubérosité de la base du cinquiéme os du métatarse, d'où il jette encore une attache qui va à la premiére phalange du petit orteil.

Le petit Péronier est un petit muscle qu'on prend ordinairement pour une portion du long extenseur des orteils.

Il est attaché par des fibres charnues à une portion de la face interne du Péroné. Il descend, & va s'attacher par un tendon sur le cinquiéme os du métatarse, près la base de cet os.

PÉRONIERE. Artere qui naît d'une branche de la division de la Poplitée. Elle descend le long de la face postérieure du péroné jusqu'au *calcaneum*, où elle forme entre l'astragal & le tendon d'Achille, une arcade de communication avec l'artere tibiale postérieure, ensuite elle se jette en dehors, & communique un peu au-dessus de la malléole externe avec l'artere tibiale antérieure, & finit par plusieurs petites ramifications.

PÉRONIERE. Veine qui se forme de plusieurs rameaux à l'extrémité inférieure du péroné, & monte le long de la partie interne de cet os, pour aller se rendre dans la veine Poplitée.

P H.

PHALANGA. Sic vocant os quod libet ma[n]
nus & pedes digitorum compositione[m]
ingrediens.
PHARINX. Saccus est musculosus & glan[n]
dulosus cujus superficies externa, uni[us]
est faciei internæ spatii totius extremi[ta]
tis oris, ad partem posteriorem uvula [&]
laringis.

Partem latiorem infundibuli ad umbrat[,] [qu]æ
æsophagus pro infundibuli continuita[te]
& conductu spectari potest.

P I.

PIA-MATER. Membrana totam cerebri sub[s]
tantiam induens, ipsique firmiter adh[æ]
rens. Duabus tenuissimis exurgit lamni[s]
quarum interna, duplicaturas, & circuitu[m]
absolvendo, producit claustra plurima un[du]
dulentia, quæ inter circumvolutiones [&]
varios thalamos tum cerebri & cerebelli i[n]
tromittuntur.

PES Extremitatis iuferioris pa[r]s & finis[.]
In scheleto dividitur in tres partes qua[s]

P H.

PHALANGE. On appelle ainſi chaque os dont ſont formés les doigts, tant de la main que du pied.

PHARINX. On donne ce nom à une eſpe de ſac muſculeux & glanduleux, dont la ſurface externe eſt collée à la face interne de tout l'eſpace qui eſt au fond de la bouche, derriére la luette, & derriére le larynx, &c.

eſt comme la partie large d'une eſpéce d'entonnoir couvert, dont l'œſophage eſt le tuyau & la continuation.

PHRÉNIQUES. *Voyez* DIAPHRAGMATIQUES.

P I.

PIE MERE. Membrane qui enveloppe toute la maſſe du cerveau, & qui y eſt fort adhérente; elle eſt compoſée de deux lames très-fines. La lame interne produit par quantité de replis & de duplicatures particuliéres, un grand nombre de cloiſons multipliées & ondoyantes, qui s'inſinuent entre toutes les circonvolutions, & les différentes couches du cerveau & du cervelet.

PIED. C'eſt ce qui termine l'extrémité inférieure du corps humain. On le

sunt, Tarsus, Metatarsus & Digiti.

PINEALIS. *Glandula Pinealis corpus est exiguum molle, volumine pisis simile & irregulariter rotundum ; quandòque pini pomum figuram gestans, ad posteriora nervorum opticorum thalami positum, extremitati quorum veluti globulus affigitur à duobus pediculis medullaribus albis.*

Pluries glandula hæc calculosa fuit reperta.

PISIFORME. *Primi ordinis carpi, os quartum.*

PITUITARIA. *Membrana est quæ nares, anfractuositates cellulares, conchas, & nasi claustrum interiùs induit.*

Pituitaria vocatur ex eo quod, extensionis suæ pars major, à sanguine arteriali distributo, limpham separet mucilaginosam ab Antiquis dictam Pituita.

PITUITARIA. *Exiguum est corpus spongiosum glandula Pituitaria; in sphenoidali sella locatum inter duræ-matris plicaturas.*
Speciali constat substantia quæ nec medullaris nec glandulosa est exteriùs partim subcinerea

divife dans le fquélette en trois parties, qui font le tarfe, le métatarfe, &
les doigts.

PINÉALE. La glande *Pinéale* eft un
petit corps mollet, grisâtre, environ
de la groffeur d'un pois médiocre, irréguliérement arrondi, quelquefois
figuré comme une pomme de pin, fitué
derriére les couches des nerfs optiques,
au bas defquels il eft attaché comme
un petit bouton, par deux pédicules
médullaires fort blancs.

Plufieurs fois cette glande a été trouvée
graveleufe.

PISIFORME. On donne ce nom au
quatriéme os du premier rang du carpe.

PITUITAIRE. Membrane qui tapiffe
les narines internes, les anfractuofités
cellulaires, les conques ou cornets, les
parois de la cloifon du nez, &c.

Elle eft nommée *Pituitaire*, de ce que la
plus grande partie de fon étendue fert à
féparer le fang artériel qui y eft diftri-
bué, une lymphe mucilagineufe que
les Anciens ont appellé Pituite.

PITUITAIRE. La Glande pituitaire
eft un petit corps fpongieux logé dans
la felle fphénoïde, entre des replis de
la dure-mere.

Elle eft d'une fubftance particuliére, qui
ne paroît ni médullaire, ni glanduleufe.

O

*subcinerea , & partim subrubra videtur ,
& interiùs alba. In transversum ovalis,
& in quibusdam , ab incissurâ exiguâ in
duos dividitur lobos , exigui renis ferè in
modum.*

P L.

PLANTARIS. *Vid. TIBIALIS.*

PLANTARIS *Aponevrosis plantam pedis
cooperiens , cujus initium calcaneo , finis
digitibus.*

PLANTARES. *Hujus ce nominis duæ sunt
arteriæ externa scilicet , & interna posterioris tibialis sunt ultimæ divisiones.*

PLANTARES. *Poplitei nervi , duo sunt rami dicti plantares, unus scilicet internus,
alter externus.*

PLANUM. *Partis internæ orbitæ
Portio una ab ossis ethmoidis externa facie confecta est , & os Planum vocatur.*

PLEURA. *Membrana est costarum , & sterni superficiei internæ inhærens & convexitati diaphragmatis. Textu constat stric-
tissimo , & vasis pluribus sanguinosis , &
nervis consperto.*

Elle eſt extérieurement en partie grisâtre, & en partie rougeâtre, & intérieurement blanchâtre. Elle eſt tranſverſalement ovale, & diviſée inférieurement dans quelques ſujets par une
petite échancrure en deux lobes, à peu
près comme un petit rein.

P L.

PLANTAIRE. Muſcle. *Voyez* JAMBIER
GRESLE.

PLANTAIRE. Aponévroſe qui couvre la
plante du pied. Elle commence au
calcaneum, & finit aux doigts.

PLANTAIRES. Il y a deux arteres
Plantaires, l'une externe, & l'autre
interne. Elles ſont les derniéres diviſions de la tibiale poſtérieure.

PLANTAIRES. Il y a deux rameaux du
nerf poplité, qu'on appelle *Plantaires*.
L'un eſt interne, & l'autre externe.

PLANUM. Une partie de la parois interne de l'orbite eſt formée par la face
externe de l'os ethmoïde. C'eſt ce qu'on
appelle l'os *Planum*.

PLÉVRE. La *Plévre* eſt une membrane
fort adhérente à la ſurface interne des
côtes, à celle du *ſternum*, & de la convexité du diaphragme. Son tiſſu eſt fort
ſerré, & très-garni de vaiſſeaux ſanguins
& de nerfs.

*PLEXUS. Eo nomine intelligunt Anato-
mici, intertextum, & ordinem filamentorum nervoforum.
In precipuis enim pectoris & ventris infimi
vifceribus inveniuntur* Plexus.

P O.

*PILI. Pili funt veluti arundo, cujus radix
feu bulbus pellis adipofum latus fpectat. Pili truncus feu initium denfitatem
pellis perforate, & fuprà fuperficiem externam pellis, certâ quadam diftantia progreditur pilorum figura cylindrica potius
quam angularis.*

*Pilorum color pendere videtur à fubftantiâ
medullari bulbi, cujus confiftentia dif-
fimilis pilos efficit, vel folidiores vel fle-
xibiliores. Eorum extenfio directa, feu
curvatura pendet à percolatione, undè
caulis egreditur.*

*Pili pro variis quibus infunt partibus varia
affumunt nomina, & funt capilli, fuper-
cilia & cilia, &c.*

POMETA. Eminentia, protuberantia feu

PLÉXUS. On entend par ce mot un entrelacement & un arrangement de filets nerveux.

La plûpart des principaux viscères de la
poitrine & du bas-ventre ont des *Pléxus*.

P O.

POIL. Les poils font une espéce de ro-
seaux ou joncs, dont la racine appellée
Oignon ou Bulbe, est du côté graisseux
de la peau. Le tronc ou le commencement de la tige perce l'épaisseur de la
peau, & le jet s'avance au-dessus de la
surface externe de la peau, jusqu'à
une certaine distance, qui est très-
différente dans les différentes parties du corps. Leur figure paroît plutôt
cylindrique qu'angulaire, & celle-ci
peut être accidentelle.

A l'égard de la couleur, on la peut rapporter à celle de la matiére médullaire de
l'oignon, dont la différente consistence
rend aussi les poils plus ou moins souples ou rudes. Leur étendue en ligne
directe, en courbure, ne peut dépen-
dre que de la filliére d'où sort la tige.

On donne différens noms aux poils, suivant les parties où ils font situés. Il y a
les cheveux, les sourcils, les cils, &c.

POMETTE. Eminence, ou partie sail-

gerarum superiori parti conspicua.

PONS VAROLII. Transversalis
seu annularis protuberantia medullæ
oblongatæ, productio est medullaris,
quæ primo aspectu amplecti videtur
extremitates posteriores ramorum majorum medullæ. Attamen hujusce protuberantiæ substantia intimè unitur substantiæ ramorum, & obeam rem. Varolus
hæc omnia spectans in situ inverso, ramos majores, pro duobus fluminibus ha-
bebat & protuberantiam ut pons. Propter quod Varoli Pontis nomen recepit.

POPLITÆUS. Musculus ossi femoris suprà
acetabulum motibus inserviens.
Infrà poplitem jacet, superiùs à breviffi-
mo tendine alligatur oræ externæ condili externi femoris & ligamento posteriori vicino articulationis, exindè, obliquè descendit infrà condylum internum
femoris & affigitur posteriori faciei capitis tibiæ.

POPLITÆUS. Nervus, sciatici continuata
productio. Poplitæus dicitur cum ad po-
poplitis cavitatis pervenit. Initio sui in
duos dividitur ramos sese commitantes,
inter minoris bicipitis & semi-nervosi

lante qui est au haut de la joue *Voyez*
Zygomatique.

Pont de Varole. La protubérance
transversale ou annulaire de la moëlle
allongée est une production médullaire, qui paroît d'abord embrasser les
extrémités postérieuresdes grosses branches de la moëlle ; mais la substance
médullaire de cette protubérance se
confond intimément avec celle des
grosses branches. Varole, ancien Au-
teur Italien, regardant ces parties dans
la situation renversée, comparoit les
grosses branches à deux riviéres, & la
protubérance à un pont. C'est ce qui l'a
fait nommer *Pont de Varole.*

Poplité, ou Jarretier. Muscle qui sert
à mouvoir l'os de la cuisse sur le bassin.

Il est situé sous le jarret, attaché supérieurement par un tendon fort court au
bord externe du condyle externe du
fémur, & au ligament postérieur voisin
de l'articulation ; de-là il descend obliquement sous le Condyle interne du
fémur, pour venir s'attacher à la face
postérieure de la tête du tibia.

Poplité. Nerf qui est la continuation
du sciatique. On le nomme Poplité,
lorsqu'il est parvenu dans le creux du
jarret. Dès son commencement il se
partage en deux branches, qui s'ac-

carnosas extremitates. Deindè paululùm
secedunt, & posteriùs femoris condilos
subeunt inter extremitates superiores majorum geminorum.

Ramus internus externo major: tibiæ omni
distribuuntur, & unus vocatur nervus
Popliteus internus, alter verò sciaticus
Peronæus.

POPIITÆA. Arteria cruralis continuata
productio, nomen istud assumens, transeundo suprà condilum internum femo-
moris. Tegumentis tantùm modò cooperta descendit posteriùs in poplitis cavitatem.
Hinc & indè emittit ramos suprà condylos ascendentes, genuosæ articulationi
ramos quoque præbet, & in descensu pariter musculis geminis majoribus & po-
pliteo. Ad caput tibiæ posterius perventa, duobus ex uno quoque ramis præbet
originem: primus seu internus descendit
& antrorsum caput tibiæ amplectitur, inter ligamentum laterale internum & os
transit & post plures ramificationes ra-
mium dat exiguum, ascendentem, & communicantem cum arteriis, condilos femo-
moris ambientibus.

compagnent entre les extrémités charnues du petit biceps , & du demi-nerveux ; enfuite elles s'écartent peu-à-peu , & fe gliffent derriére les condyles du fémur entre les extrémités fupérieures des mufcles grands jumeaux.

La branche interne eft plus groffe que l'externe : elles vont fe diftribuer à toute la jambe. On donne à l'une le nom de Poplitée interne , & à l'autre celui de Sciatique-péronier.

Poplitée. L'Artere de ce nom n'eft qu'une continuation de la crurale , & on commence à la nommer ainfi lorfqu'elle paffe au-deffus du condyle interne du fémur. Elle defcend poftérieurement, feulement couverte des tégumens , dans le creux du jarret. Elle jette de part & d'autre des branches qui remontent fur les condyles ; elle donne auffi des rameaux à l'articulation du genou. En defcendant elle jette des branches pour les mufcles grands Jumeaux & Poplité. Lorfqu'elle eft parvenue derriére la tête du tibia , elle donne deux rameaux de chaque côté. Le premier ou l'interne defcend & embraffe la tête du tibia en devant , paffe entre le ligament latéral interne & l'os, & après plufieurs ramifications,

Ramus secundus seu externus, suprà caput peronæi transit inter tibiæ caput, & ligamentum laterale genu intromittitur. Articulationem amplectitur usquè ad rotulæ ligamentum & cum ramis condylos femoris circumdantibus communicat, & cum ramo rami interni.

Immediatè post ortum rami interni & externi, Poplitea arteriolam ad imum emittit suprà faciem posteriorem ligamenti interossei, ropè tibiam quam subit ope foraminis cujusdam paululum suprà partem medium ossis, & deindè in duos ramos majores desinit.

POPLITEA. *Vena à tribus venis confecta propè musculum poplitæum, ascendit paululum, desinitque potiusve, nomen mutat, nam inter condylos femoris, cruralis dicitur.*

PORTA. *Eo donatur nomine vena major, cujus corpus, inter eminentias, faciei inferioris & concavæ jecoris precipuè residet. Vena hæc confecta videtur à duobus venis, quæ sibi uniuntur, & quæ ramos*

donne une petite branche qui monte & communique avec les artères qui embraſſent les condyles du fémur.

Le ſecond rameau ou l'externe paſſe par-deſſus la tête du péroné, & ſe gliſſe entre la tête du tibia & le ligament latéral du genou, il embraſſe l'articulation juſqu'au ligament de la rotule, en communiquant avec les branches qui embraſſent les condyles du fémur, & avec une branche du rameau interne.

Immédiatement après la naiſſance de ces deux rameaux, la Poplitée jette encore en bas une artériole ſur la face poſtérieure du ligament interoſſeux, attenant le tibia, dans lequel elle s'inſinue par un trou particulier, un peu au-deſſus de la partie moyenne de l'os ; enſuite elle ſe termine en deux groſſes branches.

Poplitée. La veine que l'on appelle ainſi, eſt formée par trois veines vers le muſcle Poplité. Elle monte & ſe termine, ou plutôt change ſon nom en celui de Crurale, entre les condyles du fémur.

Porte. On donne ce nom à une groſſe veine particuliére, dont le corps eſt principalement ſitué entre les éminences de la face inférieure ou concave du foye. Cette veine eſt comme faite par

in sensum oppositum accedentes recipiunt.

Hujus-ce venæ corpus unum jecori hæret, & ramorum ope totum recipit sanguinem ab arteriá hepaticá ibi diffusum.

Corpus alterum extra jecur positum est; & rami oriuntur à visceribus quæ vigant arteriæ cœliacæ & mesentericarum distributiones.

Vena porta in duas potest dividi portiones, quarum prima vena porta hepatica, seu porta superior, vel porta minor nuncupari potest, est vulgò sinus venæ portæ dicitur.

Pars altera, vena portæ ventris, seu porta inferior, majorve porta appellari solet.

PULMONES Duæ sunt substantiæ spongiosæ subrubræ in infantiá, subcinericiæ in adolescentiá, & cerulea in senectute. In capacitate pectoris ita inclusa, ut una cavitatem dextram, altera sinistram occupet, à se invicem separantur à Mediastino, & corde.

deux veines qui s'abouchent, & reçoivent chacune des branches & des rameaux à contre-sens l'une de l'autre.

L'un des corps de cette veine est attaché au foye, & y reçoit par des branches, tout le sang que l'artere hépatique y a distribué.

L'autre corps est hors du foye, & ses rameaux viennent des viscères qui sont arrosés par une partie des distributions de l'artere cœliaque, & des deux méfentériques.

On peut par la dénomination diviser la Veine porte en deux portions : on donnera à la premiére le nom de Veine porte hépatique, ou Veine porte supérieure, ou petite Veine porte ; c'est cette portion qu'on appelle communément le Sinus de la Veine porte.

L'autre portion peut être nommée Veine porte ventrale, Veine porte inférieure, & grande Veine porte.

POUMONS. Les Poumons font deux groffes maffes fpongieufes, rougeâtres dans l'enfance, grisâtres dans l'âge moyen, & bleuâtres dans la vieilleffe, renfermés dans toute la capacité de la poitrine, de maniére que l'une occupe la cavité du côté droit, & l'autre celle du côté gauche ; féparées l'une de l'autre, par le médiaftin & par le cœur.

In duas trefve portiones dividuntur, & funt lobi pars dextra, duobus vel tribus lobis fæpè conftat, pars verò finiftra, duobus lobis vulgò pollet.

Omnibus tefte compertum eft, quod pulmones fint refpirationis organum.

P R.

HEROPHILI TORCULAR. Vid. SINUS.

PROFUNDUS. Duo funt mufculi, hoc nomine illuftrati, unus in manu, alter in pedibus invenitur. Digitorum flectioni infervire cenfentur.

Primus parti fuperiori cubiti affigitur, & ligamento interoffeo; tranfit infrà ligamentum annulare, & in quatuor dividitur tendines, per rimas fublimis tranfeuntes, & uniufcujufque digiti phalangis ultimis definentis.

Secundus parti fuperiori, & pofteriori tibiæ annectitur, infrà flexorem pollicis cui unitur, fitque cum eo unica fubftantia carnofa, ficque definit in quatuor tendines, feparationes fublimis permeantes, &

Elles font divifées chacune en deux ou trois portions qu'on appelle Lobes ; la portion droite, qu'on appelle le Poumon droit, en a fouvent trois, ou deux & demi ; le Poumon gauche n'en a ordinairement que deux.

Tout le monde fçait fans doute, que ce vifcère eft l'organe de la refpiration.

P R.

PRÉPARATE. *Voyez* FRONTALE.

PRESSOIR D'HÉROPHILE. *Voyez* SINUS.

PROFOND. Il y a deux mufcles aufquels on donne ce nom ; l'un eft à la main, & l'autre au pied : on leur attribue l'ufage de fléchir les doigts.

Le premier eft attaché à la partie fupérieure du Cubitus, au ligament interoffeux, & paffe fous le ligament annulaire, fe partage en quatre tendons qui paffent par des fentes faites dans ceux du fublime, & vont fe terminer aux derniéres phalanges de chaque doigt.

Le fecond s'attache à la partie fupérieure & poftérieure du tibia, paffe deffous le ligament annulaire, & deffous le fléchiffeur du pouce, avec lequel il fe confond par une maffe charnue, fe

ultimis phalangis hæ siones emittunt.

PROCESSUS CILIARES. *Sic vocarunt* *plexus radiatos, lamnæ posterioris clauftri, membranæ Choroidis.*

PRONATOR ROTUNDUS. *Muſculus radium ſuprà cubitum movens. Condylo interno humeri affigitur & parti mediæ radii deſinit.*

PRONATOR QUADRATUS. *Muſculus, radium ſuprà cubitum movens ; ex unâ parte extremitati inferiori cubiti hæret, & ex alterâ extremitati inferiori Radii.*

PRONATIO. *Motum ulnæ, ut manus palma demittatur. Motum pronationis vocant Anatomici.*

PROSTATÆ. *Urethræ prima portio à veſica uſque ad bulbam ſuſtinetur à ſubſtantiâ glanduloſâ albâ, mediocriter ſolida, & caſtaneæ figurâ ſimili, & vocatur Proſtates. In duos dividitur lobos ab exiguâ cavitate in facie ſua ſuperiori, à baſi uſque ad apicem conſpicua.*

termine ensuite par quatre tendons qui passent à travers les séparations de ceux du sublime, & vont s'attacher aux dernières phalanges.

PROCÉS CILIAIRES. On a donné ce nom à des plis rayonués de la lame postérieure de la cloison de la membrane choroïde.

PRONATEUR ROND. Muscle qui sert à mouvoir le radius sur le cubitus. Il est attaché au condyle interne de l'humérus, & se termine à la partie moyenne du radius.

PRONATEUR QUARRÉ. Muscle de même usage que le précédent. Il est attaché d'un côté à l'extrémité inférieure du cubitus, & de l'autre à l'extrémité inférieure du radius.

PRONATION. Terme dont on se sert pour exprimer le mouvement que fait l'avant bras, pour tourner la paume de la main en bas.

PROSTATES. La première portion de l'uréthre depuis la vessie jusqu'à la bulbe, est soutenue d'une grosse masse blanchâtre, médiocrement ferme, figurée à peu près comme une châtaigne. On lui a donné le nom de *Prostate.* Elle paroît distinguée en deux lobes par une petite gouttière creusée dans la face supérieure, depuis la base jusqu'à la pointe.

Prostatarum corpus suprá rectum imcumbit, ..
summitas veró, infrà labium internum, ..
arcus cartilaginosi ossium pubis invenitur. ..
Intns spongioso & strictissimo textu com-
ponitur. In prostatarum quovis lobo re-
periuntur folliculæ plures quæ in urethræ
primam portionem sese aperiunt.

Pupilla. *Versus centrum clauftri, mem-*
branæ choroidis adeft, foramen, cui no-
men Pupilla.

P S.

Psalloides. *Superficies inferior trian-*
gularis arcus cerebri lineis medullaribus.
transverfis & prominentibus repleta in-
venitur, quapropter Pfalloides ab Anti-
quis fuit nuncupata, cum fit liræ fimilis.

Psoas. *Musculus flexioni femoris ex usu*
concurrens.
Superius affigitur ultimæ vertebræ dorfi, &
partibus lateralibus lumborum : definitque
parti anteriori Trochanteris minoris.

Quandoque pro comite habet , musculum

le corps des Proftates eft couché fur l'inteftin rectum, & fa pointe eft fous la
lévre interne de l'arcade cartilagineufe
des os pubis. Son tiffu au dedans eft
fpongieux, mais très-ferré : on trouve
dans chaque lobe des Proftates plufieurs
follicules qui s'ouvrent dans la premiére portion de l'uréthre.

PRUNELLE. Vers le centre de la cloifon
de la membrane choroïde, il y a un
trou auquel on donne le nom de *Prunelle*, ou pupille.

P S.

PSALLOÏDES. La furface inférieure du
plancher triangulaire de la voûte du
cerveau, eft toute remplie de lignes
médullaires, tranfverfes & faillantes ;
c'eft pourquoi les Anciens lui ont donné le nom de *Pfalloides*, & de Lyre,
l'ayant comparé à un inftrument à
cordes.

PSOAS. Mufcle dont l'ufage eft de concourir à la flexion de la cuiffe.

Il prend fes attaches fupérieurement à la
derniére vertébre du dos, & aux parties
latérales de celles des lombes ; enfuite
il vient fe terminer à la partie antérieure du petit trochanter.

Il eft quelquefois accompagné d'un autre

alium , cui nomen , minor Pſoas.

P T

PTERIGOIDES. *Sic vocantur duæ apophi-*
ſes oſſis ſpnenoidis. Ambæ dividuntur ,
in alas duas quarum una interna , alte-
ra verò externa dicitur.

PTERIGOYDES. *Hujuſ-ce nominis qua-*
tuor ſunt muſculi , motibus maxillæ in-
ferioris inſervientes. Dividuntur in exter-
nos & internos. Externi per unam ex-
tremitatem affiguntur. Faciei externæ, &
orificio alæ externæ apophiſis pterigoidis ,
& replent cavitatem ejuſdem apophiſis:
& per alteram extremitatem apophiſi con-
diloydi Maxillæ inferioris hærent & li-
gamento capſulari articulationis.

Pterigoides internus umuſquiſque alliga-
tur ſuperius in cavitate foveæ Pterigoi-
dis , ex indè obliquè deſcendit verſus an-
gulumm , maxillæ inferioris, & facie in-
terna inæqualitatibus hæret.

P U.

PUBIS. *Oſſa ad partem anteriorem aceta-*

petit muſcle qu'on nomme le petit *Pſoas.*

P T.

TÉRIGOÏDES. On appelle ainſi deux apophyſes de l'os ſphénoïde. On diviſe chacune en deux ailes, l'une interne, & l'autre externe.

TÉRIGOÏDIENS. Il y a quatre muſcles de ce nom qui concourent au mouvement de la mâchoire inférieure ; on les diviſe en deux externes, & en deux internes. Chaque externe eſt attaché par un bout à la face externe, & au bord de l'aile externe de l'apophyſe ptérigoïde, & remplit même la foſſette qui eſt à la baſe de cette apophyſe. Enſuite il s'attache par l'autre bout à l'apophyſe condyloïde de la mâchoire inférieure, & au ligament capſulaire de l'articulation.

Chaque Ptérigoïdien interne eſt attaché par en haut dans la cavité de la foſſe ptérigoïde, de-là il deſcend obliquement vers l'angle de la mâchoire inférieure, & s'attache aux inégalités de ſa face interne.

P U.

PUBIS. Os ſitués à la partie antérieure

*buli poſita, anteriùs ſibi mutuo unita,
ope cartilaginoſæ ſimphiſis.*

PUBIS. *Sic vocatur eminentia quadam exterius conſpicua in parte imâ hypogaſ-
tri in inguinum intervallo. quo in loco
quâdam ætate creſcunt pili, protuberantia hæc nihil aliud eſt quàm ſpecialis den-
ſitas membranæ adipoſæ. Partem anteriorem oſſium pubis & muſculorum vici-
norum partes quaſdam cooperit.*

P Y.

PYLORUS. *In internæ ſuperficie, extremitates exiguæ ſtomachi, propè inteſtinorum canale, conſpicitur orificium cir-
culare latum & denſum in medio ambitus ſui aperturam, magis minuſve rotundam relinquens. Et eſt orificium inferiùs
ſtomachi, ſeu quod idem eſt Pylorus,
ex uſu alimenta continet, & tamdiù com-
morari cogit, quamdiù eo ſint gradu flui-
ditatis, ut facile tranſire queant.*

PYLORICA. *Arteria cujus origo à Cælia-*

du baffin, joints enfemble par devant, par une fymphife cartilagineufe.

PUBIS, C'eft ainfi qu'on appelle l'éminence large qui eft extérieurement au bas de l'hypogaftre dans l'intervalle des deux aînes, auquel endroit il croît à certain âge une efpéce de poil, appellé en Latin *Pubes*, & à peu près femblable à celui qui fe trouve fous les aiffelles. Cette éminence n'eft qu'une épaiffeur particuliére de la membrane adipeufe, plus ou moins remplie de graiffe. Elle couvre la partie antérieure des os Pubis, & quelques petites portions des mufcles voifins.

P Y.

PYLORE. Dans la furface interne de la petite extrémité de l'eftomach, à l'endroit où elle aboutit au canal inteftinal, on obferve un rebord circulaire, large, & peu épais, qui laiffe dans le milieu de fon contour une ouverture plus ou moins arrondie. C'eft l'orifice de l'eftomach, & ce qu'on appelle *Pylore*. Il fert à retenir & à faire féjourner les alimens, jufqu'à ce qu'ils ayent acquis la fluidité néceffaire pour paffer fans effort.

PYLORIQUE. L'Artere pylorique naît

ca, ramificationes suprà pylorum, & fi-
nis unio coronariæ stomachicæ.

PYLORICA. *Vena cujus principium suprà*
curvaturam minorem stomachi, transitus
suprâ pylorum & depositio in venam
portam, vel in gastricam dextram.

PYRAMIS. *Sic vocatur eminentia minima*
in fundo cavitatis timpani conspicua.

PYRAMIDALIS *nasi. Musculus cujus*
principium suturæ transversalæ, prope
nasi radicem pelli hærens est, & jungi-
tur musculo lateris oppositi, ex usu in-
servire videtur narium elevationi & di-
latationi.

PYRAMIDALES. *Musculi ventris infimi*

Lati & densi in extremitate inferiori, qua
oræ superiori ossium pubis, ipsamet inhæ-
rens est ante rectorum musculorum liga-
men densitate & latidudine paulatim mi-
nuunt ab imo ad supremum, & albæ li-
neæ in acumen desinunt, paululum in-
frà umbilicam.
Quandoque Pyramidales non inveniuntur,
aliquoties unus tantum adherit, & sæpè
sæpius volumine & longitudine errunt ine-
quales.

PYRAMYDALIS.

de la cœliaque, & se ramifie sur le Pylore, où elle se termine en s'abouchant
avec la coronaire stomachique.

PYLORIQUE. La veine à laquelle on a
donné ce nom vient de dessus la petite
courbure de l'estomach passer sur le pylore, & va se rendre dans laveine porte, ou bien dans la veine gastrique
droite.

PYRAMIDE. On appelle ainsi une petite éminence qui se trouve dans le
fond de la caisse du tambour.

PYRAMIDAL du nez. Ce muscle paroît
prendre naissance de la suture transversale vers la racine du nez; il s'attache à
la peau, & se joint avec du côté opposé; il paroît par sa forme qu'il sert à
lever & dilater les narines.

PYRAMIDAUX. Muscles du bas-ventre.

Ils sont larges & épais à leur extrémité
inférieure, qui est attachée au bord supérieur de l'os *pubis*, devant l'attache
des muscles droits. Ils diminuent peu-
à-peu en largeur & en épaisseur de bas
en haut, & se terminent en pointe à
la ligne blanche, à quelque distance au-
dessous du nombril.

Quelquefois ces muscles manquent, d'autres fois il n'y en a qu'un, & souvent ils
sont inégaux en grosseur & en longueur.

PYRAMIDALIS. Muſculus qui ſeſe con-
trahendo motibus femoris inſervit. Parti
laterali inferioris oſsis ſacri affigitur &
majori Troncheteri deſinit.

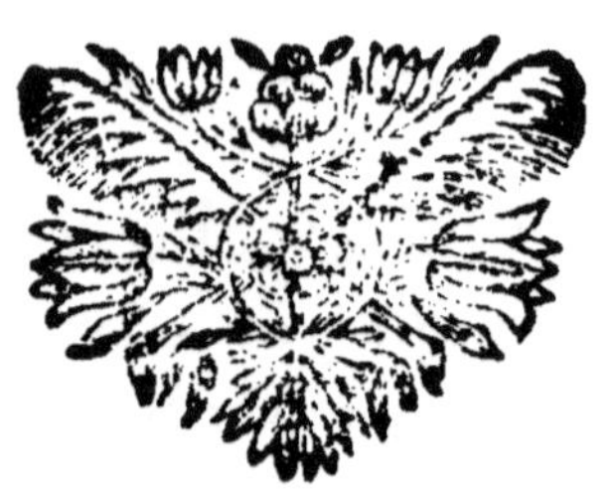

PYRIFORME, ou Pyramidal. Muſcle qui dans ſa contraction concourt aux mouvemens de la cuiſſe. Il eſt attaché à la partie latérale inférieure de l'os *ſacrum*, & vient ſe terminer au grand Trochanter.

Q U.

QUADRATUS. *Musculus partem anteriorem menti occupans. Simphisi hæret, & basi maxillæ inferioris. Fibræ basi hærentes oblique, dum alligatā simphisi directè ascendunt, ut simul in oram labii inferioris sese diffundant. Sunt & aliæ fibræ pelli & pinguedini distributæ fibrarum hujusce musculi dispositio usum illius indicare debet.*

QUADRATUS. *Musculus exiguus, motibus femoris inserviens. Per unam extremitatem tuberositati Ischion, & per alteram Trochanteri majori est inhærens.*

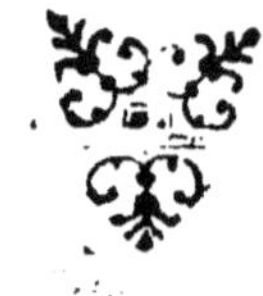

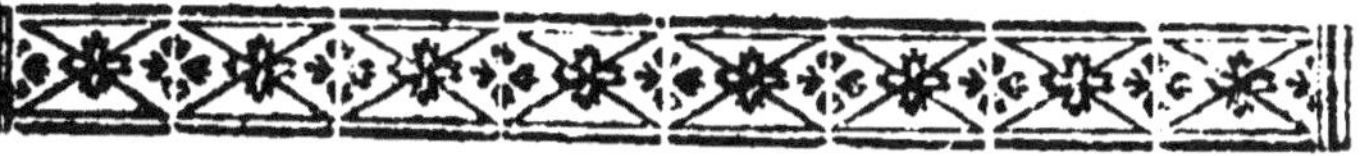

Q U.

QUARRÉ. Muscle qui occupe la partie antérieure du menton. Il est attaché à la symphise, & à la base de la mâchoire inférieure. Les fibres qui sont attachées à la base montent obliquement, & celles de la symphise montent directement pour aller ensemble s'épanouir dans le rebord de la lèvre inférieure. Il y a aussi des fibres de distance en distance, qui se distribuent à la graisse & à la peau. On doit juger de l'usage de ce muscle sur l'arrangement de ses fibres.

QUARRÉ. Petit muscle dont l'action est de servir aux mouvemens de la cuisse. Il s'attache par un bout à la tubérosité de l'os Ischium, & par l'autre au grand trochanter.

R A.

RADIÆUS. *Nervus cujus principium* *unio trium ramorum , quorum primus è trunco procedit à quarto & quinto pari cervicali composito ; secundus à sexta pari , & tertius à septimo pari cervicali & primi pari dorsali oritur. Aliorum brachii nervorum profundior est. Radium & arteriam Radiæam committatur plures circuitus absolvit , & ramos emittit , variis partibus , desinitque in digitorum extensorum communem , & in musculos carpi & pollicis.*

RADIÆUS internus. Musculus flexor carpi cujus ligamen superius condylo interno humeri , & inferius faciei internæ ossis primi metacarpi , sæpè ossi secundo , & paululùm primæ phalangæ pollicis.

RADIÆUS externus. Musculus extensor carpi , qui pro duobus musculis haberi potest; quorum unus superius condylo externo humeri , alter condylo eidem , paululùm

R A.

R ADIAL. On appelle ainsi un nerf qui naît de l'union de trois branches, dont la première vient du tronc formé par la quatrième & cinquième paire cervicale ; la seconde du tronc de la sixiéme paire ; & la troisiéme du tronc combiné de la septiéme paire cervicale, & de la première dorsale. Il est plus profond que les autres nerfs brachiaux. Il accompagne le rayon & l'artere radiale ; fait différens contours, donne des rameaux à différentes parties, & se termine dans le muscle extenseur commun des doigts, dans ceux du poignet & du pouce.

RADIAL interne. Muscle fléchisseur du poignet. Il prend son attache supérieurement au condyle interne de l'humérus, & inférieurement à la face interne du premier os du métacarpe, souvent aussi au second os, & un peu à la première phalange du pouce.

RADIAL externe. Muscle extenseur du poignet, que l'on doit regarder comme deux muscles unis ensemble. L'un est attaché supérieurement au condyle externe de

tamen inferius alligatur. Ex indè horum-
ce musculorum corpora unita descendunt,
desinuntque in tendinem, qui ad extremitatem inferiorem cubiti perventus, transit infrà ligamentum annulare quoddam,
in duplicem dividitur ramum , quorum
unus ossi primo metacarpi, alter secundo
affigitur.

Musculus hic ab Antiquis Bicornis fuit
nuncupatus.

RADIÆA. Arteria à Brachialis ramo confecta propè flexuram brachii. Secus partem internam radii usque ad ejus extremitatem descendit, & tunc ad cutim accedit præcipuè ad oram anteriorem ossis.
Hæc arteria vulgò tangitur, quandò pul-
sationes examinari oportet.

Post varios ambitus, & ramificationes ,
pluribus partibus manus diffusas definit:
musculum semi-interosseum indicis per-
meando propè basim ossis primi metacarpi, & infra tendines flexoris digitorum
se immittendo, & ibi arcui palmari cubitalis unitur.

RADIÆA externa. Vena est, secus radium,

l'humérus, & l'autre au même condyle, mais un peu plus bas. De-là les corps charnus de ces muscles descendent unis ensemble, & se terminent par un tendon, qui étant parvenu à l'extrémité inférieure du Cubitus, passe sous un ligament annulaire particulier, & se partage en deux ; l'un va s'attacher au premier os du métacarpe, & l'autre au second.

Les Anciens ont appellé ce muscle Bicornis.

RADIALE. Artere formée par une branche de la brachiale, environ un travers de doigt vers le pli du bras. Elle descend le long de la partie interne du rayon jusqu'à son extrémité, où elle s'approche de la peau, principalement vers le bord antérieur de l'os. C'est cette artere qu'on tâte ordinairement pour examiner le pouls.

Après avoir fait différens contours, & donné des ramifications à plusieurs parties de la main, elle se termine, en traversant le muscle demi-inter-osseux de l'index, vers la base du premier os du métacarpe, & en se glissant sous les tendons du fléchisseur des doigts, où elle s'abouche, ou anastomose avec l'ar-de palmaire de la cubitale.

RADIALE externe. Est le nom d'une

inter muſculos & tegumenta ad flexuram brachii aſcendens, & ibi cephalicæ majoris compoſitionem juvat.

Sæpè plerumque in medianam cephalicam ſeſe exonerat vena, que Radiæa interna vocatur. Et radiæ externæ ferè parallela eſt.

RADIUS. Os lacerti, ſecus & ad latera cubiti poſitum.

SUBLINGUALIS quæ & Ranina dicitur. Carotidis externæ ramus, cujus tranſitus ſupra cornu oſſis Hyoidis, tendentia ad muſculis hyoidibus, & glandulis ſublingualibus & immerſio linguæ.

RANINÆ. Venæ in linguâ exiſtentes, quæ propè ſimphiſim maxillæ inferioris ſeſe deponunt in ramum jugularis externæ.

LIEN. Subcæruleum eſt corpus rubrum, pauliſper plerumque figuræ ovalis. Septem octove pollicibus extenſum, & quatuor vel qunque latum, in hypocondrio ſiniſtro, inter majorem extremitatem ſtomachi, & coſtas ſpurias vicinas poſitum, infrà oram vicinam diaphragmatis, & ſuprà renem ſiniſtrum.

veine qui monte le long du rayon entre les muscles & les tégumens jusqu'au pli du bras, où elle sert à former la grande céphalique.

Il se rend assez souvent dans la médiane céphalique une veine, qu'on appelle Radiale interne. Cette veine est presque paralléle à la radiale externe.

RADIUS ou RAYON. Os de l'avant-bras situé le long, & à côté du Cubitus.

RANINE. L'artere de ce nom s'appelle aussi Artere sublinguale. C'est une branche de la carotide externe ; elle passe sur la corne de l'os hyoïde, va aux muscles hyoïdiens, aux glandes sublinguales, & se plonge dans la langue.

RANINES. Veines qui sont à la langue, & qui vont se rendre intérieurement près la symphise de la mâchoire inférieure, dans un rameau de la jugulaire externe.

RATTE. La Ratte est une masse bleuâtre tirant sur le rouge, & pour l'ordinaire d'une figure ovale, un peu allongée, longue environ de sept ou huit travers de doigt, & large de quatre ou cinq, un peu mollasse, placée dans l'hypocondre gauche entre la grosse extrémité de l'estomach, & les fausses côtes voisines, sous le bord voisin du Dia-

Lienis structura, & utilitas detectu sunt dif-
ficillimo.

RAPHÆUS. Sutura est cujus ope scrotum
in duas partes exterius dividitur.

R E.

RECURRENS. Hujus-ce nominis duo sunt
musculi, dexter scilicet, & sinister ambo à
majoribus paris octavi funiculis pro-
cedunt. Dexter antè subclaviam arte-
riam incipit, infrà arteriam eamdem re-
trocedit, secus & ad latera trachea-ar-
teriæ ascendit, & quæ filamenta præbet,
& œsophago, usque ad posteriora laringis.

Sinister verò inferius oritur infrà, majorem
fornicem Aortæ transit, in partem poste-
riorem arterialis ligamenti subrepit, &
ex indé ad latera trachea arteriæ ascen-
dit ad laringem.

RECTUM, Omnium intestinorum ultimum.
Directè ab ultimâ vertebrâ lumborum,
antè faciem internam, seu anteriorem
ossis sacri descendere videtur usque ad ex-
tremitatem Coccigis, & ibi desinens consi-
citanum.

phragme , & fur le rein gauche.
La ſtructure & l'utilité de la ratte ſont diffi-
ciles à développer.

RAPHÉ. C'eſt une eſpéce de ſuture ou
couture qui partage ſuperficiellement
le *ſcrotum* en deux parties.

RE.

RÉCURRENT. Il y a deux nerfs de ce
nom , un à droite & l'autre à gauche.
Tous deux viennent des gros cordons
de la paire vague , ou huitiéme paire.
Celui du côté droit commence devant
l'artere ſoûclaviére , ſe contourne en
arriére ſous cette artere , & monte le
long & à côté de la trachée-artere , lui
donne des filets & à l'œſophage juſqu'à
la partie poſtérieure du larynx.

Celui du côté gauche prend naiſſance
beaucoup plus bas, il paſſe deſſous la
groſſe arcade de l'aorte , ſe gliſſe derriére le canal ou ligament artériel , &
remonte enſuite à côté , & le long de
la trachée - artere juſqu'au larynx à
peu près comme celui du côté oppoſé.

RECTUM. Le dernier de tous les inteſtins eſt nomm. *Rectum.*

Il paroît deſcendre tout droit depuis la
derniére vertébre des lombes devant
la face interne ou antérieure de l'os

Rectum strictè loquendo nihil aliud est quam ultimi circuitus Colon continuitas, & totius canalis intestinalis est receptaculum, & sentina præterquam quod his omnibus inserviat. Specialem ordinem & convenientiam cum vesicâ, & partibus naturalibus utriusque sexus.

RENES. *Urinæ percolationi inserviunt. Duo sunt corpora glandulosa, solida paululùm; in posteriori parte cavitatis ventris infimi posita, inter ultimam costarum spuriarum, & ossa ilæorum.*

Ren dexter infrà lobum majorem jecoris extat; consequenter sinistro positione inferiori, sinister cum infrà Lienem jacet. Figurâ generatim fabem imitantur. Renes, sicque eorum circumferentia, ex unâ parte convexæ; & ex altera concava est. Spatium occupant inter ultimas costas spurias contentum inter & ossa ilæorum: longiores sunt, quam lati, & densitas eorum, latitudinis mediæ pars.

Textu cellulari, & membranoso sunt indu-

facrum , jufques vers l'extrémité du coccyx, où il fe termine & forme ce qu'on appelle l'anus.

Cet inteftin n'eft , à proprement parler, que la continuité du dernier contour du colon, & il eft la décharge , le dépôt & l'égoût de tout le canal inteftinal. Outre fes fonctions il a un rapport très-particulier avec la veflie , & les parties naturelles de l'un & l'autre fexe.

REIN. Les *Reins* fervent à filtrer l'urine. Ce font deux corps glanduleux un peu fermes, placés dans la partie poftérieure de la cavité du bas-ventre, de côté & d'autre des vertébres lombaires , entre la derniére des fauffes côtes , & les os des îles.

Le Rein droit eft fous le gros lobe du foye, & par conféquent plus bas que le gauche qui eft fous la ratte.

Leur figure eft à peu près comme celle d'une groffe féve. Ainfi leur circonférence eft convexe d'un côté, & concave l'autre. Leur longueur répond à la diftance qui eft entre les derniéres fauffes côtes & les os des îles ; ils font environ de la moitié moins larges qu'ils ne font longs , & leur épaiffeur eft la moitié de leur largeur.

Ils font enveloppés d'un tiffu membraneux

ti, & est adiposa membranosa; convexitas eorum, seu superficies plana, & æ-
qualis est in adultis, in pueris convexitas hæc, in plures dividitur lobos, ut v.
g. in bove vel in vitulo. Quandòque in
homine similes inveniuntur inæqualitates.

Tres distingui possunt in renibus substantiæ
exterior una densa, granosa, & veluti corticalis. Altera media interior, & veluti medullaris, quæ est radiata, quæ &
striata, seu tabulosa dicitur: ex tubulis
radii in modum composita videtur. Tertia, quæ secundæ continuitas est intus,
desinit in mammulas ex quo à DD.
Winslow mammosa fuit nuncupata.

PALPEBRÆ, *superioris musculus elevator.*

In orbitæ fundo, propè superiorem partem
foraminis optici, musculus hic à prin-
cipio carnoso duræ-matris affigitur. Suprà globum oculi descendit, in aponevrosim dehiscit, ut sese diffundat in extensione cartilaginis palpebræ superioris.

OMOPLATÆ ELEVATOR. *Seu musculus*

& cellulaire fort lâche , qu'on appelle Membrane adipeufe. Leur convexité ou furface eft très-unie & égale dans les Adultes. Dans les enfans cette convexité eft comme divifée en plufieurs lobes, à peu près comme dans le bœuf & le veau. Cette inégalité fe trouve auffi quelquefois dans l'homme.

On peut diftinguer trois fortes de fubftances dans le Rein, une antérieure épaiffe, grenue, & comme corticale; une moyenne, ou plus interne, & comme médullaire, qui eft comme rayonnée, & qu'on appelle canelée, fillonnée ou tabuleufe, parce qu'elle paroît compofée de petits tubes ou tuyaux en maniére de rayons; la troifiéme, qui n'eft que la continuation de la feconde, fe termine en dedans par des mammelons, d'où M. Winflow lui a donné le nom de Mammelonnée.

Releveur de la paupiére fupérieure, Mufcle.

Dans le fond de l'orbite, à la partie fupérieure du trou optique. Ce mufcle eft attaché à la dure-mere par un principe charnu ; il defcend fur le globe de l'œil, où il s'épanouit en aponévrofe, pour s'implanter dans l'étendue du cartilage de la paupiére fupérieure.

Releveur de l'Omoplate, ou Muf-

angularis.

*A fibris tendinofis affigitur apophyfibus
transverfis, trium quatuorve vertebrarum
superiorum colli, & parti superiori anguli omoplatæ, & ibi Rhomboidi jungitur.*

Musculum hunc pro elevatore Omoplatæ quidam habuerunt, sed circà huncr
usum omnes non consentiunt.

*RENALES, seu emulgentes. Arteriæ ab
Aortâ descendente inferiori lateraliter
exeuntes, & ad renes horisonti situ tendentes, & in eos ramificationis in modum
sese immergunt.*

*RENALES, seu emulgentes. Venæ, san-
guinem renibus diffusum revehentes, &
illum in venam cavam inferiorem depo-
nentes.*

RECEPTACULUM Chili, seu DD. Pecquet.

*Veficula est membranacea cujus major pars
ad posteriora portionis dextra musculi inferioris diaphragmatis ad latus dextrum
Aortæ posita est, suprà unionem ultimæ
vertebræ dorsi, cum primâ lumborum dif-
simili figura fæpè sæpius in homine invenitur. Persæpè enim ovali & oblongâ
conspicitur figurâ, ferè, veluti veficula
fellis. Quandòque à contractionibus divi-*

Muscle de patience , ou Angulaire.
Il est attaché par des fibres tendineuses
aux apophyses transverses des trois ou
quatre vertébres supérieures du col , &
à la partie supérieure de l'angle de l'o-
moplatte , où il se joint souvent avec
le Rhomboïde.

On avoit cru que ce muscle servoit à lever
l'omoplate ; mais on a contesté cet
usage.

RELEVEUR propre de l'œil. *Voyez*
SUPERBE.

RENALES ou Émulgentes. Arteres qui
sortent latéralement de l'aorte descendante inférieure , & qui vont horison-
talement gagner les reins , dans lesquels
elles se plongent par ramifications.

RENALES ou Émulgentes. Veines qui
rapportent le sang des reins , & le déposent dans la veine cave inférieure.

RÉSERVOIR ou Réceptacle du Chyle ,
ou bien Réservoir de Pecquet.
C'est une espéce de vésicule membraneuse. Il est situé ordinairement , pour la
plus grande partie , derriére la portion
ou jambe droite du muscle inférieur du
diaphragme , au côté droit de l'aorte ,
sur l'union de la derniére vertébre du
dos avec la premiére des lombes. Il varie beaucoup en conformation dans
l'homme , souvent il paroît d'une figure

ditur in facculos plures inæqualiter ro-
tundos, & magis, minufve planos, in
quibufdam Aortæ truncus, ab iis veluti
cingulo circumdatur.

Tunicis conftat tenuiffimis & cavitas illius
dividitur ab exiguis clauftris, feu pelliculis membranaceis inæqualiter difpofitis.
Præcipuè infrà & circum portionem ejus
inferiorem, fefe inferunt ultimæ venæ lacteæ pars fuperior contrahitur inter Aortam & venam Azigos, & canali cuidam
præbent originem.

RETINA. Oculi globi tertia tunica. Textura tamen diffimili, alba eft, mollis te-
nerrima & veluti medullaris. Choroide
denfior videtur, & ab infertione optici
nervi ad extremitates ciliariam radiorum
fefe extendit. In toto illo fpatio Choroidi
intimè unitur. Propè infertionem optici
nervi confpicitur cavitas, exiqua, in quo,
apparet medullaris papula in acumen de-
finens, circa quam cavitatem exeunt vafa
fanguinofa, quæ hinc & indè Retinæ ramificationes emittunt.

ovale allongée & uniforme, à peu près comme la véficule du fiel. Quelquefois on le trouve divifé par des rétréciffemens en plufieurs petits facs irréguliérement arrondis, & plus ou moins applattis. Dans quelques fujets le tronc de l'aorte en eft environné comme d'un colier.

eft compofée de tuniques très-minces, & fa cavité eft partagée par de petites pellicules, ou cloifons membraneufes, dont l'arrangement ne paroît pas régulier. C'eft principalement au bas & au tour de fa portion inférieure, que les derniéres veines lactées s'inférent. La portion fupérieure fe rétrécit entre l'aorte & la veine azigos, & forme un canal particulier.

RÉTINE. C'eft la troifiéme tunique du globe de l'œil. Elle eft d'un tiffu différent de celui des deux autres; elle eft blanchâtre, mollaffe, tendre, & comme médullaire. Elle paroît plus épaiffe que la Choroïde, & elle s'étend depuis l'infertion du nerf optique, jufqu'aux extrémités des rayons ciliaires; elle eft dans tout ce trajet également collée à la Choroïde. A l'endroit qui répond à l'infertion du nerf optique, on voit un petit enfoncement dans lequel eft un bouton médullaire qui fe termine en

RETICULARIS. *Ossium longorum & ca-*
vorum substantia est interna à filamentis
osseis extensis solutis ; ramosis & distan-
ter intertextis, ob eorum exiguitatem so-
lutis & expeditis.

R H.

RHOMBOIDES. *Musculus Omoplatæ ,per*
unam extremitatem medio tendini musculo-
rum Trapesium affigitur, per alteram apo-
phisi spinosa ultima vertebra colli ,
& quatuor , vel quinque apophisibus spi-
nosis vertebrarum dorsi. Per aliam denique
secus Omoplatæ basim exterius hæret.

R O.

RUPES. *Ossis temporalis pars durior. Ali-*
ter vocatur apophisis Petrosa : In hac
ossis temporalis portione includuntur,
auditivi organi precipuè partes.

en pointe. Il fort au tour de cet enfoncement des vaiſſeaux ſanguins , qui
vont ſe ramifier de côté & d'autre dans
la Rétine.

RÉTICULAIRE. Subſtance interne des
os longs & creux, formée par des filets
oſſeux, longs & déliés, branchus, très-
artiſtement entrelacés d'eſpace en eſpace, ſouples & plians à cauſe de leur fi-
neſſe.

R H.

RHOMBOÏDE. Muſcle de l'omoplatte. Il
a une attache au tendon mitoyen des
muſcles Trapéze , une autre à l'apophyſe épineuſe de la derniére vertébre
du col , & aux quatre ou cinq apophyſes épineuſes des vertébres doſales ; il
vient s'attacher extérieurement le long
de la baſe de l'omoplatte.

R O.

ROCHER. On a ainſi nommé la plus
dure de l'os temporal ; on l'appelle
encore l'Apophyſe pierreuſe. C'eſt
daus cette partie de l'os temporal que
ſont renfermées les principales parties
de l'organe de l'ouïe.

ROTULA. Os genu anterius inter condylos, ae
seu extremitatem inferiorem femoris po-
situm. Castanea, seu cordi cuidam, os
illud ferè simile est.

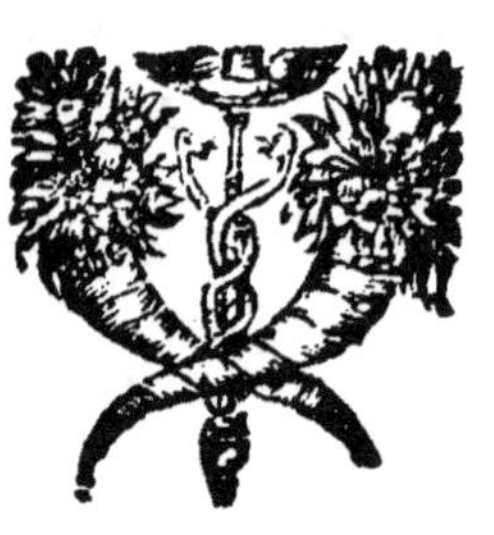

S A.

ROTULE. Os du genouil situé antérieurement entre les condyles, ou l'extrémité inférieure du fémur. Cet os a la
ressemble d'une châtaigne, ou si l'on
veut, celle d'un cœur.

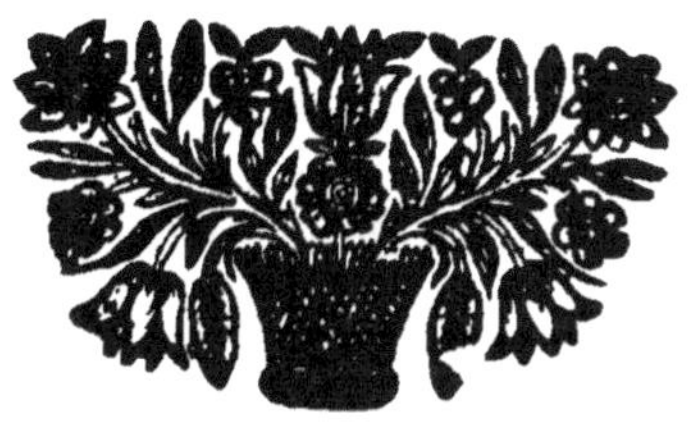

S A.

SACRUM. *Os ad partem trunci posteriorem & inferiorem situm. Spinæ dorsi
basis est & fundamentum.*

SACRI. *Nervi ab osse sacro prodeuntes,
quorum præcipui per anteriora foramina
illius ossis transeunt, alia verò, per in-
cissuras laterales exeremitatis Sacri & coccigis.*

*Sex paria sacrorum numerantur, scilicet
majora quatuor quæ per majora foramina
& alia duo, quæ inferius transeunt. Numero augentur quando adsunt foraminum
majorum quinque paria. Quædam quoque
filamenta per posteriora foramina transeunt. Horum-ce nervorum divisiones partibus vicinis ramificationes emittere intel-
lectu facillimum est.*

SACRÆ. *Arteriæ quæ vulgò à posteriori parte extremitatis aortæ descendentis inferioris procedunt, & quæ suprà os sacrum ramificationes spargunt.*

SACRÆ. *Una quæque vena sacra, arteriam
hujus-ce nominis comitatur, & in venam*

S A.

SACRUM. Os situé à la partie postérieure & inférieure du tronc; il est comme la base & le soutien de l'épine du dos.

SACRÉS. On donne ce nom aux nerfs qui viennent de l'os *sacrum*. Les principaux passent par les trous antérieurs de cet os, & les autres par les échancrures latérales de l'extrémité de l'os & du coccix.

On les compte par paires, & il s'en trouve ordinairement six ; sçavoir, quatre grosses qui sortent par les grands trous, & deux qui passent dessous. Le nombre augmente quand il y a cinq paires de grands trous. Il en passe aussi quelques filets par les trous postérieurs. On comprend bien que ces nerfs par leurs divisions fournissent aux parties voisines.

SACRÉES. Arteres qui viennent ordinairement de la partie postérieure de l'extrémité de l'aorte descendante inférieure, & qui se ramifient sur l'os *sacrum*, &c.

SACRÉES. Chaque veine sacrée accompagne l'artere de ce nom, &

cavam inferiorem propè ortum suum deponitur. Vena verò sinistra in venam iliacam ejusdem lateris sese exonerat.

SACRO-SCIATICA. Ossium innominatorum ligamenta quorum unum externum & majus, alterum internum & minus.

SAGITTALLIS. Sutura parietalia duo uniens.

SALVATELLA. Vena inter digitam annularem & auricularem, suprà dorsum manus occurrens. Suprà convexitatem carpi in cubitalem deponitur.

SAPHÆNA. Hujus-ce uominis duæ sunt venæ in unâ quâque extremitate inferiori, quarum una major, minor altera.
Saphæna major, suprà pedem, propè pollicem oritur, suprà metatarsum arcum conficit, Malleolum internum attingit, secùs tibiam genu; & femur ad inguen ascendit, quo perventa in venam cruralem sese exonerat.

Saphæna minor. A ramulis cutaneis, propè malleoli externi partem posteriorem oritur Achilli tendonem assequitur, retrò ascendit. Sexus tibiam, infrà poplitem transit, posterius femur comitatur,

vient se rendre à la naissance de la
veine cave inférieure ; mais celle du
côté gauche va le plus souvent se jetter
dans la veine iliaque du même côté.

SACRO-SCIATIQUES. Ligamens qui
se trouvent aux os innominés ; l'un est
externe & assez considérable, l'autre
qui est interne est plus petit.

SAGITTALE. Suture qui supérieurement joint ensemble les deux pariétaux.

SALVATELE. On a donné ce nom à
une veine qui est entre le doigt annulaire & le petit doigt sur le dos de la
main ; elle se rend sur la convexité du
carpe dans la cubitale.

SAPHÉNE. Il y a deux veines de ce nom
à chaque extrémité inférieure, une
grande & une petite.

La grande *Saphéne* prend naissance sur le
pied vers le gros orteil, forme une
espéce d'arcade sur le métatarse, vient
gagner la malléole interne, monte le
long du tibia, du genou, & de la cuisse
jusqu'à l'aîne, ou étant arrivée elle se
jette dans la veine crurale.

La petite *Saphéne* naît de petits rameaux
cutanés à la partie postérieure de la
malléole externe, gagne le tendon d'A-
chille, monte en arriére le long du
tibia, passe dessous le jarret, suit le

& in venam cruralem deponitur.

S C.

SCALENUS. *Musculus colli flexioni ex usu inserviens. Duabus gaudet hæsionibus, quarum una parti anteriori primæ costæ & alteræ parti posteriori primæ, secundæ & tertiæ. Appendicibus insuper pollet tendinosis ope quarum, ferè omnium vertebrarum cervicalium transversis apophisibus affigitur.*

Inter duas hujus-ce musculi moles carnosas transeunt vasa & nervi brachiales.

SCAPHOIDES. *Primi ordinis carpi, primum os. Pari gaudet nomine tarsi, os unum.*

SCAPULARIS externa, *seu Muscularis. Arteria cujus origo ab axillari transitus per incissuram costæ superioris omoplatæ & tendentia ad musculos suprà & infrà spinosos.*

SCAPULARIS interna. *Arteria ab axillari procedens versus axillam quæ retrò convertitur, ut musculis infrà Scapularibus dentalis majoribus, & axillaribus glandulis sese diffundat.*

fémur postérieurement, & va se rendre dans la veine crurale.

S C.

SCALÉNE. Muscle dont l'usage est de servir à la flexion du col. Il y a deux attaches charnues, l'une à la partie antérieure de la première côte, & l'autre à la partie postérieure de la première, seconde & troisiéme côte. Il a des appendices tendineuses, par lesquelles il s'attache aux apophyses transverses de presque toutes les vertébres cervicales.

C'est entre les deux masses charnues de ce muscle que passent les vaisseaux & nerfs brachiaux.

SCAPHOÏDE. Premier os du premier rang du carpe. On appelle aussi *Scaphoïde* un os du tarse.

SCAPULAIRE externe, ou Musculaire. Artere qui sort de l'axillaire, passe par l'échancrure de la côte supérieure de l'omoplatte, pour aller aux muscles sus-épineux, sous-épineux, &c.

SCAPULAIRE interne. Artere qui naît de l'axillaire vers l'aisselle, & qui se jette en arriére pour se distribuer aux muscles sous-scapulaire, grand denté, aux glandes axillaires, &c.

*SCAPULARES. Venæ quæ in internas & exter-
nas dividuntur , ad humerum sese ex-
tendunt, & post hæc in axillaremvenam
deponuntur.*

*ISCHIATICUS. Totius corporis major
nervus & longior. Conficitur à trunco
quartì paris lumbaris , ad nervos sacros
tendentis. Quandoque alibi ortum ducit.
Obliquè infrà ossium Ilæorum incissuram
majorem retrò subrepit , & infrà musculum pyramidalem. Ex acetabulo egressus inter tuberositatem ossis Ischion , &
Trochanterem majorem, descendit , secus
partem posteriorem femoris inter musculum bicipitem & semi nervosum , usquè
ad cavitatem poplitis , & ad condylum
internum paulisper sese admovet.*

*In decursu plures ramos emittit , & in
descensu volumine gradatim minuitur.*

*ISCHIATICA. Arteria hypogastrica ramus.
Per majorem incissuram ossis Ilæorum,
cum Ischiatico nervo transit , suprà faciem
externam ossis supradicti ascendit , ibi
distribuitur, & glutæis musculis suppeditat.*

ISCHIATICA. Vena ejusdem nominis ner-

SCAPULAIRES. Il y a des veines fcapulaires externes, & fcapulaires internes, qui, après s'être étendues aux
mufcles de l'épaule, viennent fe rendre
dans la veine axillaire.

SCIATIQUE. Nerf qui eft le plus gros
& le plus grand de tout le corps. Il eft
formé par le tronc de la quatriéme paire lombaire qui va fe joindre aux nerfs
facrés. Sa formation varie quelquefois.
Il fe gliffe obliquement en arriére fous
la grande échancrure de l'os des îles,
& fous le mufcle pyramidal. Etant forti
du baffin, il defcend entre la tubérofité
de l'os ifchion & le grand trochanter,
le long de la partie poftérieure du fémur, entre le mufcle biceps, & le demi-nerveux, jufques vers le creux du
jarret, en s'approchant un peu du condyle interne.

Il donne, chemin faifant, plufieurs rameaux, & diminue en groffeur, à me-
fure qu'il defcend.

SCIATIQUE. L'artere fciatique eft une
des branches de l'hypogaftrique. Elle
paffe avec le nerf de même rom par la
grande échancrure de l'os des îles, remonte fur la face externe de cet os,
s'y diftribue, & fournit aux mufcles
feffiers.

SCIATIQUE. La veine fciatique accom-

vum concomitans ; à Poplite quandòque
inferius procedens , in venam cruralem
deponitur , paululùm infrà Trochanterem minorem , & ferè contra partem superiorem musculi vasti interui.

SCLEROTICA. Oculi globi membranarum
omnium externa magis , densior & solidior membrana Oculi globum omnes
partes in se continet. In duas dividitur
partes , major scilicet unaque cornea lucida nuncupatur. Licet nihil aliud sit
quam sphera exiguum segmentum anterius positum.

SCROTUM. Eo donatur nomine testium
cutaneum involucrum , extus duobus testibus commune confectum à continuitate cutis partes vicinas induentis superficie plerumque inæquali , propter rugas
plurimas exterius apparentes , intus carnosum est , & testi unicuique musculosum involucrum præbet , cui nomen
Dartos.

Scroti pars externa , seu cutanea structurâ
generatim cuti similis est. Tenuior est , &
distanter infinitis conspersa granulis , quæ
sunt glandulæ sebaceæ & pilorum bulbi.

pagne le nerf du même nom ; elle vient
depuis le jarret, même quelquefois de
plus bas, se rendre dans la veine crurale, un peu plus bas que le petit trochanter, environ vis-à-vis la partie supérieure du muscle vaste interne.

SCLÉROTIQUE. C'est la plus externe,
la plus épaisse, & la plus forte de toutes
les membranes, ou tuniques du globe
de l'œil. Elle renferme toutes les autres
parties dont ce globe est composé. On
la divise en deux portions, une grande
appellée Cornée opaque, & une petite
nommée Cornée transparente, qui n'est
qu'un petit segment de sphère, & située antérieurement.

SCROTUM. On donne ce nom à l'enveloppe cutanée des testicules. Au dehors c'est une bourse commune à tous
les deux, formée par la continuation
de la peau, qui couvre les parties voisines, & pour l'ordinaire très-inégale,
par quantité de rides qui paroissent
dans toute sa surface. Au dedans elle
est charnue, & forme à chaque testicule une bourse musculeuse appellée
Dartos.

La portion externe ou cutanée du *scrotum*
est à peu près de la même structure que
la peau en général, dont elle est la continuation. Elle est plus fine, & elle est

S E.

SELLA Turcica, seu Sphenoidalis. Cavitas est in interna ossis Sphenoidis. Facie conspicua, inter apophises clinoides. Vocatur quoque cavitas pituitaria, quia ibi reperiuntur glandulæ pituitariæ.

SEPTUM LUCIDUM. Claustrum est infra suturam corporis callosi, cujus est continuata productio, immediatè positum. Duabus constat lamnis medullaribus, quas alias ab aliis removet, cavitas verticalis, strictissima, quandòque sero repleta.

SESAMOIDEA. Ossicula plerumque infrà pedis pollicem occurentia, propè ossis temporalis acumen.

Ideo sic dicta propter eorum sesamo similitudinem.

parsemée d'espace en espace de plusieurs petits grains appellés glandes
sébacées, & de quantité d'oignons de
poils.

S E.

Sébacées. *Voyez* Cutanées.

Selle du Turc, ou Selle sphénoïdale.
C'est un enfoncement qu'on apperçoit à la face interne de l'os sphénoïde, entre les apophyses clinoïdes. On
l'appelle aussi Fosse pituitaire, parce
qu'elle loge la glande de ce nom.

Sémi-lunaires. *Voyez* Valvules.

Septum lucidum. C'est une cloison
située directement sous la couture du
corps calleux, dont elle est la continuation, & comme une espéce de duplicature. Elle est composée de deux
lames médullaires, écartées plus ou
moins l'une de l'autre par une cavité
verticale fort étroite, & quelquefois
remplie de sérosité.

Sésamoïdes. Petits osselets qui se
trouvent ordinairement sous le gros
doigt du pied; on en trouve quelquefois vers la pointe du rocher de l'os
temporal.

Ils ont été ainsi nommés, parce qu'on dit
qu'ils ressemblent à un grain de *Sésame*.

S I.

SIGMOIDES , *seu semi-lunares. Sunt ca-*
vitates in parte superiori cubiti conspicuæ.

SINCIPUT. *Anterior est capitis pars, seu*
frons.

SINUS. *Dura mater in lamnarum dupli-*
catura, plures includit conductus, in quos
venosus sanguis duræ-matris, & totius
cerebri sese effundit, & Sinus vocantur.
Plures sunt numero, & divisi in pares
& impares. Hoc est quidam in medio sunt
positi, alii verò hanc & indè literaliter
disperfi. Antiqui Anatomistæ quatuor
solum modo admiserunt : nunc verò longè
plures numerantur.

Quamvis in duræ-matris duplicatura sinus
includantur, nihil impedit quin cavitas
eorum à membrana tenuissima interius
induatur.

Et hæc est eorum enumeratio.
Sinus major falcis, seu sinus longitudinalis
superior. Et ut primus ab Antiquis habe-
tur.

S I.

IGMOÏDES. *Voyez* VALVULES.

IGMOÏDES ou Sémi - lunaires. On
appelle ainsi des cavités qui se trouvent
à la partie supérieure du Cubitus.

INCIPUT. C'est la partie antérieure de
la tête, ou le front.

SINUS. La dure-mere renferme dans la
duplicature de ses lames plusieurs canaux particuliers, dans lesquels le sang
veineux non-seulement de la dure-mere, mais de tout le cerveau, se dégorge.
On les appelle Sinus. Il y en a plusieurs, & ils sont distingués en paires
& en impaires; c'est-à-dire, qu'il y en
a qui sont situés dans le milieu, comme uniques, & d'autres qui sont placés latéralement de côté & d'autre. Les
anciens Anatomistes n'en ont établi
que quatre; mais à présent on en peut
compter bien davantage.

Quoique ces sinus soient dans la duplicature de la dure-mere, cela n'empêche
pas que leur cavité ne soit intérieurement tapissée d'une membrane particuliére & très-fine.

En voici le dénombrement.

Le grand sinus de la faulx, ou sinus lon-
gitudinal supérieur. C'est le premier des
Anciens.

Sinus duo *laterales*, & pro *secundo* & tertio *numerantur*.
Sinus Herophili torcular nuncupatus, & pro
quarto *habuerunt*.
Sinus minor falcis, *seu longitudinalis* inferior.
Sinus occipitalis posterior, qui quandòque
duplex.
Sinus duo occipitales inferiores, sinum circularem partim conficientes; æquali jure possunt dici, *finus laterales* inferiores.
Sex *sinus petrosi*, tres ex uno quoque latere, unus anterior, unus medius, seu
angularis, & inferior alter. Inferiores
alii duo cum occipitalibus, *sinum* circularem absolvunt, circa majus foramen
occipitale.
Sinus transversalis inferior.
Sinus transversalis superior.
Duo *sinus circulares* sellæ *Sphenoidalis*, superior unus, inferior alter.
Duo *sinus cavernosi*, unus ex unoquoque
latere.
Duo *sinus orbitarii*, ex uno quoque latere
unus.
Hi-ce omnes *sinus inter se*, & cum *sinu-*
bies *lateralibus communicans* & sic deponuntur in venas jugulares internas,
quæ sunt continuitas majorum sinuum
lateralium, partim sese exonerant, in ve-

Deux grands ſinus latéraux. Ils ſont le ſecond & le troiſiéme des Anciens.

Le ſinus appellé le Preſſoir d'Hérophile. C'eſt le quatriéme des Anciens.

Le petit ſinus de la faulx, ou ſinus longi-tudinal inférieur.

Le ſinus occipital poſtérieur. Il eſt quelquefois double.

Deux ſinus occipitaux inférieurs, qui forment en partie un ſinus circulaire. On peut auſſi les appeller ſinus latéraux inférieurs.

Six ſinus pétreux, trois à chaque côté; un antérieur, un moyen ou angulaire, & un inférieur. Les deux inférieurs achévent avec les occipitaux un ſinus circulaire au tour du grand trou occipital.

Le ſinus tranſverſal inférieur.

Le ſinus tranſverſal ſupérieur.

Deux ſinus circulaires de la ſelle ſphénoïdale; un ſupérieur, & un inférieur.

Deux ſinus caverneux, un à chaque côté.

Deux ſinus orbitaires; un à chaque côté.

Tous ces ſinus communiquent entr'eux, & avec les grands ſinus latéraux, & par-là ſe déchargent dans les veines jugulaires internes, qui ne ſont que la continuation des grands ſinus latéraux.

nos vertebrales, quæ sinubas minoribus, lateralibus, seu occipitalibus inferioribus uniuntur. Pariter sese effundere possunt in venas jugulares, ope sinuum orbitariorum qui cum venis angularibus, frontalibus, nasalibus, & maxillaribus communicant, ferè ut, communicatio sinuum lateralium cum venis occipitalibus.

S O.

SOLARIS. *Musculus tarsum suprà tibiam movens. Densus, carnosus, & figura ferè ovalis est. à geminis, seu gastrocnemiis coopertus. Superius affigitur partim faciei posteriori tibiæ, & partim faciei Peronæi.*

In tendonem firmissimum & latum desinit, strictè cum geminis unitum ut tendonem Achillis seu Hippocratis funiculum conficiant. Tendo hic, propè calcaneum contrahitur, ibi dilatatur & obliquè alligatur faciei posteriori calcanei propè tuberositatem.

SUBCLAVIUS. *Musculus exiguus & ex-*

Ils se déchargent en partie dans les veines vertébrales, qui s'abouchent avec les petits sinus latéraux, ou sinus occipitaux inférieurs. Ils peuvent encore se décharger en partie dans les veines jugulaires, par les sinus orbitaires qui communiquent avec les veines angulaires & les frontales, les nasales, les maxillaires, &c. comme les sinus latéraux ont aussi communication avec les veines occipitales, &c.

S O.

SOLAIRE. Muscle qui sert à mouvoir le tarse sur la jambe. Il est épais & fort charnu, & d'une figure presqu'ovale, couvert par les jumeaux, ou gastrocnémiens. Il est attaché supérieurement en partie à la face postérieure du tibia, & en partie à celle du péroné.

Il se termine par un tendon très-fort & très-large, qui s'unit étroitement avec celui des jumeaux, pour former ce qu'on appelle le Tendon d'Achille, ou Corde d'Hyppocrate. Ce tendon se rétrécit vers le *calcaneum*, où il s'élargit & s'attache obliquement à la face postérieure de cet os jusqu'à sa tubérosité.

SOUCLAVIER. Le muscle Soûclavier

tenſus, oblique inter claviculam, & primam coſtam poſitus. Per unam extremi-
mitatem parti mediæ inferiori claviculæ
affixus. Poſt hæc cartilagini & oſſi primæ
coſtæ & alibi, extremitati claviculæ, ope
ligamenti ,cujuſdam lati & tenuiſſimi.

SUBCLAVIÆ. Arteriæ ſic dictæ, quippè
ſunt ad clavicularum poſteriora. Direc-
tionem transverſalem ferè ſequuntur. Una
invenitur ex uno quoque laterè. Ab aortæ curvaturâ ducunt originem. Deſinunt
potiuſve nomen mutant suprà coſtæ primæ medium , inter anteriores muſculi ſca-
leni inhæſiones.

SUBCLAVIÆ. Venæ quæ primo dividuntur, ſed per unionem venam cavam ſuperiorem conficiunt. Ad poſteriora & infrà claviculas reperiuntur, inæqualiter
ſunt extenſæ, vena enim cava, in medio pectoris non eſt poſita.

SUPERCILIORUM ELEVATOR. Muſculus inter frontalis & partis ſuperioris
orbicularis originem poſitus. Ab inferiori
coronalis parte, propè naſi radicem, pro-

eſt petit & longuet, placé obliquement entre la clavicule & la premiére côte. Il eſt attaché par un bout à la partie moyenne inférieure de la clavicule ; il va de-là s'attacher au cartilage & à l'os de la premiére côte. Il paroît encore être attaché à l'extrémité ſternale de la clavicule, par une eſpéce de ligament large & mince.

ſOUCLAVIÉRES. Arteres ainſi nommées parce qu'elles ſont derriére les clavicules ; elles en ſuivent, pour ainſi dire, la direction tranſverſale. Il y en a une de chaque côté ; elles naiſſent de l'arcade ou courbure de l'aorte. Elles ſe terminent, ou plutôt changent de nom, au-deſſus du milieu de la premiére vraie côte, entre les attaches antérieures du muſcle ſcaléne.

ſOUCLAVIÉRES. Les Veines ſoûclaviéres ſont une diviſion, ou plutôt par leur jonction, forment la veine cave ſupérieure. Elles ſont derriére, & comme ſous les clavicules ; mais elles ne ſont pas également longues, parce que la veine cave n'eſt pas ſituée dans le milieu de la poitrine.

ſOURCILIER. Muſcle placé entre la naiſſance du frontal & celle de la portion ſupérieure de l'orbiculaire. Il prend ſon origine de la partie inférieure du

cedit. *Fibræ ejus obliquæ ascendunt , &*
sese distribuunt adipi & pelli , ubi cres-
cum superciliorum pili.

INFRA COSTALES. *Musculi , respiratio-*
nibus motibus inservientes. Per extremi-
tates costis hærent, hasio tamen superior
semper à vertebris remotior est , quam in-
ferior.

INFRA SPINALUS. *Musculus ossis bra-*
chii suprà omoplatam motibus concur-
rens. Mediæ parti posteriori foveæ , infrà
spinosæ affigitur , ab ora omoplatæ , ad
faciem costæ inferioris ossis ejusdem. Hu-
jus-ce musculi fibræ carnosæ in unum
coeunt corpus , suprá acromium transiens
& suprà articulationem capitis ossis bra-
chii , ligamento capsulari hærendo , & ibi
desinit in tendonem planum , majori tu-
berositati capitis humeri affixum,

INFRA OCCIPITALES. *Nervi vulgò par*
decimum dicti. Paululum lateraliter & in-
ferius quam nonum, par in extremi-
mitate medullæ oblongatæ oriuntur , &
pro è par_m po_teriorem , apophisium
condiloydium ossis occipitalis.

coronal proche la racine du nez. Ses fibres montent obliquement pour s'insérer de distance en distance à la graisse & à la peau, où s'implantent les poils des sourcils.

Sous-costaux. Muscles qui servent aux mouvemens de la respiration. Ils sont attachés par leurs extrémités aux côtes; mais l'attache inférieure est toujours plus éloignée des vertébres, que la supérieure.

Sous-épineux. Muscle qui concourt au mouvement de l'os du bras sur l'omoplate. Il est attaché à la moitié postérieure de la fosse sous-épineuse, depuis le bord de l'omoplate jusqu'aux facettes de la côte inférieure de cet os. Les fibres charnues de ce muscles se réunissent en une masse qui passe sous l'acromium, & par-dessus l'articulation de la tête de l'os du bras, en s'attachant au ligament capsulaire, où elle se termine par un tendon qui s'attache à la grosse tubérosité de la tête de l'humérus.

Sous-occipitaux. Nerfs appellés communément la dixiéme Paire. Ils naissent un peu plus bas, & plus latéralement que ceux de la neuviéme, à l'extrémité de la moëlle allongée, & vis - à - vis la partie postérieure des

*Hinc & indè à parte anteriori medullæ
oblongatæ accedunt, veluti exigua filamenta. Piam-matrem extus permeant,
positivè propè originis locum, ad imum
vergunt, & infrà majus foramen occipitale exeunt, & processum, seu infundibulum occipitale duræ-matris transgre-
diuntur.*

*Statim post egressum nervus unusquisque in-
cissuram posteriorem apophisis obliquè:
superioris primæ vertebræ colli attingit
& incissurâ transgressâ, ganglionem conficit, filamentaque præbet ad musculos
capitis tendentia.*

*Ganglione confecto, nervus unusquisque in-
tus & ad imum convertitur, suprà apophisim transversam primæ vertebræ, &
velut ansam adumbrat.*

INFRA SCAPULARIS. *Musculus humeri suprà omoplatam motibus concurrens.
Labio interno totius basis & ferè omni
superficiei internæ omoplatæ affigitur.*

*Partes ejus carnosæ, conficiunt tendonem
fissura tuberositatis exiguæ capitis humeri alligatum.*

INFRA

apophyſes condyloïdes de l'os occipital.

Ils viennent de côté & d'autre de la partie
antérieure de la moëlle allongée par un
plan de petits filets. Ils percent la dure-
mere directement en dehors, visà-vis
leur naiſſance ; ils ſe gliſſent au bas en
ſortant ſous le bord du grand trou occipital , en traverſant l'allongement
ou entonnoir occipital de la dure-
mere.

Après leur ſortie , chaque nerf va gagner
l'échancrure poſtérieure de l'apophyſe
oblique ſupérieure de la premiére vertébre du col ; ayant paſſé l'échancrure
il forme un ganglion , & donne des
filets qui vont aux muſcles de la tête.

Après avoir formé le ganglion , chaque
nerf ſe contourne en devant & en bas
ſur l'apophyſe tranſverſe de la premiére vertébre , & fait une eſpéce
d'anſe , &c.

SOUS-SCAPULAIRE. Muſcle qui concourt au mouvement de l'humérus ſur
l'omoplatte ; il eſt attaché à la lévre interne de toute la baſe , & à preſque
toute la ſurface interne de l'omoplatte.

Ses portions charnues forment un tendon
qui s'attache à la facette de la petite tubérofité de la tête de l'humérus.

R

*INFRA-ORBITARIUS. Nervus sic dictus
est ramus præcipuus, à nervo maxillari
superiori oriens.*

*Primo nervus hic, in canalem portionis in-
ferioris orbitæ subrepit, & per foramen
orbitarium externum, seu infrà orbitarium
egreditur.*

*Per cunalem transeundo, trans foramina ibi
occurrentia spargit filamenta, sinum maxillarem permeantia, & membranæ pituitariæ vestienti distributa, ossium textui
alveolis, dentibus molaribus anterioribus, caninis, & incisivis ejusdem lateris, in canalem ingrediens quandòque
filamentum emittit, dentibus molaribus
poster oribus diffusum inter omnia filamenta hinc & indè distributa, unum
occurrit secùs faciem superiorem fornicis
palati subrepens, versus unionem duorum
ossium maxillarium.*

*Ramus ex osseo canali egressus per foramen
infrà orbitarium anterius, musculo orbi-
cular. palpebrarum, musculis vicinis
nasi & labiorum, & tegumentis aiffun-
ditur, communicatque cum ramo portionis duræ auditivi nervi.*

SOUS-ORBITAIRE. Le nerf qui se nomme ainsi, est la branche que donne le nerf maxillaire supérieur.

D'abord, le nerf dont il s'agit ici se glisse dans le canal de la portion inférieure de l'orbite, & sort par le trou orbiculaire extérieur, ou Trou sous-orbitaire.

Dans le trajet qu'il fait dans le canal, il jette par des trous qui s'y trouvent de petits filets, qui percent dans le sinus maxillaire, & se distribuent à la membrane pituitaire qui le tapisse, au tissu de l'os, aux alvéoles, aux dents molaires antérieures, aux canines, & aux incisives du même côté. A son entrée dans le canal, il donne quelquefois un petit filet qui va aux dents molaires postérieures. Parmi le nombre des filets qu'il distribue, il y en a au moins un qui se glisse le long de la face supérieure de la voûte du palais, jusques vers l'union des deux os maxillaires.

Le rameau étant sorti du canal osseux par le Trou sous-orbitaire antérieur, se distribue au muscle orbiculaire des paupiéres, aux muscles voisins du nez & des lévres, aux tégumens, & communique avec un rameau de la portion dure du nerf auditif.

S P.

SPERMATICÆ. *Arteriæ spermaticæ duæ sunt numero, quandòque plures. Ab Aortâ inferiori descendente egrediuntur. Exindè descendunt, & in maribus per aperturas aponevroticas musculorum ventris infimi transeunt, & testibus & epididimybus distribuuntur.*

In fæminis ex infimo ventre non egrediuntur, sed ovariis & utero diffunduntur.

SPERMATICÆ. *Venæ spermaticæ Arterias ejusdem nominis comitantur & deponuntur, dextra scilicet, in venam cavam inferiorem & sinistra in venam renalem ejusdem lateris.*

SPHYNCTER, *seu*, *Orbicularis Ani.*

Nihil aliud est quam portionis inferioris fibrarum carnosarum extremitatis recti incrementum.

Sphincteres cutanei ani musculi sunt hæsionibus anterioribus, & posterioribus præditi, sicque antrorsùm & retrorsum acumen quoddam conficiunt, & in partium mediarum recessu ani foramen efformant.

S P.

SPERMATIQUES. Les arteres Spermatiques font au nombre de deux,
quelquefois plus. Elles fortent de l'aorte defcendante inférieure ; enfuite defcendent & paffent dans les hommes
par les ouvertures aponévrotiques des
mufcles du bas-ventre, & vont fe diftribuer aux tefticules & aux épididymes.

Dans les femmes elles ne fortent pas du
bas-ventre ; mais elles fe diftribuent
aux ovaires, & à l'utérus.

SPERMATIQUES. Les veines Spermatiques accompagnent les arteres du
même nom, & vont fe rendre ; fçavoir, la droite dans la veine cave inférieure, & la gauche dans la veine rénale du même côté.

SPHINCTER INTESTINAL, ou Orbiculaire de l'anus.

C'eft une certaine augmentation de la
portion inférieure des fibres charnues
de l'extrémité du *rectum*.

Les Sphinĉters cutanés de l'anus, font des
mufcles qui ont chacun leur attache
antérieure, & leur attache poftérieure ;
ainfi ils forment une efpéce de pointe
en devant & en arriére, & renferment

A se invicem distinguntur situ , & vesti-
tigiis texturæ cellularis. .

Major , seu superior sphincter, duplex ap-
paret , minor verò & inferior pelli pro-
ximior est , & ipsi magis adhæret. Re-
trorsum affiguntur partim Coccygis apici,
partim portioni vicinæ ligamenti cutanei
Coccygis. Antrorsum tendini medio mus-
culi transversalis hærent, & cum aliis
urethræ musculis quamdam videntur ha-
bere connexionem.

SPHENO-PALATINUS Maxillaris supe-
rioris nervi ramus , cujus transitus per
foramen ossis maxillaris ; distributio
verò , musculo pterigoideo interno , par-
tibus posterioribus narium , sinui sphenoi-
dali vicino , & tubæ Eustachii.

Per foramen Pterigoydeum emittit filamen-
tum , radicem apophisis pterigoideæ, à
posteriori , ad anteriorem perforans ; &
partem nervo maxillari superiori occurens.

SPHENOIDES. Os in parte cranii inferio-
ri , & paululum anteriori positum , &

le trou de l'anus dans l'écartement de leurs portions moyennes.

Ils sont distingués l'un de l'autre par leur situation, par leur volume, & par des traces d'un tissu cellulaire.

Le grand, ou supérieur paroît comme double. Le petit, ou l'inférieur est plus proche de la peau, & s'y attache plus particuliérement. En arriére ils sont attachés en partie à la pointe du coccyx, & en partie à la portion attenante du ligament cutané du même coccyx ; en devant ils sont principalement attachés au tendon mitoyen du muscle transversal, & ont quelque connexion avec d'autres muscles de l'uréthre.

SPHÉNO-PALATIN. Le nerf connu sous ce nom est un rameau du nerf maxillaire supérieur. Il passe par le trou de l'os maxillaire, & se distribue au muscle ptérygoïdien interne, aux parties postérieures des narines, au sinus sphénoïdal voisin, & à la Trompe d'Eustachius.

Il jette aussi par le trou ptérygoïdien un filet qui perce la racine de l'apophyse ptérygoïde de derriére en devant, & va se rencontrer avec le nerf maxillaire supérieur.

SPHÉNOÏDE. Os situé à la partie inférieure & un peu antérieure du crâne,

bafis ejus media pars , undè dicitur quoque os bafilare.

SPINALIS. *Hujuf-ce nominis nervus dicitur quoque octavi paris accefforius nervus à canali fpinæ lateraliter afcendit, per foramen occipitale magnum tranfit , & majori funiculo nerveo paris vagi unitur.*

SPINALES. *Duæ funt Arteriæ, una anterior, pofterior altera. Ambæ oriuntur à duabus vertebralibus , quarum unaquæque ftatim poft ingreffum in cranium ramulum emittit. Hi-ce duo ramuli fibi mutuò occurrunt . & eorum unio , arteri fpinalis pofterioris efformato. Vertebrales fuprà dictæ ,fuprà apophifim bafilarem progredientes, retrò ramulos adhuc emittunt , fibi mutuò occurrentes , & eorum occurfus , arteriæ fpinalis anterioris efformatio.*

Ambæ arteriæ fpinales , fecùs partem anteriorem & pofteriorem fpinæ ope ramificationum tranfverfalium cum intercoftalibus & lumbaribus communicant.

SPLENIUS. *Mufculus capitis extenfor. Inferiùs affigitur apophifibus fpinofis fecundæ,quandòque quartæ vertebræ dorfalis*

il fait la partie moyenne de la bafe ;
d'où lui eſt venu le nom d'Os baſilaire.

SPINAL. Le nerf de ce nom eſt auſſi
appellé Nerf acceſſoire de la huitiéme
Paire. Il monte latéralement du canal
de l'épine, paſſe par le grand trou occipital, & va s'unir au gros cordon de
nerf de la paire vague.

SPINALES. Il y a deux arteres de ce
nom, une antérieure, une poſtérieure.
Toutes deux ſont produites par les deux
vertébrales, dont chacune auſſitôt après
ſon entrée dans le crâne, jette un petit
rameau. Ces deux petits rameaux ſe
rencontrent, & par leur union forment
l'artere Spinale poſtérieure. Les mêmes
vertébrales en s'avançant ſous l'apophyſe baſilaire, renvoyent en arriére
encore un petit rameau. Ces deux autres petits rameaux ſe rencontrent auſſi,
& produiſent par leur union l'artere
Spinale antérieure.

Les deux arteres Spinales le long de la
partie antérieure, & de la poſtérieure
de l'épine, & par de petites ramifications tranfverfales communiquent avec
les inter-coſtales & les lombaires.

SPLENIUS. Muſcle qu'on dit vulgairement être un des extenſeurs de la tête.
Il a ſes attaches inférieurement aux

& *apophisi spinosæ ultimæ vertebræ cervicalis ; superius verò parti laterali & mediæ occipitalis, & apophisi mastoideæ, quo in loco, sterno mastoideo induitur.*

SPLENICA. *Arteria quæ statim è Cœliacâ egressa ad lævam, suprà stomachum, & Pancreatis glandulam fertur, lienemque attingi. In decursu plures ramos spargit, & cum ad lienem pervenit, in quatuor vel quinque dividitur ramos, antequam in lienem sese immergat.*

SPLENICA. *Vena cujus processus à liene; transitus, propè oram posteriorem Pancreatis ; subreptio suprà duodenum, & depositio in venam portam majorem.*

S T.

STERNUM. *Os planum longum, inæqualiter i.u m tribus vulgò compositum ossibus, & ad partem anteriorem pectoris situm.*

STERNO-COSTALES. *Musculi numero decem, quinque ex unoquoque latere faciei internæ sterni, & cartilagini costarum vicinarum affiguntur.*

apophyses épineuses de la deuxiéme, troisiéme, & quelquefois quatriéme vertébre dorsale, & à l'apophyse épineuse de la derniére vertébre cervicale ; il s'attache supérieurement à la partie latérale & moyenne de l'occipital, & à l'apophyse mastoïde, où il est recouvert par le sternomastoïdien.

SPLÉNIQUE. Artere, qui dès qu'elle est sortie de la cœliaque, se porte à gauche sous l'estomach & le pancréas, & va gagner la ratte. Elle donne, chemin faisant, plusieurs rameaux, & étant arrivée à ce viscère, se divise en quatre ou cinq branches, avant de s'y plonger.

SPLÉNIQUE. La veine Splénique vient de la ratte, passe vers le bord postérieur du pancréas, se glisse sous l'intestin *duodenum*, & va se rendre dans la grande veine porte.

S T.

STERNUM. Os plat, long, & inégalement large, composé pour l'ordinaire de trois piéces, & situé à la partie antérieure de la poitrine.

STERNO-COSTAUX. Muscles qui sont au nombre de dix, cinq de chaque côté, attachés à la face interne du *Sternum*, & aux cartilages des côtes voisines.   R vj

M{culus *triangularis sterni componitur ex
horum-ce musculorum unione.*

STERNOHYOIDES. *Musculus inferiùs
parti superiori & internæ sterni affixus
& portioni claviculæ. Secus cartilagines
tracheæ arteriæ ascendit, & superiùs definit ad basim ossis hyoidis.*

STERNOMASTOIDEUS. *Musculus duplici præditus ligamine tendinoso. Primum
parti superiori sterni , secundùm parti
anteriori claviculæ : quæ duo ligamina in
unum coeunt corpus , quod obliquè & lateraliter paululùm in partem colli lateralem fertur , ut superiùs apophisi mastoï-
di , & omni ejus circumferentiæ adhæreat,
ope brevissimi & plani tendinis , ex parte occipitalis extensi.*

STILOHYOIDEUS. *Musculus hîc parti
anteriori apophisis Stiloidis affigitur tendine gracili , & parti superiori & lateralì
ossis hyoidis.*

STILOGLOSSUS. *Musculus posteriùs parti laterali, & externæ apophisis stiloidis
affixus. Ad angulum maxillæ inferioris
accedit , & ibi occurrit ligamentum exiguum per unam extremitatem, inæqua-*

Le triangulaire du *sternum* n'eſt autre cho-
ſe que ces muſcles pris enſemble.

STERNOHYOÏDIEN. Muſcle qui a
des attaches inférieurement à la partie
ſupérieure & interne du *sternum*, & à
une portion dé la clavicule. Il monte le
long des cartilages de la trachée-artere,
& finit ſupérieurement à la baſe de l'os
hyoïde.

STERNOMASTOÏDIEN. Ce muſcle a
inférieurement deux attaches tendineuſes, l'une à la partie ſupérieure du
sternum, & l'autre à la partie antérieure
de la clavicule. Ces deux attaches s'u-
niſſent en un corps qui ſe porte un peu
de côté, & obliquement le long de la
partie latérale du col, pour s'attacher
ſupérieurement à l'apophyſe maſtoïde
& à ſa circonférence, par un tendon
plat & très-court qui s'étend du côté de
l'occipital.

STILOHYOÏDIEN. Ce muſcle eſt attaché à la partie antérieure de l'apophyſe
Stiloïde par un tendon grêle ; & à la
partie ſupérieure & latérale de l'os
hyoïde.

STILOGLOSSE. Ce muſcle eſt attaché
poſtérieurement à la partie latérale &
externe de l'apophyſe ſtiloïde. Il vient
proche l'angle de la mâchoire inférieure où il y a un petit ligament, qui d'un

litatibus partis internæ anguli , & per alteram huic musculo alligatum. Ante- *rius verò parti laterali radicis linguæ* stiloglossus hæret.

STOMACHICI. *Nervi truncorum octavi* *paris continuatio. Duo sunt numero,* *unus anterior, posterior alter : posterior* *à trunco dextro, & anterior à siniſtro* *principium ducit.*

Stomachici nervi, cum extremitate æso- *phagi transeunt per aperturam minoris* *musculi diaphragmatis , & suprà ſtoma-* *chum diffunduntur.*
Ramificationes eorum ſibi mutuò occurrunt , *intertextæ sunt , & in pluribus uniun-* *tur locis , præcipuè circa orificium ſupe-* *rius ſtomachi , & secus illius curvaturam* *usque ad pylorum , undè exurgit plexus* *coronarius ſtomachicus.*

S U.

SUBLINGUALES. *Glandulæ sublinguales* *duæ sunt numero , & ejusdem naturæ ac* *maxillares exiguiores tamen , & oblon-* *giores. Infrà anteriorem linguæ por-* *tionem sitæ sunt , ex unoquoque late-*

côté s'attache aux inégalités de la partie interne de l'angle, & de l'autre à ce mufcle. L'attache antérieure du Stilogloffe eft à la partie latérale de la racine de la langue.

STOMACHIQUES. Les nerfs de ce nom font une fuite des troncs de la huitiéme Paire. Ils font deux, l'un antérieur, & l'autre poftérieur. Le poftérieur tire fa naiffance du tronc du côté droit, & l'antérieur tire la fienne du tronc gauche.

Les nerfs Stomachiques paffent avec l'extrémité de l'œfophâge, par l'ouverture du petit mufcle du diaphragme, & fe diftribuent fur l'eftomach.

Leurs ramifications fe rencontrent, s'entrelacent, & s'uniffent en plufieurs endroits, principalement autour de l'orifice fupérieur de l'eftomach, & le long de fa petite courbure jufqu'au pylore; d'où il réfulte une efpéce de lacis, qu'on appelle Plexus coronaire Stomachique.

S U.

SUBLINGUALES. Glandes. Les Glandes Sublinguales font au nombre de deux, & de la même efpéce que les maxillaires; mais plus petites, & un peu oblongues. Elles font fituées fous

re una, propè maxillam inferiorem, &
suprà partes laterales Musculi Milo-
hyoidei posita lateraliter pluribus pra-
bent. Ortum conductibus brevissimis ex
parte gingivarum, sese aperientibus in
totidem orificia suprà lineam eamdem
posita, non longè à frena linguæ, retrò
paululum.

SUBLIMIS, *seu perforatus. Hujus-ce nomi-*
nis musculi duo sunt: pro flexoribus digito-
rum manûs pedif-ve habentur. Primus
volumine constat satis amplo, secus par-
tem internam lacerti quiescit, & pars ejus
major propè brachii plicaturam carnosa
est, desinitque versus carpum in quatuor
extremitates distinctas, & in totidem gra-
ciles & longos tendines.

Superiùs parti superiori internæ ossis cubi-
ti affigitur, parti eidem radii, & ligamenti
interossei.

Desinit in quatuor tendines secundæ pha-
langi uniuscujusque digiti hærentes.

Sublimis seu brevis flexor communis digitorum
pedis ope fibrarum carnosarum hæret parti
anteriori,

la portion antérieure de la langue, une de chaque côté, attenant la mâchoire inférieure, & posées sur les portions latérales du muscle mylohyoïdien. Elles produisent latéralement plusieurs conduits très-courts, qui s'ouvrent du côté des gencives par autant d'orifices rangés sur une même ligne, à peu de distance du frein de la langue, & un peu plus en arriére.

SUBLIME. ou Perforé. Il y a deux muscles de ce nom, l'un est à la main, & l'autre au pied. Ils sont tous deux regardés comme fléchisseurs des doigts. Le premier est d'un volume assez considérable, situé le long de la partie interne de l'avant-bras, charnu, pour la plus grande partie, vers le pli du bras, & terminé vers le poignet par quatre extrémités séparées, & par autant de tendons longs & grêles.

Il est attaché en haut à la partie supérieure interne de l'os du coude, à celle du rayon, & à celle du ligament interosseux.

Il se termine par quatre tendons qui s'attachent à la seconde phalange de chaque doigt.

Le Sublime, ou le court Fléchisseur commun des doigts du pied, est attaché par des fibres charnues à la partie antérieu-

calcanei : & fecus partem vicinam faciei fuperioris aponevrofis plantaris.

In quatuor dividitur exigua corpora carnofa,
quorum unum quodque definit in tendinem fecundis phalangibus quatuor digitorum non pollici affixum.

SUPERBUS, feu proprius elevator oculi.
Mufculus, cujus principium duræ matri
verfus foramen opticum. Et ab orbitæ fundo removetur, eamdem fequitur
viam. & ope tendinis plani, parti ante-
teriori fcleroticæ affigitur, unâ lineâ
diftanter à corneâ.

SUPINATIO. Supinatio vocatur motus
lacerti cum palma manûs furfùm vertitur.

SUPINATOR longus feu major. Mufculus
radium fuprà os cubiti movens. Ope fibrarum carnofarum affigitur criftæ condili externi humeri, & definit in tendinem
planum & ftrictum parti inferiori radii,
paululum fuprà apophifim ftiloydeam
offis fuprà dicti.

SUPINATOR, brevis, feu minor. Mufculus radium fuprà os cubiti movens. Per
unam extremitatem, humeri condili externi parti imæ hæret, & per alteram

re du *calcaneum*, & le long de la partie voisine de la face supérieure de l'aponévrose plantaire.

Il se divise en quatre petits corps charnus qui se terminent chacun par un tendon qui s'attache aux secondes phalanges des quatre orteils après le pouce.

SUPERBE, ou Releveur propre de l'œil. Ce muscle paroît prendre origine de la dure-mere vers le trou optique. A mesure qu'il s'éloigne du fond de l'orbite ; il suit sa direction, & vient s'attacher par un tendon plat à la partie antérieure de la sclérotique, à une ligne ou environ de distance de la cornée.

SUPINATION. On appelle ainsi le mouvement que fait l'avant-bras, lorsque la peaume de la main est tournée en haut.

SUPINATEUR grand ou long. Ce muscle meut le rayon sur l'os du coude. Il est attaché par des fibres charnues à la crête du condyle externe de l'humérus ; & se termine par un tendon plat & étroit à la partie inférieure du radius, un peu au devant de l'apophyse styloïde de cet os.

SUPINATEUR court ou petit. Ce muscle a le même usage que le précédent. Il est attaché par un bout au bas du condyle externe de l'humérus, &

radio infra bicipitalem tuberositatem
ossis ejusdem.

SUPERCOSTALES seu costarum elevatores.
Musculi suprà partes posteriores costarum
propè vertebras inæqualiter positi, quorum
unusquisq; tendinosâ extremitate ligamento vicino affigitur, & extremitati apophisis
transversæ quæ suprâ articulationem costæ
uniuscujusque occurrit. Indè fibræ carnosæ
obliquæ descendunt; planumq; conficiunt,
in descensu latum & parti posteriori faciei externæ costæ sequentis alligatum.

Viginti quatuor sunt numero super costales
duodecim hinc, indè totidem & Stenonis elevatores nuncupantur.

SURALIS. Tibiæ arteria. Vid. TIBIALIS
Posterior.

SUPRA SPINALIS. Musculus ossis brachii suprà scapulam motibus inserviens.
Cavitatem suprà spinosam omoplatæ replet, eique posterius hæret. Fibræ ejus
ossis superficiem relinquunt, & faciei
superiori tuberositatis capitis humeri desinunt.

S Y.

SYMPATHICUS à D. Winslow sym-

par l'autre au radius, au-dessous de la tubérosité bicipitale de cet os.

S U R C O S T A U X , ou Releveurs des côtes. Ces muscles font inégalement fur les parties postérieures des côtes attenant les vertébres. Chacun de ces muscles est attaché par un bout tendineux à l'extrémité de l'apophyse transverse qui est au-dessus de l'articulation de chaque côte, & au ligament voisin. De-là les fibres charnues descendent obliquement, & forment un plan qui s'élargit en descendant, & s'attache à la partie postérieure de la face externe de la côte suivante.

Ils font au nombre de vingt-quatre, douze de chaque côté. Ce font ces muscles qu'on appelle Releveurs de Stenon.

S U R A L E , Artere de la Jambe. *Voyez* T I B I A L E postérieure.

S U S - É P I N E U X. Muscle dont l'usage concourt aux mouvemens de l'os du bras fur l'épaule. Il remplit la cavité ou fosse Sus-épineuse de l'omoplatte, où il est attaché postérieurement. Ses fibres quittent la surface de l'os, & vont se terminer à la facette supérieure de la tubérosité de la tête de l'humérus.

S Y.

S Y M P A T I Q U E. M. Winslow a donné

pathici minoris nomen recepit nervus au-ditivus. Sympathici medii nomen tribuit nervo octavi paris, seu paris vagi, & pro sympathicis majoribus habuit nervos in-tercostales nuncupatos.

SYNOVIA. *Glutinosus liquor ovi candido liquori similis, in articulationibus mobilibus invenitur & earum irrigationi inservit.*

SYSTOLE. *Contractionem cordis, vox ista significat.*

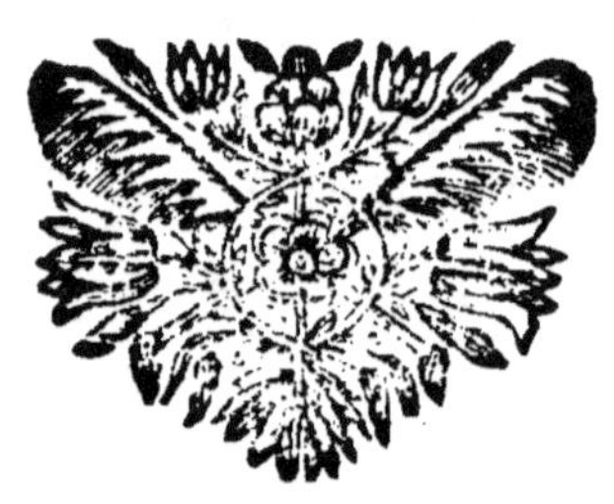

le nom de petit Sympatique au nerf auditif ; celui de Sympatique moyen au nerf de la huitiéme paire, communément dite la Paire vague ; & il appelle grands Sympatiques, les prétendus nerfs inter-coſtaux.

Synovie. Liqueur viſqueuſe, ſemblable à un blanc d'œuf battu. Elle ſe trouve dans les articulations où il y a mouvement, & ſert à les lubrifier.

Systole. Les Anatomiſtes ont donné ce nom à la contraction du cœur.

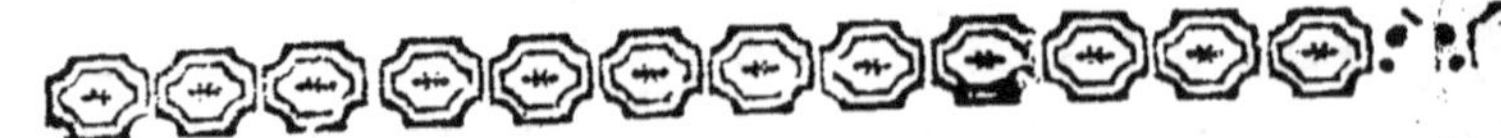

T A.

TABULA. *Vocatur offium cranii pars crassa, & dividitur in externam, & internam : hæc & vitrea dicitur, quippè externá fragilior est.*

TARSUS. *Pedis pars prima, septem composita offibus qui sunt Astragalus, calcaneum, Scaphoides, Cuboides, & tria Cuneiformia.*

CARTILAGINES TARSI. *Tenues sunt Cartilagines uniuscujusque palpebræ oram præcipuè componentes.*

E T

TEGUMENTA. *Tegumenta vocarunt Anatomistæ totius corporis humani involucra : circa tegumentorum numerum non consentiunt. Antiqui enim quinque numerant, quæ sunt, Epidermis seu Cuticula, pellis, Membrana adiposa, seu pinguedo, & Panniculus carnosus, & Musculorum membrana communis.*

TEMPORALIS. *Arteria Carotidis externæ caulis continuatio: in tres ramos dividitur,*
scilicet

T A.

TABLE. On donne le nom de Table à la partie compacte des os du crâne ; & on en fait une externe & une interne ; celle-ci s'appelle auſſi Vitrée, étant plus caſſante que l'externe.

TARSE. Premiére partie du pied compoſée de ſept os ; ſçavoir, l'Aſtragal, le Calcaneum, le Scaphoïde, le Cuboïde, & trois Cuneiformes.

TARSES. On donne ce nom à des cartilages minces, qui forment principalement le bord de chaque paupiére.

T E.

TÉGUMENS. Les Anatomiſtes donnent ce nom aux enveloppes communes des parties du corps humain. On a été partagé ſur le nombre des Tégumens. Les Anciens en ont compté cinq ; ſçavoir, l'Epiderme, ou la Sur-peau, la Peau, la Membrane adipeuſe, ou Graiſſe, le Panicule charnu, & la Membrane commune des muſcles.

TEMPORALE. L'artere Temporale eſt une ſuite de la tige de la carotide

ſcilicet in anteriorem, mediam & poſterio-
rem. Primus ad muſculum frontalem vici-
num vergit. Secundus ad muſculum oc-
cipitalem & partim ad frontalem tendit.
Tertius verò occiput aſſequitur, & cum
arteriâ occipitali communicat.

TEMPORALIS. *Vena cujus origo à parti-*
bus lateralibus capitis, deſcenſus suprà
tempora uſque ad anteriora auris, & ibi
mutat nomen.

TESTES. *Triplici columna arcu cerebri ſu-*
blato, quatuor apparent paria eminen-
tiarum, duæ ſcilicet majores protuberan-
tiæ & duæ minores. Minores ſibi mutuò
ſtrictiſſimè uniuntur, & diſtinctè in an-
teriores, & poſteriores: hæ Teſtes nuncu-
pantur.

DIDYMI, *ſeu Teſtes. Duo ſunt corpora*
glanduloſa propè ſe invicem poſita. Ab
Antiquis Didymi, ſeu Gemini vocantur
Columbi ovum adæquant volumine, figura
eorum ovalis eſt, & hinc & indè plana
paululùm.

Didymus quivis glandula eſt ſpermatica plu-
rimis confecta canalibus atris tenuibus im-
plexis & in varios diſtributis lobulos, clauſ-
tra inter membranacea & firmiſſimâ obi

externe. Elle se divise en trois rameaux, un antérieur, un moyen, & un postérieur. Le premier va au muscle frontal voisin, &c. Le second va en partie au muscle occipital, & en partie au frontal, &c. Le troisiéme va à l'occiput communiquer avec l'artere occipitale.

TEMPORALE. La veine de ce nom vient des parties latérales de la tête, descend sur les tempes jusqu'au devant de l'oreille, où elle change de nom.

TESTES. Après avoir enlevé la voûte à trois piliers du cerveau, on voit quatre paires d'éminences, deux grandes & deux petites. Les petites sont fort unies ensemble, & sont distinguées en antérieures, & en postérieures. On appelle les postérieures Testes.

TESTICULES. Les Testicules sont deux corps glanduleux situés l'un à côté de l'autre hors du bas-ventre. Les Anciens les ont appellés Didymes, c'est-à-dire, Gemeaux. Leur volume est à peu près comme un œuf de pigeon. Leur figure est ovale, un peu applatie de côté & d'autre.

Chaque Testicule en particulier est une glande spermatique, formée d'un grand nombre de canaux blanchâtres très-fins, pliés, repliés, & distribués en différens

volutis communi membranâ quæ Albugi-
nea tunica nuncupatur.

T H.

THYMUS. *Corpus est glandulosum oblon-*
gum superiùs rotundum , inferiùs in duos
tres-ve divisum lobos, quorum sinister dex-
tro longior est. In fœtibus amplo constat
volumine , in infantibus mediocri, & in
seneclute serè deletur. In pectoris parte
superiori positum est , sed in fœtu & in
infantibus, extùs æquè ac intùs invenitur.

THYMICA. *Arteria interna cum mamma-*
ri communicans , cujus origo quandòque
ab anteriori parte media trunci communis
subclaviæ & carotidis. Distribuitur Thy-
mo , ad quem ascendunt quoque ramuli
mammaris internæ , & intercostalis supe-
rioris.

THYMICA. *Extant Venæ duæ hujus nomi-*
nis à Thymo procedetes. Dextra in ve-
nam cavam superiorem & sinistra in sub-
claviam lævam sese exonerat.

THYROIDES. *Eo nomine donatur anterior*

paquets entre des cloisons membraneuses, & enveloppés d'une membrane
commune très-forte appellée Tunique
albuginée.

T H.

Thymus. Le Thymus est un corps glanduleux oblong, arrondi par en haut,
divisé par en bas en deux ou trois lobes, dont le gauche est le plus long. Il
est d'un volume très-considérable dans
le Fœtus, médiocre dans les enfans, &
très-diminué dans la vieillesse. Il est situé au haut de la poitrine ; mais dans le
Fœtus & les jeunes enfans, on le trouve
presqu'autant de hors que dedans.

Thymique. Artere qui communique avec la mammaire interne, & qui
naît quelquefois de la partie antérieure
moyenne du tronc commun de la soûclaviére, & de la carotide. Elle va se
distribuer au Thymus, qui reçoit aussi
des rameaux de la mammaire interne,
& de l'inter-costale supérieure.

Thymique. Il y a deux veines de ce
nom qui viennent du Thymus. Celle du
côté droit se rend à la veine cave supérieure, & celle du côté gauche à la soûclaviére gauche.

Thyroïde. C'est ainsi qu'on appelle

*& major Cartilago Laryngis. Ætate cref-
cente offis naturam affumit.*

THYROIDEA. *Glandula. Corpus eft glan-
dulofum album , anteriùs convexitatem
Laryngis cooperiens ; ejufdem naturæ ac
prima glandulæ falivares. Attamen foli-
dior eft. Ufus illius adhuc incertus ; & in
eâ nondùm inventus conductus excreto-
rius.*

THORAX , *feu Pectus trunci pars in fche-
leto compofita coftis , fterno , & vertebris
dorfalibus.*

THORACHICA *Superior , feu mammaris
externa. Arteria ab axillari oriens. Suprà laterales partes Thoracis defcendit,
coftas finuofa decuffat. Ramulofque
emittit mufculo pectorali & mammæ.*

THORACHICA *inferior. Arteria Thorachica inferior ab axillari procedit , fecus
coftam inferiorem omoplatæ attingit mufculos infrà fcapulares , majorem & minorem rotundum , &c.*

*Sunt quoque Thorachicæ venæ, una fuperior,
inferior altera: in axillares venas fefe deponunt.*

Superior , mammaris externa vocatur

l'antérieur & le plus grand cartilage du larynx. Il s'ossifie par degrés avec l'âge.

THYROÏDIENNE. Glande. C'est une masse glanduleuse, blanchâtre, qui couvre antérieurement la convexité du larynx. Elle paroît être de même espéce que les premiéres glandes salivaires, mais elle est plus ferme. On n'en connoît guère l'usage, & on n'a pas encore découvert qu'elle eût un conduit de décharge.

THORAX, ou Poitrine. Partie du tronc, qui dans le Squélette est composée des côtes, du *sternum*, & des vertébres dorsales.

THORACHIQUE supérieure, ou Mammaire externe. Artere qui sort de l'axillaire. Elle descend sur les parties latérales du Thorax, en serpentant & se croisant avec les côtes, donne des rameaux au muscle pectoral, à la mammelle, &c.

THORACHIQUE inférieure. L'artere Thorachique inférieure naît de l'axillaire, va le long de la côte inférieure de l'omoplatte gagner les muscles sousscapulaires, grand & petit ronds, &c.

Il y a des veines Thorachiques, une supérieure, & une inférieure. Elles vont se rendre dans les veines axillaires.

La supérieure est appellée Mammaire externe.

THENAR. Musculus manûs, ex usu præcipuo, pollicem removens. In duas dividitur partes, & per unam extremitatem ossi carpi pollicem sustinenti affigitur; & per alteram secundæ phalangæ desinit in tendinem brevem & planum.

THENAR. Musculus pedis cujus usus præcipuus est pollicem ab aliis digitis removere. Calcaneo, scaphoidi, ossi uno cuneiformi, & ossi metatarsi pollicem sustinenti alligatur; & parti posteriori, laterali & internæ primæ phalangæ desinit.

T I.

TIBIA. Os longum irregulariter triangulare, suprà quam infrà latius. In parte anteriori Gambæ positum, cujus pars anterior crista nuncupatur.

TIBIALIS. Hæc Arteria est popliteæ divisio: in duos dividitur ramos, in anteriorem scilicet, & posteriorem, postquam anterior inter caput tibiæ, & peronæi transiit, ramulos hinc & indè & sursum emittit, indè secus faciem anteriorem ligamenti interossei descendit ad latus externum tibiæ, inter musculos tibiales anteriores, &

THÉNAR. Muscle de la main, dont le principal ufage eft d'écarter le pouce. Il eft divifé en deux portions, & attaché par un bout à l'os du carpe qui foutient le pouce, & par l'autre il fe termine à la feconde phalange par un tendon court & plat.

THÉNAR. Muscle du pied, dont l'ufage eft le même que celui de la main. Il s'attache au calcaneum, au fcaphoïde, à un des os cuneiformes, & à l'os du métatarfe qui foutient le pouce ; & fe termine à la partie poftérieure, latérale & interne de la premiére phalange.

T I.

TIBIA. Os long & irréguliérement triangulaire, plus large en haut qu'en bas, fitué à la partie antérieure de la jambe. On a donné le nom de Crête à fa partie antérieure, qui eft la plus tranchante.

TIBIALE. Cette artere eft une divifion de la poplitée. Elle fe partage en deux branches, une antérieure, & une poftérieure. L'antérieure, après avoir paffé entre la tête du tibia & celle du péroné, jette des petits rameaux en haut & aux côtés : enfuite elle defcend le long de la face antérieure du ligament inter-

*extensores pollicis tibiæ, sextâ parte per-
agratâ anteriùs fertur, & infrà ligamentum annulare commune transit, articulationem pedis assequitur, secus convexitatem prosequitur ad interstitium primi &
secundi ossis metatarsi, quorum inter capita ramum spargit musculos interosseos
superiores perforantem.*

*Arteria Tibialis in spatio decurso plurimas
spargit ramificationes, & in duos definit ramos, quorum unus musculo thena-
ri, & lateri interno pollicis suppeditat,
dum alter partim ad latus externum pollicis, partim ad internum secundi digiti
vergit.*

*Arteria Tibialis posterior, quæ & suralis
dicitur, secus musculos solares descendit,
tibialem posteriorem & ex indè partem
posteriorem Malleoli interni assequitur
infrà plantam pedis : transit inter faciem
concavam calcanei, & musculum thena-
rem. Tunc que dividitur in internum, &
externum ramos qui Arteriæ plantares
vocantur.*

*TIBIALIS. Duæ sunt venæ tibiales. Ante-
rior una, posterior altera. Prioris princi-*

osseux vers le côté externe du tibia,
entre les muscles jambier antérieur &
extenseur du pouce. Ayant parcouru
environ les deux tiers de la jambe, elle
se porte antérieurement, passe sous le
ligament annulaire commun, & va gagner l'articulation du pied, s'avance le
long de la convexité jusqu'à l'interstice
du premier & du second os du métatarse, entre les têtes desquels elle jette
un rameau qui perce les muscles interosseux supérieurs.

L'artere Tibiale fournit quantité de ramifications dans le trajet qu'elle fait,
& se termine par deux rameaux, dont
l'un fournit au muscle thénar, & au
côté interne du pouce ; l'autre se partage pour le côté externe du pouce, &
pour le côté interne du second orteil.

L'artere Tibiale postérieure, qu'on nomme aussi Artere Surale, descend le long
des muscles soleaires, le jambier postérieur, &c. Elle va ensuite derrière la
malléole interne, & passe sous la plante
du pied, entre la face concave du
calcaneum & le muscle thénar, où elle
se divise en deux rameaux, un interne,
& un externe, auxquels on donne le
nom d'Arteres Plantaires.

TIBIALE. Il y a deux veines Tibiales,
une antérieure, & une postérieure. La

pium supra pedem, à pluribus ramulis, proceſſus ad partem anteriorem tibiæ, aſcenſus ſecus ligamentum interoſſeum, quod anteriùs & poſteriùs perforat, & depoſitio in venam popliteam.

Tibialis poſterior à Venis plantaribus egreditur, ad latus internum calcanei tranſit, malleolum internum aſſequitur, poſteriùs muſculos tibialem poſteriorem & ſolarem aſcendit & deponitur in venam popliteam.

T R.

TRACHÆA - ARTERIA. *Canalis eſt in parte ſuâ anteriori cartilaginoſus & in parte poſteriori membranaceus. Anteriùs ad imam colli partem poſitus ; & in pulmones ramificationes emittit.*

TRACHEALIS. *Arteria quæ gutturalis inferior dici poteſt, è ſubclaviâ per circuitus ſecus trachæam arteriam aſcendit ad glandulas thyroideas, & ad Laryngem : arteriolas hinc & indè ſpargit, quarum una omoplatæ partem ſuperiorem aſſequitur.*

TRACHEALIS. *Duæ ſunt tracheales ve-*

première naît fur le pied de plufieurs petits rameaux, vient à la partie antérieure de la jambe, monte le long du ligament inter-offeux, le perce de devant en arriére, & va fe rendre dans la veine poplitée.

La Tibiale poftérieure naît des veines plantaires, paffe au côté interne du calcaneum, gagne la malléole interne, monte poftérieurement le long des mufcles jambier poftérieur & folaire, & va fe rendre à la veine poplitée.

T R.

TRACHÉE - ARTERE. La Trachée-Artere eft un canal cartilagineux à fa partie antérieure, & membraneux à fa partie poftérieure. Il eft fitué antérieurement au bas du col, de-là defcend dans la poitrine, & fe ramifie dans les poumons.

TRACHÉALE. Artere qu'on peut auffi appeller Gutturale inférieure, qui monte de la foûclaviére en ferpentant le long de la trachée-artere, jufqu'aux glandes thyroïdiennes & au larynx. Elle jette des artérioles de côté & d'autre, dont une va gagner le deffus de l'omoplatte.

TRACHÉALE. Il y a deux veines

næ dextra & finiftra. Prima in venam cavam fuperiorem deponitur. Secunda in venam fubclaviam ejufdem lateris.

TRAGUS. Eo donatur nomine exigua protuberantia anterior infrà extremitatem anteriorem auris plicaturæ confpicua, quæ ætate quâdam pilis induitur.

TRANSVERSI. Duo funt in ventre infimo mufculi tranfverfi inter obliquos internos, & peritonæi fuperficiem exteriorem confpicui. Horum-ce mufculorum quivis per extremitatem fuperiorem affigitur parti imæ faciei internæ, cartilaginum duarum ultimarum verarum coftarum, & quinque fpuriarum, per extremitatem verò inferiorem, tribus primis vertebris lumborum alligatur, ope duplicis plani aponevrotici, interni fcilicet & externi. Primum apophyfibus tranfverfis hæret. Secundum apophyfibus fpinofis, ligamentis inter fpinofis. Pars inferior labio interno criftæ offis illeorum alligatur, & ligamento Fallopii, pars verò anterior albæ lineæ definit.

TRAPEZIUS. Secundæ feriei Carpi os primum.

Trachéales , une à droite , & l'autre à gauche. La premiére va se rendre à la veine cave supérieure ; & la deuxiéme va dans la veine soûclaviére du même côté.

T R A G U S. C'est ainsi qu'on appelle le petit bouton antérieur qui est au-dessous de l'extrémité antérieure du pli de l'oreille , & qui avec l'âge devient couvert de poils.

T R A N S V E R S E S. Il y a deux muscles Transverses au bas-ventre , situés entre les obliques internes , & la surface extérieure du péritoine. Chacun de ces muscles est attaché par sa partie supérieure , au bas de la face interne des cartilages des deux derniéres vraies côtes & des cinq fausses : sa partie postérieure est attachée aux trois premiéres vertébres des lombes , par le moyen de deux plans aponévrotiques , l'un est interne & l'autre externe ; le premier tient aux apophyses transverses , le second aux apophyses épineuses , & aux ligamens inter-épineux ; la partie inférieure s'attache à la lévre interne de la crête de l'os des îles , & au ligament de Falloppe ; la partie antérieure se termine le long de la ligne blanche.

T R A P É Z E. Premier os du second rang du carpe.

TRAPEZIUS. *Musculus scapulæ. Occipitali, vertebris colli & dorsi affixus. Deindè fibræ illius in modum radii coeunt, & apophysi omoplatæ seu acromio hærent.*

TRAPEZOIDES. *Ordinis secundi carpi os secundum.*

TRICIPITES. *Tres sunt musculi, qui femur antrorsum ferunt.*

Quorum primus superiùs tendine brevi affigitur tuberositati, seu spinæ ossis pubis, & parti vicinæ simphisis. Exindè latior fit, & inferiùs fibræ illius carnosæ parti mediæ lineæ asperæ femoris, interiùs alligantur.

Secundus superiùs infrà primum hæret, & inferiùs parti superiori lineæ asperæ femoris, inter pectineum, & suprà dictum musculum.

Tertius ope fibrarum carnosarum affigitur parti anteriori rami minoris Ischii, & paululum tuberositati ossis ejusdem, & in descensu, lineæ asperæ femoris.

Triceps primus, & ultimus tendinem communem efficiunt, ad extremitatem inferiorem femoris descendentem, & condylo

T R A P È Z E. Muſcle de l'épaule. Il s'attache à l'occipital, aux vertébres du col & du dos; enſuite ſes fibres ſe raſſemblent en maniére de rayon, & viennent s'attacher à l'apophyſe de l'omoplatte appellée Acromium.

T R A P É Z O Ï D E. Second os du ſecond rang du carpe.

T R I C E P S. Ce ſont trois muſcles dont l'uſage eſt, dit-on, de ſervir à porter la cuiſſe en dedans.

Le premier eſt attaché en haut par un tendon court, à la tubéroſité ou épine de l'os pubis, & à la partie voiſine de la ſymphiſe. De-là il s'élargit & s'attache en bas par ſes fibres charnues intérieurement, le long de la partie moyenne de la ligne âpre du fémur.

Le ſecond eſt attaché ſupérieurement au-deſſous du premier, & inférieurement à la partie ſupérieure de la ligne âpre du fémur, entre le pectiné & le précédent.

Le troiſiéme eſt attaché par des fibres charnues à la partie antérieure de la petite branche de l'iſchion, & un peu à la tubéroſité du même os; il deſcend s'attacher à la ligne raboteuſe du fémur.

Le premier Triceps & celui-ci forment un tendon commun, qui deſcend vers l'extrémité inférieure du fémur, pour

interno femoris adhærentem.

TRIGEMINI *, seu Nervi innominati. Quin-*
ti paris medullæ oblongatæ nervi, anteriùs
à partibus lateralibus protuberantiæ transf-
versalis medullæ oblongatæ exeunt in
plura filamenta sibi unita , quæ duos
truncos majores planos ex unoquoque
latere conficiunt. Truncus unusquisque
versus acumen ossis petrosi vicini fertur,
& duram-matrem perforat , paululùm
infrà extremitatem , seu portionis an-
terioris tentorii cerebelli. In sinum caver-
nosum ejusdem lateris penetrat , ibique
latior fit ganglionemque plenum & irre-
gularem plexûs in modum conficit , ex
indè dividitur in tres ramos majores , si-
num permeantes , & à se invicem , pedum
avis in modum , recedentes.

Ramus primus , seu superior , minor est &
longior, fissuram sphenoidalem assequitur,
ut in orbitam penetret.

Secundus per foramen rotundum , seu ma-
xillare ossis sphenoidis transit.
Et tertius per foramen ovale , seu maxillare
inferius ossis ejusdem descendit.

s'attacher au condyle interne de cet os.

RIJUMEAUX, ou Nerfs innominés. Ce font ceux de la cinquiéme paire de la moëlle allongée. Ils naiffent antérieurement des parties latérales de la protubérance tranfverfale de la moëlle allongée, par plufieurs filets collés enfemble, qui forment deux gros troncs un peu applatis, un de chaque côté. Chacun de ces troncs fe porte vers la pointe de l'os pierreux voifin, & perce la dure-mere un peu au-deffous de l'extrémité, ou portion antérieure de la tente du cervelet. Il s'enfonce dans le finus caverneux du même côté, s'y élargit, & forme une efpéce de ganglion applati & irrégulier en maniére de plexus. Enfuite il fe divife en trois groffes branches qui traverfent le finus, & s'écartent en maniére de patte d'oifeau.

La premiére branche, ou la fupérieure, eft la moins groffe & la plus longue; elle va gagner la fente fphenoïdale pour entrer dans l'orbite.

La feconde va paffer par le trou rond, ou trou maxillaire de l'os fphénoïde.

Et la troifiéme defcend par le trou ovale, ou trou maxillaire inférieur du même os.

TRIANGULARIS. *Musculus labiorum communis. Labio externo maxillæ inferioris, & commissuræ labiorum affigitur.*

TRIQUETRA. *Eo donantur nomine ossicula quædam in sutura lamboideá : vocantur quoque ossa Wormiana.*

TROCHANTER. *Sic dicta est unaquæque eminentiarum ambarum in parte superiori femoris conspicuarum. Una longè major est altera his-ce quidam femoris musculi adhærent.*

TROCHLEATORES, *vulgò Pathetici. Nervi quarti paris medullæ oblongatæ. Longi sunt tenues & oriuntur à medullá oblongatá ponè nates, & principium habent ab expansione medullari quæ suprà transitum tertii ventriculi cerebri ad quartum occurrit.*

Horum-ce Nervorum unusquisque varios circuitus absolvit, ut per fissuram sphenoidalem, in orbitam, & in musculum trochleatorem sese intromittat.

TUBA EUSTACHII. *Canalis est osseus in parte inferiori Rupis ossis temporalis*

TRIANGULAIRE. Muscle commun aux lévres. Il est attaché à la lévre externe de la mâchoire inférieure, & à la commissure des lévres.

TRIQUETRA. On donne ce nom à de petits os qui se trouvent quelquefois dans la suture lamboïde. Ces os sont aussi appellés Os de Wormius.

TROCHANTER. On a donné ce nom à deux éminences qu'on remarque à la partie supérieure du fémur ; l'une est beaucoup plus grosse que l'autre : elles donnent attache à certains muscles de la cuisse.

TROCHLÉATEURS, communément nommés Pathétiques. Ces nerfs font ceux de la quatriéme paire de la moëlle allongée. Ils font longs & déliés, & prennent leur origine de la moëlle allongée derriére les éminences nates, & naissent de l'expansion médullaire qui est au-dessus du passage du troisiéme ventricule du cerveau, au quatriéme.

Chacun de ces nerfs fait différens contours pour venir passer par la fente sphénoïdale, s'introduire dans l'orbite, & s'insérer dans le muscle Trochléateur.

TROMPE D'EUSTACHE. On appelle ainsi un conduit osseux, situé à la partie

positus, qui canalis buccam intrat.

TUBÆ FALLOPII. Tubæ Fallopii duo
sunt corpora mollia, conica & vermifor-
mia, magis, minusve in transversum posita
in unoquoque latere uteri, usque ad partes
laterales acetabuli, & in duplicaturâ an-
teriorum foliorum latorum ligamentorum inclusa.

Tubæ Fallopii per angustam extremitatem
angulo fundi uteri adhærent, & in hunc
sese aperiunt.

Tubarum corpus flexuoso paululùm cursu
fertur, & eorum extremitates majores
versus ovaria recurvatæ sunt. Quæ extremitates inæqualiter sunt rotundæ, & terminantur orificio angusto, sinuato paululum, & versus ovaria converso statim
quod latius fit, veluti fimbria membranacea, & est tubæ Fallopii cono-
peum.

Tubæ fibris carnosis sunt compositæ, quarum aliæ longitudinales, aliæ obliquè
circulares, omnes nihilòminus substantiâ [illegible] nautæ & intertextæ

Earum cavitas Membranâ molli, & veluti [illegible] reduntur, & longitudinaliter sinuata. Quæ textura in densitate

inférieure du rocher de l'os temporal. Ce conduit pénétre dans la bouche.

TROMPES DE FALLOPPE. Les Trompes de Falloppe font deux corps mollaſſes, coniques & vermiformes, ſitués plus ou moins tranſverſalement à chaque côté de l'utérus juſques vers les parties latérales du baſſin, & renfermés dans la duplicature des feuillets antérieurs des ligamens larges.

Elles font attachées chacune par leur extrémité étroite au coin du fond de l'utérus, & s'y ouvrent.

Le corps des Trompes va un peu en ſerpentant, & leurs groſſes extrémités font recourbées vers les ovaires. Ces extrémités font inégalement arrondies, & ſe terminent par un orifice étroit & un peu pliſſé, qui eſt tourné vers l'ovaire, & qui auſſitôt s'élargit comme une eſpéce de frange membraneuſe, qu'on appelle le Pavillon de la Trompe de Falloppe.

Les Trompes font compoſées de fibres charnues, dont les unes font longitudinales, les autres obliquement circulaires, toutes garnies & entrelacées d'une autre ſubſtance très-fine.

Leur cavité eſt revêtue d'une membrane mollaſſe & comme glanduleuſe, & eſt longitudinalement pliſſée. Ces plis font

spongiosæ sunt, & suâ interstitiâ earum plus minusve limphâ continuo manente irrigantur.

T U.

TUNICA ALBUGINEA. Tunica Albuginea est oculi album, suprà omnem convexitatem anteriorem globi apparens, à corneâ lucidâ, ad occursum convexitatis hujus cum convexitate posteriori : ab expansione tendinosâ quatuor musculorum formam & compositionem accipit.

TUNICA ALBUGINEA. Membrana firmissima testibus communis.
TUNICA VAGINALIS. Testium majus involucrum. Vaginæ funiculi vasium spermaticorum est continuata productio.

T Y.

TYMPANUM. Cuticula est tenuis, lucida, cujus ora firmiter est inhærens in incisurâ

comme fpongieux dans leur épaiffeur,
& leurs interftices font plus ou moins
mouillées d'une lymphe qui en fuinte
continuellement.

T U.

TUNIQUE ALBUGINÉE. C'eft ce
qu'on appelle communément le Blanc
de l'œil, & qui paroît fur toute la
convexité antérieure du globe, depuis
la cornée tranfparente, jufque, pour
ainfi dire, à la rencontre de cette convexité avec la convexité poftérieure.
Elle eft principalement formée par
l'expanfion tendineufe de quatre mufcles.

TUNIQUE ALBUGINÉE. Membrane
très-forte commune aux tefticules.

TUNIQUE VAGINALE. C'eft la plus
confidérable des enveloppes particuliéres aux tefticules. Elle eft une continuation de la gaine du cordon des
vaiffeaux fpermatiques.

T Y.

TYMPAN. Le Tympan eft une pellicule mince & tranfparente, dont le

surd orbiculari conductum osseum auris externæ à cavitate tympani secernente. Valdè tensa est, non omninò tamen plana: obliquè posita est, & exiguis pluribus composita lamnis sibi mutuò strictissimè unitis.

rebord eſt fortement engagé dans la
rainure orbiculaire , qui diſtingue le
conduit oſſeux de l'oreille externe d'a-
vec la caiſſe du tambour. Elle eſt très-
bandée, ou tendue , ſans être tout-à-fait
platte. Elle eſt ſituée obliquement, &
compoſée de pluſieurs lames trùs-fines,
& très-étroitement collées enſemble.

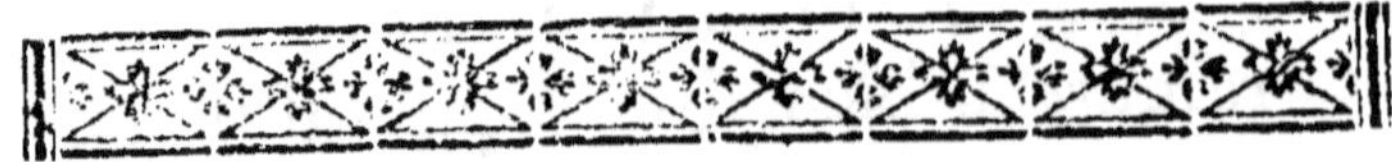

V A.

VAGINA, *seu conductus major uteri,*
olim uteri collum: infra urethram ,
supra extremitatem recti , obliquè posita
est , intùs & posteriùs altior quam antror-
sùm. Extremitas ejus interna , seu pos-
terior, extremitati corporis uteri jungitur,
& orificium ambit.

Hujus ce canalis corpus præcipuè constat
spongiosá texturá, per multis vasis sangui-
nosis intertexta. Longitudine majori & la-
titudine minorivulgò pollet ſin virginibus
quàm in uxoribus.

VAGUS. Nervi octavi paris ab antiquis dicti
par vagum à D. Winslow sympathici
medii nuncupantur.

A posteriori parte medullæ oblongatæ , à
majori protuberantiá transversali & à
parte anteriori olivarium eminentiarum in-
cipiunt per plura filamenta segregata quæ
velut in fasciculum cocurrt, & eo ordine par-
tem anteriorem foraminis dilaniati basis
cranii assequuntur.

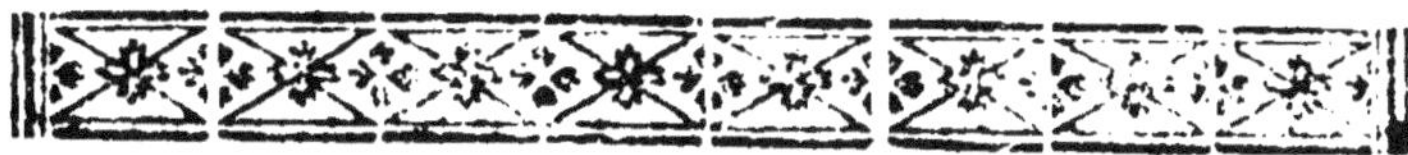

V A.

VAGIN. Grand conduit de l'Utérus. On l'appelloit autrefois le Col de l'Utérus. Il est situé au-dessous de l'uréthre, & au-dessus de l'extrémité de l'intestin Rectum, posé un peu obliquement, & plus élevé en dedans & en arriére, qu'il ne l'est en devant. Son extrémité interne ou postérieure s'unit à l'extrémité du corps de l'Utérus, & en embrasse l'orifice.

Le corps de ce conduit est principalement composé d'un tissu spongieux, entrelacé de quantité de vaisseaux sanguins. Il a pour l'ordinaire plus de longueur, & moins de largeur dans les filles, que dans les femmes, &c.

VAGUE. Les nerfs de la huitiéme Paire, que les Anciens nommoient la Paire Vague, sont appellés par M. Winslow, Nerfs sympatiques moyens.

Ils naissent de la partie postérieure de la moëlle allongée, de la grosse protubérance transversale, & de la partie antérieure des éminences olivaires, par plusieurs filets séparés qui se ramassent ensemble en maniére de faisceaux, &

Secùs musculos vertebrales anteriores colli descendunt juxtà arteriam carotidem & ponè venam jugularem internam, in pectus intrant, & plexus ibi conficiunt, inter quos duo sunt notandi, scilicet plexus cardiacus, & plexus pulmonarius.

VALVULA. In variis corporibus humani partibus inveniuntur valvulæ. Hîc tantùm referemus valvulas quarum usus nobis notior est, & quibus varia nomina tribuerunt Anatomici.

Duplicis speciei inveniuntur valvulæ ; in orificiis ventriculorum cordis aliæ sanguini ingressum in cor sinunt, & ne sanguis refluat impediunt. Aliæ sanguinem exire permittunt & reditui ponunt obices. Primæ speciei valvulæ auriculis terminos ponunt, & secundæ speciei, majorum arteriarum ostia occupant. Hæ valvulæ semi-lunares, seu sigmoides nuncupantur, & aliæ Tricuspides, seu Mitrales.

VALVULÆ CONNIVENTES. Sic dicti

vont ainsi gagner la partie antérieure du trou déchiré de la base du crâne.

Ils descendent le long des muscles vertébraux antérieurs du col, à côté de l'artere carotide, & derriére la veine jugulaire interne, entrent dans la poitrine, & y forment des entrelacemens particuliers qu'on appelle Plexus : ils en forment deux principaux, l'un nommé le Plexus cardiaque, & l'autre le Plexus pulmonaire, &c.

Valvule. Il y a des Valvules à différentes parties du corps humain. Nous ne parlerons dans cet article que de celles dont l'usage paroit être le plus important.

Il y en a de deux sortes aux orifices des ventricules du cœur. Les unes permettent au sang d'entrer dans le cœur, & l'empêchent d'en sortir par la même route ; les autres le laissent sortir, & s'opposent à son retour. Celles de la premiére espéce terminent les oreillettes, & celles de la seconde occupent les embouchures des grosses arteres. On a donné à celles-ci le nom de Valvules Sémi-lunaires, ou Sigmoïdes ; & aux autres celui de Triglochines, ou Tricuspides, ou Mitrales.

Valvules conniventes. On a

sunt ambitus seu circuitus quidam , flexurâ tunicarum internarum intestinorum confecti. Inserviunt alimentis continendis , ut accuratiùs exprimantur.

VALVULÆ D. VIEUSSENS. *Vide:* **PEDUNCULI CEREBELLI.**

VASA BREVIA. *Rami ab Arteriâ spleniçâ procedentes , & ad stomachi fundum majorem tendentes.*

Sunt pariter venæ quæ olim vasa brevia vocabantur : quæ è majori extremitate stomachi sese in venam splenicam exonerant.

VASA VORTICOSA. *Superficie internâ lamnæ externæ choroidis attentè consideratâ oculis , aderunt plures lineæ planæ, vorticis in modum dispositæ , quæ ob hanc causam , à Stenone dictæ sunt Vasa vorticosa.*

V E.

VENÆ. *Venæ propriè dictæ sanguinem ab Arteriis distributum revehunt. Arteriarum verisimiliter sunt continuata productio , quamvis diversæ appareant naturæ. Enim minùs solidæ , & interiùs valvulis sunt præditæ.*

donné ce nom à des espéces de petits bourrelets, forméspar la duplicature des tuniques internes des intestins. Leur usage est de retenir les alimens afin qu'ils soient plus exactement exprimés.

V A L V U L E S   D E W I E U S S E N S. *Voyez* PÉDUNCULES DU CERVELET.

V A S A   B R E V I A, ou Vaisseaux courts. Rameaux qui sortent de l'artere splénique, & qui vont au grand cul-de-sac de l'estomach.

Il y a aussi des veines connues autrefois sous le nom de Vaisseaux courts, qui viennent de la grosse extrémité de l'estomach, se rendre à la veine splénique.

V A S A   V O R T I C O S A. En examinant la surface interne de la lame externe de la choroïde, on y découvre quantité de lignes plattes, arrangées en maniere de tourbillons, ce sont des vaisseaux que Stenon a nommés *Vasa vorticosa*.

V E.

V E I N E S. Les Veines, proprement dites, servent à rapporter le sang qui a été distribué par les arteres, dont probablement elles sont une continuité, quoiqu'elles paroissent ne pas être de

T v

VENÆ LACTEÆ. Præter vasa sanguinosa, in glandulas mesentericas decussatim diffusa, & præter filamenta nervosa, iisdem glandulis distributa, inveniuntur adhuc plurima diversæ speciei vascula tenuissima & pellucida. Interiùs plurimis induuntur valvulis: è quávis glandulá, ramificationis in modum, egrediuntur, ut quasi totidem radices truncum exiguum conficiant; dividuntur, & veluti ramificationes, in glandulam vicinam intromittuntur.

Generatim vocantur vasa Lymphatica; serositatem enim limpidam & lucidam ferunt. Sed ut aliquoties albo & lacteo liquore repleta inveniuntur, idcircò vasa Chylifera, seu venæ lacteæ vocantur.

VENTRICULUS. Vid. STOMACHUS VENTRICULI. Intùs cavum est cor, & inter duas oras, à clauſtro medio diviſum in duas cavitates, ſeu ventriculos, quorum unus denſus eſt & ſolidus, tenuis al-

même nature ; car elles font moins
folides, & ont intétieurement des efpéces de valvules, &c.

VEINES LACTÉES. Outre les vaiffeaux
fanguins qui fe diftribuent en forme
de raifeau dans les glandes méfentériques, & outre plufieurs filamens nerveux qui s'y diftribuent, on y découvre un grand nombre d'une autre efpéce de petits vaiffeaux particuliers qui
font extrêmement fins & tranfparens.
Ils font garnis de quantité de valvules
en dedans. Ils fortent de chaque glande par ramifications, comme par autant
de racines, & ayant formé un petit
tronc, ils fe divifent, & entrent auffi
par ramifications dans une glande voifine.

On les appelle en général Vaiffeaux lymphatiques, parce qu'ils portent le plus
fouvent une férofité claire & lympide ;
mais comme on les a trouvés quelquefois remplis d'une liqueur blanche &
laiteufe appellée Chyle, on leur a
donné en particulier le nom de Vaiffeaux Chylifères, ou de Veines Lactées.

VENTRICULE. *Voyez* ESTOMACH.

VENTRICULES. Le cœur eft creux en
dedans, & divifé entre les deux bords
par une cloifon mitoyenne en deux
cavités nommées Ventricules, dont l'un

444

ter & mollis. Hic ventriculus dexter est, alter, ventriculus finister. Eorum superficies externa inæqualis eft, & in interná occurrunt plurima foveæ, seu lacunæ cujuflibet figuræ, quæ funt totidem orificia venoforum canalium.

VENTRICULI *Cerebri. In fubftantiâ cerebri, plures funt cavitates, quas ventriculos vocarunt, quarum defcriptio dari nequit propter hujufce operis naturam.*

VERMICULARES *Vid.* **LUMBRICALES.**

VERTEBRÆ. *Sic vocantur offa fpinam dorfi componentia.*
Vertebræ funt numero viginti-quatuor, vulgò diftinctæ in feptem cervicales, duodecim dorfales & quinque lumbares.

VERTEBRALIS. *Arteria pofteriùs & fuperiùs paululùm à fubclaviâ oriens. Afcendo fubrepit in omnia tranfverfa foramina vertebrarum colli, & poft plures circuitus, occipitale foramen affequens, in cranium intrat, duram-matrem perforando, plures ex indè producit ramos, & ex his*

eſt épais & ferme, & l'autre mince & mollaſſe. Ce dernier eſt le Ventricule droit ,& l'autre, le Ventricule gauche ; leur ſurface externe eſt fort inégale. Il y a dans leur ſurface interne quantité de foſſettes, ou lames de toutes ſortes de figures, qui ſont, pour la plûpart, autant d'orifices de conduits veineux.

VENTRICULES du Cerveau. Il y a pluſieurs cavités dans la ſubſtance du cerveau, auſquelles on a donné le nom de Ventricules. La nature de cet Ouvrage ne permet pas d'en donner la deſcription, qui ne pourroit ſe faire conciſément.

VERMICULAIRES. *Voyez* LOMBRICAUX.

VERTÉBRES. On appelle ainſi les os qui compoſent l'épine du dos.

Les Vertébres ſont ordinairement au nombre de vingt-quatre, diſtinguées en ſept cervicales, douze dorſales, & cinq lombaires.

VERTÉBRALE. Artere qui ſort poſtérieurement & un peu ſupérieurement de la ſoûclaviére. Elle monte & paſſe dans tous les trous tranſverſaires des vertébres du col , & après pluſieurs contours, étant parvenue au trou occipital, elle entre dans le crâne en per-

ramulis conficitur cerebelli plexus cho-
roides.

VERTEBRALIS. *Sunt hujuſ-ce nominis*
venæ à dextrâ, & à ſiniſtrâ. Duræ ma-
tris ſinibus junguntur, per foramina apo-
phyſium tranſverſarum colli tranſeunt, &
in ſubclaviam, quandòque in axillarem
deponuntur.

VERUMONTANUM. *In cavitatis fundo*
primæ portionis urethræ, apparet emi-
nentia ovalis exigua, retro major,
oblonga & antrorſùm in acumen deſinens.
Caruncula, ſeu verumontanum dicitur.

VESICA. *Saccus eſt membranaceus, ſeu*
carnoſus, dilatationis & contractionis ca-
pax, in abdominis imâ parte poſitus, im-
mediatè poſt ſymphiſim oſſium pubis, an-
tè Recti initium : figura ejus ferè ovalis eſt
anteriùs & exteriùs, quàm ex lateribus
latior. Suprà rotundior quàm infrà,
quando vacua, & infrà, latior quàm
ſuprà, quandò repleta.

Plurimis, veluti ſtomachus, conſtat tunicis.

çant la dure-mere, produit plusieurs petites branches ; & c'est de ses ramifications qu'est formé le lacis choroïde du cervelet.

V E R T É B R A L E. Il y a des veines à droite & à gauche qui portent ce nom. Elles communiquent aux sinus de la dure-mere, passent par les trous des apophyses transverses du col, & viennent se rendre dans la veine soûclaviére, ou quelquefois dans l'axillaire.

E R U M O N T A N U M. Au fond de la cavité de la premiére portion de l'uréthre, il s'éléve une petite éminence ovale, grosse en arriére, allongée & terminée en pointe en devant. On l'appelle Caroncule, ou *Veru montanum*.

V E S S I E. La Vessie est une espéce de poche membraneuse ou charnue, capapable de dilatation & de resserrement, située au bas de l'abdomen, immédiatement derriére la symphise des os pubis, vis-à-vis le commencement du rectum. Sa figure est à peu-près une ovale racourcie, plus large en devant, & en arriére que sur les côtés ; plus arrondie en haut qu'en bas, quand elle est vuide, & plus large en bas qu'en haut, quand elle est pleine.

Elle est composée de plusieurs tuniques, à peu près comme l'estomach.

VESICULA FELLIS. Vesicula fellis est veluti exigua vesica quatuor composita tunicis pyri-similibus hoc est, per unam extremitatem, angusta, & per alteram amplior.

Extremitas major fundus vocatur, extremitas verò angusta, collum, & media pars, corpus. In recessu partis cavæ jecoris mansionem habet.

VESICULÆ SEMINALES. Duo sunt corpora alba, gibbosa, & mollia, tribus quatuor - ve pollicibus longa, & uno circiter pollice densa, obliquè inter Rectum & partem inferiorem vesicæ posita.

Intùs sinuatæ sunt vesiculæ, & veluti in plures capsulas vesiculares distinctæ. Superficies earum externa à membranâ induitur, quæ est continuata productio texturæ cellularis peritonæi. Superficies interna, villosa est, & glandulosa, continuòque suppeditat succum quemdam magis & magis perficientem materiam seminalem, quam recipiunt à deferentibus canalibus, & quam sat longo tempore servant.

VESTIBULUM. Cavitas est auditivo organo inserviens, & est pars labyrinthi.

VÉSICULE DU FIEL. La Vésicule du Fiel est une espéce de petite veſſie, compoſée de quatre tuniques, faite en forme de poire, c'eſt-à-dire, étroite à une extrémité, & ample à l'autre.

La groſſe extrémité eſt appellée le Fond, l'extrémité étroite le Cou ; & ce qui eſt entre deux, le Corps. Elle eſt nichée dans un enfoncement de la partie cave du foye.

VÉSICULES SÉMINALES. Ce ſont deux corps blanchâtres, boſſelés & mollets, longs de trois ou quatre travers de doigts, & épais environ d'un tiers de cette longueur, ſitués obliquement entre le rectum, & la partie inférieure de la veſſie.

Elles ſont pliſſées en dedans, & comme diſtinguées en pluſieurs capſules véſiculaires. Leur ſurface externe eſt revêtue d'une membrane, qui eſt une continuation du tiſſu cellulaire du péritoine. La ſurface interne eſt veloutée & glanduleuſe, & fournit continuellement un ſuc particulier qui digére, exalte, ou affine & perfectionne de plus en plus la matiére ſéminale qu'elles reçoivent par les canaux déférens, & dont elles ſont les réſervoirs pendant un certain tems.

VESTIBULE. Cavité qui ſert à l'organe de l'oüie. C'eſt une porſion du labyrinte.

V I.

VITREUS humor. Liquor *est vitro fuso gelatinosus, similis, limpidus, & in membranaceâ inclusus capsulâ, tenui & lucidâ, cui nomen Vitrea tunica, quâcum molem conficit humori consistentiâ æqualem ovi candido. Capacitatis globi oculi majorem partem occupat, scilicet totum ferè intervallum extensioni retinæ respondens, excepto exiguo loco, pone uveam, ubi conficit cavitatem exiguam in quâ includitur crystallinus.*

U N.

UNGUIS, seu Lacrimalia (Ossa.) Duo sunt ossa quorum unumquodque in parte internâ orbitæ, anteriùs paululùm, positum est. Lacrymalis conductûs compositionem ingrediuntur.

V O.

VOMER. Os maxillæ superioris, secundùm enumerationem anatomicam : os illud posteriùs intrà duas foveas nasales positum est.

V I.

VITRÉE. L'humeur vitrée eſt une liqueur gélatineuſe, très-claire & très-limpide, renfermée dans une capſule membraneuſe très-fine & tranſparente, qu'on appelle tunique vitrée ; & avec laquelle elle forme une maſſe à peu près de la conſiſtence d'un blanc d'œuf, elle occupe la plus grande partie de la capacité du globe de l'œil, ſçavoir, preſque tout l'eſpace qui répond à l'étendue de la retine, excepté un petit endroit derriere l'uvée, où elle forme une petite foſſette dans laquelle eſt logé le cryſtallin.

U N.

UNGUIS, ou lacrimaux (Os). Ce ſont deux os dont chacun eſt ſitué à la partie interne de l'orbite, & un peu antérieurement. Ils entrent dans la compoſition du conduit lacrymal.

V O.

VOMER. Os de la machoire ſupérieure, ſuivant l'énumeration anatomique. Cet os eſt ſitué poſtérieurement entre les deux foſſes nazales.

FORNIX Medullaris. Vid. CENTRUM OVALE.

FORNIX TRIPLICI COLUMNA.

Septum lucidum per partem suam inferiorem jungitur portioni anteriori, corporis specialis medullaris cui nomen improprie Fornix triplici columná. Nihil aliud est quam corpus callosum, cujus superficies inferior lacunar concavum adumbrat, triplici angulo præditum, uno scilicet anteriori & duobus posterioribus; & tribus oris constans, uná scilicet posteriori, & duabus lateralibus. Laterales oræ à majori orificio semi-cylindro limites recipiunt, & oræ illæ duæ, duobus arcubus similes sibi junguntur ad angulum anteriorem, sicque conficiunt columnam anteriorem fornicis. Retrorsúm à se removentur versús angulos laquearis posteriore, & tunc fornicis posteriores columnæ nuncupantur.

U R.

URETERES. Sunt canales membranacei & elastici in omnem sensum flexibiles. Duo sunt numero; unus à rene dextro, alter à sinistro oriens. Obliquè & ferè sine ullá divisione è renibus descendunt an-

V O U T E Médullaire. *Voyez* CENTRE OVALE.

VOUTE A TROIS PILIERS.

La cloison transparente ou *Septum luci-dum* est unie par sa partie inférieure à la portion antérieure du corps médullaire particulier, appellé improprement la voute à trois piliers. Ce n'est que le corps calleux dont la surface inférieure est comme un plancher concave à trois angles, un antérieur, & deux postérieurs ; & à trois bords, deux lateraux & un postérieur. Les bords latéraux sont terminés chacun par un gros rebord demi - cylindrique. Ces deux rebords semblables à deux arcs, s'unissent ensemble à l'angle antérieur, & forment là par leur union ce qu'on appelle le Pilier antérieur de la Voute ; ils s'écartent l'un de l'autre en arriérre vers les angles postérieurs du plancher, où on leur donne le nom de Piliers postérieurs de la Voute.

U R.

U R É T E R E S. Ce sont des canaux pour l'urine, très-élastiques, & qui prêtent en tout sens. Il n'y en a que deux pour l'ordinaire ; un qui sort du rein droit, & un qui sort du rein gauche. Ils des-

te partes laterales faciei anteriori offis facri, & fubrepunt inter Rectum, & veficam urinariam in quam definunt.

URETHRA. Canalis eft membranaceus, fpongiofus, à veficæ collo exoriens. Corporibus cavernofis hærens eft fecùs fiffuram inferiorem eorum unionis.

Spongiofus eft feu cavernofus in fpiffitate fuà exceptâ tamen exiguâ parte, ad latera veficæ: in fuperficie verò membranaceus.

URETHRA. In fœminâ, quibus in homine iifdem conftat partibus. Orificium tamen ejus in nympharum intervallo infrà clitoridis balanum invenitur.

U T.

UTERUS. Hæc pars in abdomine, inter veficam & Rectum pofita eft. Corpus eft interiùs cavum, exteriùs fubalbum mediocriter durum, extrà graviditatem, lagenæ planæ figuram gerens: in adultis circiter tribus pollicibus longitudine extenfum, uno pollice denfum; duobus latum, per unam extremitatem & per alterum, vix uno exten-

cendent obliquemenı & avec très-peu
de division, depuis les reins jusque
devant les parties latérales de la face
antérieure de l'os *facrum*, & se glissent
entre l'intestin *rectum* & la vessie uri-
naire, dans laquelle ils se terminent.

URÉTHRE. C'est un tuyau spongieux
qui prend naissance du cou de la vessie.
Il est très-adhérent aux corps caverneux
le long de la rainure inférieure de leur
union.

Il est spongieux ou caverneux dans son
épaisseur, excepté dans une petitepor-
tion du côté de la vessie, & il est mem-
neux par ses surfaces.

L'Uréchre dans la femme est à peu près
comme dans l'homme, pour la compo-
sition de ses parties. Son orifice est dans
l'intervalle des nymphes, sous le gland
du clitoris.

U T.

UTÉRUS. Cette partie est logée dans
l'abdomen entre la vessie & l'intestin
rectum. C'est un corps intérieurement
cave, extérieurement blanchâtre, médiocrement dur, figuré pour l'ordinaire, hors l'état ou le tems de grossesse, à
peu près comme un fi c n applat,
ayant dans les Adultes environ troi;

ſum. Volumen pro ætate mutat.

Pars ejus latior fundus vocatur & anguſtior, Collum : ſitu gaudet obliquo , ita ut fundus retrorſúm & ſurſúm , collum verò anteriùs & deorſúm.

Superficies cavitatis uteri membranâ tenuiſſimâ induitur. Sat æqualis eſt in parte ſuâ latiori , ſed rugata in parte anguſtiori.

U V.

UVEA. Sic vocatur portio anterior , ſeu clauſtrum perforatum membranæ choroïdis.

UVULARES. Glandulæ. Continuata productio membranæ palati , quæ formam uvulæ conficit.

XY

travers de doigts en longueur , un travers de doigt en épaiffeur, deux en
largeur vers l'une de fes extrémités , &
à peine un vers l'autre. Ce volume différe felon l'âge.

On donne le nom de Fond à fa portion la
plus large , & celui de Col à la plus
étroite. Sa fituation eft oblique, de
forte que le fond eft en arriére & en
haut ; le col en devant & en bas , &c.

La furface interne de fa cavité eft tapiffée
d'une membrane très-fine. Elle eft affez
unie & égale dans fa portion large ;
mais elle eft ridée dans fa portion étroite , &c.

U V.

U v é e. On donne particuliérement ce
nom à la portion antérieure ou cloifon
percée de la membrane choroïde.

U v u l a i r e s. Les glandes Uvulaires
ne font que la continuation de la
membrane du palais, qui forme une
efpéce de petite grappe.

V

X Y.

XIPHOIDES. *Appendix inferior sterni,*
& est cartilago, quæ in quibusdam
ætate quâdam os evadit.

X Y.

XYPHOÏDE. On donne ce nom à l'appendix inférieure du *sternum*. Ce n'est qu'un cartilage, qui, cependant s'ossifie de bonne heure dans quelques sujets.

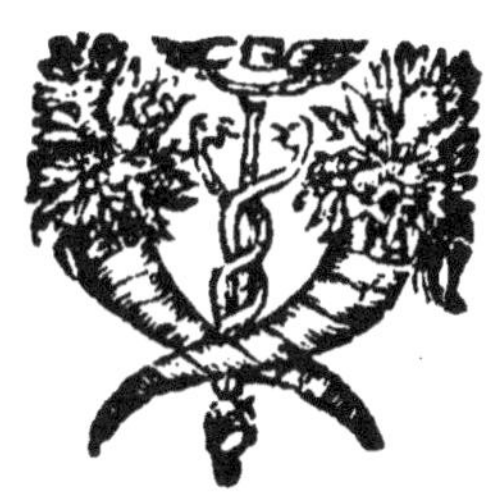

Y R.

Y R I S. *Est lamna anterior claustri membranæ Choroidis.*

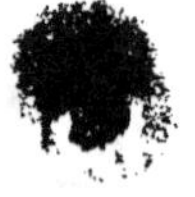

Y R.

Y R I s. On nomme ainsi la lame antérieure de la cloison de la membrane
choroïde.

Y S.

Y s s i l o ï d e. *Voyez* H y o ï d e.

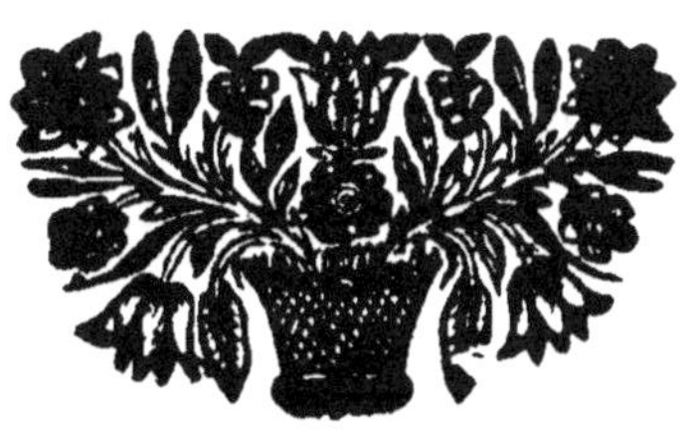

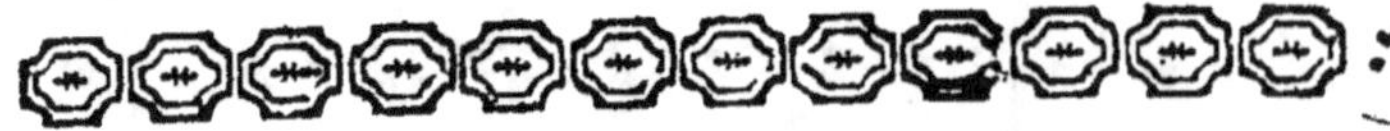

Z Y.

ZIGOMATICUS. *Musculus labiorum communis superiùs adhærens parti externæ & posteriori ossis pometæ. Obliquè descendit secùs genæ medium, & commissuræ labiorum affigitur.*

ZYGOMATICA. *Hujus-ce nominis duo sunt ossa in maxilla superiori ; quorum unumquodque in laterali parte & mediâ faciei positum. Eminentiam partis superioris genæ, seu Pometam conficiunt.*

FINIS.

Z Y.

ZYGOMATIQUE. Muſcle commun aux lévres, qui s'attache ſupérieurement à la partie externe & poſtérieure de l'os de la pomette. Il deſcend obliquement le long du milieu de la joue, pour s'attacher à la commiſſure des lévres.

ZYGOMATIQUE. Il y a deux os de ce nom à la mâchoire ſupérieure, chacun eſt ſitué à la partie latérale moyenne de la face. Ils forment ſur-tout dans les perſonnes maigres, la partie ſaillan-qui eſt au haut de la joue, & qu'on appelle la Pomette.

F I N.

APPROBATION.

J'Ai lû par ordre de Monseigneur le Chancelier un Manuscrit intitulé, *Dictionnaire Anatomique* : je n'y ai rien trouvé qui pût en empêcher l'impression. A Paris, ce 26 Juillet 1752.
GUETTARD.

PRIVILEGE DU ROI.

LOUIS, par la grace de Dieu, Roi de France & de Navarre : à nos amés & féaux Conseillers, les Gens tenans nos Cours de Parlement, Maîtres des Requêtes ordinaires de notre Hôtel, Grand Conseil, Prevôt de Paris, Baillifs, Sénéchaux, leurs Lieutenans Civils, & autres nos Justiciers qu'il appartiendra, SALUT. Notre amé JACQUES ROLLIN, Libraire à Paris, Nous a fait exposer qu'il desireroit faire imprimer & donner au Public, un Ouvrage qui a pour titre : *Dictionnaire Anatomique François & Latin* : s'il Nous plaisoit lui accorder nos Lettres de Permission pour ce nécessaires. A CES CAUSES, voulant favorablement traiter l'Exposant, Nous lui avons permis & permettons par ces Présentes de faire imprimer ledit Ouvrage en un ou plusieurs volumes, & autant de fois que bon lui semblera, & de le vendre, faire vendre & débiter par tout notre Royaume pendant le tems de trois années consécutives, à compter du jour de la date des Présentes. Faisons défenses à tous Imprimeurs, Libraires,

&

& autres perſonnes de quelque qualité & con-
dition qu'elles ſoient , d'en introduire d'impreſſion étrangere dans aucun lieu de notre
obéiſſance ; A la charge que ces Préſentes ſe-
ront enregiſtrées tout au long ſur le Regiſtre de
la Communauté des Imprimeurs & Libraires de
Paris , dans trois mois de la date d'icelles ;
que l'impreſſion dudit Ouvrage ſera faite dans
notre Royaume , & non ailleurs , en bon papier
& beaux caracteres , conformément à la feuille
imprimée , attachée pour modele ſous le Contre-
ſcel des Préſentes : que l'Impétrant ſe confor-
mera en tout aux Réglemens de la Librairie ,
& notamment à celui du 10 Avril 1725. qu'a-
vant de l'expoſer en vente , le Manuſcrit qui aura
ſervi de copie à l'impreſſion dudit Ouvrage ,
ſera remis , dans le même état où l'Approbation y aura été donnée , ès mains de notre très-
cher & féal Chevalier , Chancelier de France ,
le Sieur de Lamoignon , & qu'il en ſera enſuite
remis deux Exemplaires dans notre Bibliothé-
que publique , un dans celle de notre Château
du Louvre , un dans celle de notredit très-cher
& féal Chevalier , Chancelier de France , le Sieur
de Lamoignon , & un dans celle de notre très-
cher & féal Chevalier Garde des Sceaux de
France , le Sieur de Machault , Commandeur
de nos Ordres. Le tout à peine de nullité des
Préſentes : Du contenu deſquelles , vous man-
dons & enjoignons de faire jouir ledit Expo-
ſant & ſes ayans-cauſes , pleinement & paiſi-
blement , ſans ſouffrir qu'il leur ſoit fait aucun trouble ou empêchement. Voulons qu'à la
copie des Préſentes qui ſera imprimée tout au
long , au commencement ou à la fin dudit Ouvrage , foi ſoit ajoutée comme à l'Original.
Commandons au premier notre Huiſſier ou Ser-

X

ent, fur ce requis, de faire pour l'exécution
d'icelles tous Actes requis & néceffaires, fans
demander autre permiffion, & nonobftant cla-
meur de Haro, Charte Normande, & Lettres
à ce contraires : CAR tel eft notre plaifir. DONNÉ
à Verfailles, le vingt-huitiéme jour du mois
d'Août, l'an de grace mil fept cent cinquante-
deux, & de notre Regne le trente-feptiéme. Par
le Roi en fon Confeil. SAINSON.

Regiftré fur le Regiftre XIII. *de la Chambre
Royale des Libraires & Imprimeurs de Paris,
N° 29. fol. 19. conformément aux anciens Ré-
glemens confirmés par celui du 28 Février 1723.
A Paris, le 12 Septembre 1752. J. HERISSANT,
Adjoint.*